Lindsey Smith

Alimente suas emoções

tristeza

estresse

cansaço

Sem culpa, sem regras: apenas a comida certa para lidar com cada sentimento

Gente editora

Diretora
Rosely Boschini

Gerente Editorial
Carolina Rocha

Assistente Editorial
Audrya de Oliveira

Controle de Produção
Fábio Esteves

Tradução
Amanda Moura

Preparação
Luciana Gomide

Adaptação de Projeto Gráfico e Diagramação
Vanessa Lima

Capa
Marcela Badolatto

Revisão
Amanda Oliveira e Flávia Yacubian

Impressão
Gráfica Eskenazi

Projeto gráfico
Susan Walsh

Fotos
Sarah Van Tassel

Ilustrações de miolo
Kate Reingold

Food styling
Quelcy Kogel

Titulo original
Eat Your Feelings

Rua Wisard, 305 – sala 53
São Paulo, SP – CEP 05434-080
Telefone: (11) 3670-2500
Site: www.editoragente.com.br
E-mail: gente@editoragente.com.br

Dados Internacionais de Catálogo na Publicação (CIP)
Angélica Ilacqua CRB-8/7057

Smith, Lindsey

Alimente suas emoções - sem culpa, sem regras: apenas a comida certa para lidar com cada sentimento / Lindsey Smith - São Paulo: Editora Gente, 2019.

ISBN 978-85-452-0313-1
Título original: Eat your feelings

1. Nutrição - Aspectos psicológicos 2. Hábitos alimentares - Aspectos psicológicos 3. Alimentos 4. Qualidade de vida 5. Saúde 6. Bem-estar I. Título

19-0659 CDD 613-2

Índice para catálogo sistemático:
1. Nutrição - Qualidade de vida

Para o meu adorável cãozinho, Winnie Cooper.
Espero que seu humor tenha melhorado
depois de comer todos os restos de comida que encontrou
pelo chão da cozinha enquanto eu escrevia este livro.

Você não está sozinha.

Sumário

INTRODUÇÃO: Oi, gente! 5

Um Um feminifesto em prol do casamento entre alimentação e emoção 7

Dois Compreendendo a sua fome emocional 12

Três O guia completo dos alimentos que vão melhorar o seu humor 43

Quatro Renove a despensa do humor 72

Cinco Fundamentos culinários da humoriana 86

Seis Receitas rápidas e fáceis para todo tipo de emoção 115

- Triste 116
- Estressada e ansiosa 146
- Cansada ou exausta 173
- Enraivecida e faminta 195
- Entediada 217

GRATIDÃO 239

INTRODUÇÃO

Oi, gente!

O que começou como mais uma simples manhã de terça-feira de setembro, com a costumeira sessão de meditação matutina, se transformou em estresse puro lá pelo meio da tarde. Entre atendimento a alunos, e-mails por responder e outras tarefas diárias que a vida adulta implica, tudo que eu queria naquele dia era poder voltar a ser criança. Infelizmente, como ainda era meio-dia e faltava fazer um milhão de coisas, não me restou escolha a não ser seguir adiante.

Lá pelas 2h da tarde, estava mentalmente exausta, estressada e deprimida. No momento em que sentei na cadeira para descansar um pouco, senti um impulso incontrolável.

Precisava de chocolate. E imediatamente!

Desci as escadas correndo para ver o que tinha na despensa.

Assim que passei pela sala de jantar, antes de chegar à cozinha, notei meu marido olhando para mim desconfiado, como se soubesse o que eu estava prestes a fazer.

Em vez de disfarçar, olhei bem para ele e disse: "Sim, estou com vontade de comer as paredes!", e continuei caminhando até a cozinha para agarrar a primeira barra de chocolate que visse pela frente.

Ao voltar, antes de chegar à escada para o meu escritório, percebi mais um olhar de soslaio do meu marido e murmurei: "Não me julgue".

As palavras "não me julgue" costumavam ressoar no meu subconsciente depois que eu comia algo que meu consciente desaprovava. Eu me sentia culpada por tudo o que comia, porque sabia que não deveria ter comido e, de praxe, me sentia pior ainda depois de comer alguma coisa que considerava "ruim". É óbvio que me sentia bem por um tempo. Depois de devorar um chocolatinho, era como se eu pudesse conquistar o mundo. Mas, uma hora depois, eu me sentia um lixo. Essa relação montanha-russa com os alimentos precisava ter um fim. Precisava mudar.

O modo como o emocional interfere na minha alimentação hoje é muito diferente de como costumava ser. Eu fazia da "comida ruim" um sistema de recompensa. Se eu fosse à academia, merecia uma pizza como prêmio e, quando comecei a escrever, se atingisse a meta de 2 mil palavras, poderia comer um chocolate. Às vezes, era como se estivesse nas Olimpíadas, mas os jogos que eu disputava eram as tarefas normais da vida e o prêmio eram balas de goma – o verdadeiro Santo Graal das recompensas alimentares.

Só quando parei para ouvir de verdade o que o meu corpo estava dizendo é que percebi que aquilo que comemos impacta diretamente no modo como nos sentimos – tanto quanto o modo como nos sentimos influencia naquilo que comemos. Na maioria das vezes, uma folha de couve não vai consertar uma decepção amorosa, assim como o chocolate não é a solução para todos os problemas do trabalho (desculpe-me, mas alguém tem de lhe dizer a verdade!). Às vezes, mais do que comer, precisamos nos nutrir e adotar o que chamo de "Alimentação Dirigida para a Emoção". Então, talvez a folha de couve não cure sua decepção amorosa, mas escutar sua voz interior pode ajudar a começar o processo de cura. Aprendi que, se você se permitir olhar para dentro de si e começar a lidar com os próprios sentimentos em vez de entupi-los de comida, vai descobrir um buraco na sua vida que a comida é incapaz de preencher.

Assim que passar a conhecer o seu corpo, vai começar a entender que pode realmente "devorar as próprias emoções" para o bem do corpo e da mente – e não é uma daquelas soluções "tapa-buraco" que costumam te deixar ainda mais mal-humorada depois.

Em vez de olhar para a comida como "boa" ou "ruim", você vai aprender a nutrir o corpo com alimentos que a fazem se sentir bem; às vezes, são vegetais e proteínas saudáveis, outras, pode ser simplesmente aquele brownie de chocolate que está com vontade de comer.

Então, quando digo "devore as próprias emoções", o que quero dizer é que se você está se sentindo triste, estressada, exausta, faminta ou aborrecida, pode encontrar conforto naquilo que adora comer e que costuma dar água na boca. Mas, em vez de ingredientes processados e industrializados, pode aprender a ingerir alimentos que vão saciá-la fisicamente.

Tudo bem se estiver triste e sentir vontade de tomar sorvete. Este livro lhe dá a oportunidade de fazer isso e de melhorar o seu humor ao mesmo tempo.

Um

UM FEMINIFESTO EM PROL DO CASAMENTO ENTRE ALIMENTAÇÃO E EMOÇÃO

Se está lendo isto, você é um milagre. Isso a coloca bem ali entre as Pirâmides de Gizé, a cidade de Machu Picchu, o Taj Mahal e o queijo. (Falando sério, já experimentou um pedaço derretido de gouda defumado? Gente, isso é o que eu chamo de um verdadeiro milagre.)

Seu corpo é como uma máquina mágica que trabalha constantemente para você e por meio de você. Ele respira sem que você precise se lembrar disso. O coração bate para mantê-la viva. E, sim, ele até digere essa bala de goma mal mastigada que você engoliu quando bateu aquela vontade desenfreada. E ele faz tudo isso com amor, sem esperar nada em troca, a não ser vê-la feliz, saudável e viva.

Quando se trata de alimentos e organismo, a Alimentação Dirigida para a Emoção respeita o seu corpo, que é único. Cada forma, tamanho e estilo devem ser celebrados, jamais renegados. Ao adotar essa alimentação, a sua saúde mental é mais valorizada do que a foto mais arquitetada e meticulosamente planejada do Instagram. Você come comida boa e saudável porque ama o seu corpo, não porque o detesta.

A Alimentação Dirigida para a Emoção acredita que suas escolhas alimentares influenciam seu humor, assim como o seu humor influencia as suas escolhas alimentares. E o mais importante, essa prática permite reconhecer que o alimento fornece nutrientes físicos, emocionais e espirituais. Em um dia, é o suco de couve que fornece os nutrientes necessários; no outro, nenhum alimento será capaz de substituir o abraço de um amigo, da pessoa amada ou do colega de trabalho, demonstrando o valor que você tem. E, às vezes, tudo o que você quer é um simples pedaço de bolo de chocolate para saborear sem culpa e lamber os beiços.

Sempre há espaço para o conforto verdadeiro. Por exemplo, por mais que você tente recriar a torta de maçã da sua avó, nunca sairá igual. Nesses momentos, encare a realidade sem culpa e com o coração aberto. Hoje, quando como um chocolate, é porque estou escutando o meu corpo e devorando minhas emoções literalmente, para o bem do meu organismo, não por uma fuga emocional. Como o chocolate porque ele contém os ingredientes que podem ajudar a nutrir fisicamente a minha mente e a melhorar o meu humor. Seu corpo vai agradecer quando você der o que ele precisa.

A Alimentação Dirigida para a Emoção não julga. Ela acredita que todos têm uma jornada e um caminho próprios. Cada um precisa de suas histórias, experiências, de seus altos e baixos para saborear a vida e a magia que há dentro de nós.

A Alimentação Dirigida para a Emoção confia. Sim, confia na sabedoria e na peculiaridade do nosso corpo e considera que, se você escutar com atenção, terá as respostas de que precisa. Seu instinto está quase sempre certo. Confie em si mesma todos os dias.

Por fim, a Alimentação Dirigida para a Emoção ama. Ela acredita que o amor-próprio é o alimento mais nutritivo que existe. Ao amar a si mesma, você pode se livrar do impulso pela comida e aprender a amar aos outros integralmente. Trate seu corpo com respeito. Converse com ele como conversaria com alguém que ama. Ame-o com todo o seu coração. Contemple-o de modo pleno. O seu corpo é único, então, ame-o da melhor forma possível enquanto pode.

Conheça na íntegra o feminifesto alimentar nas páginas 10 e 11.

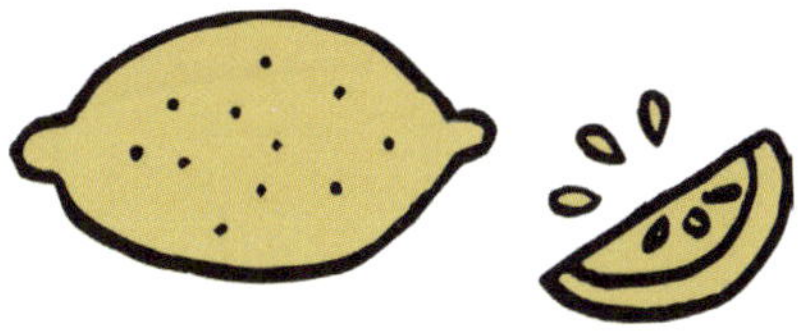

Crie uma Alimentação Dirigida para a Emoção matutina

Logo pela manhã, estabelecer uma rotina pode ajudá-la a realizar mais, sentir-se mais produtiva e trazer mais saúde e felicidade para o seu dia a dia.

Veja a seguir alguns modos de manter uma rotina matinal saudável:

- **Planeje-se na noite anterior.** Reveja seu calendário, crie uma lista de afazeres e tenha uma ideia do que pretende cumprir. Isso vai ajudar você a organizar a manhã do dia seguinte;

- **Reserve um tempo pra você.** Dedique pelo menos quinze minutos, todas as manhãs. Escreva, medite ou simplesmente mantenha-se em silêncio e em paz consigo mesma. Faça disso um hábito;

- **Estabeleça um objetivo.** Quando ainda estiver deitada na cama, um pouco antes de se levantar, trace um objetivo para o seu dia. Talvez algo como: "Hoje vou me manter alegre o dia inteiro" ou "Quero fazer as outras pessoas felizes hoje". Talvez o seu objetivo possa estar relacionado a determinada área da sua vida como "Quero criar oportunidades incríveis para o meu negócio hoje" ou "Hoje vou me manter saudável". Seja lá qual for a sua meta, comece o dia com um propósito que toque o seu coração e que possa executar ao longo das horas seguintes;

- **Arrume a cama.** Manter o espaço organizado antes de sair de casa pode ajudar a reduzir o nível de estresse mais tarde. Ao chegar em casa à noite, deitar numa cama bem-arrumada vai fazer você se sentir relaxada e calma;

- **Beba água quente com limão.** A água quente com limão pode ajudar o seu corpo a ganhar energia, fazer você acordar mais rápido e manter o seu intestino em equilíbrio durante o dia.

FEMINIFESTO ALIMENTAR

SEU CORPO é uma MÁQUINA MÁGICA.
É como um COMPUTADOR programado especial e exclusivamente para VOCÊ.

AME-O. CONFIE NELE. TRATE-O com RESPEITO.

CONVERSE com o SEU CORPO.

COMO FARIA com um CACHORRINHO MUITO FOFO.*

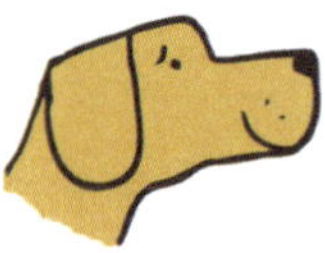

Reserve um tempo para SABOREAR COMIDA VERDADEIRAMENTE BOA.

*A MENOS QUE ESTEJA EM PÚBLICO. AÍ PODE SOAR MEIO ESTRANHO.

E ISSO INCLUI VERDURAS e BISCOITOS.

COMA sempre com AMOR.

COZINHE sempre com AMOR.

AMOR É SEMPRE O INGREDIENTE ESPECIAL.

Faça PERGUNTAS.

Esteja aberta ao CRESCIMENTO.

Faça mais PERGUNTAS.

SEJA GENTIL CONSIGO (e com os outros).

LIVRE-SE DO JULGAMENTO.

→ DESAFIE SUAS PRÓPRIAS REGRAS.

→ FAÇA ALGO DE QUE TEM MEDO.

OUÇA MAIS. > REAJA MENOS.

RIA

ATÉ A BARRIGA DOER.

PREFERENCIALMENTE NA COMPANHIA DE ALGUÉM, MAS RIR SOZINHA É MUITO LEGAL TAMBÉM.

Escute o que seu ESTÔMAGO diz.

Sempre ESCUTE O QUE SEU ESTÔMAGO DIZ.

EM 99% DO TEMPO, ELE ESTÁ CERTO.

ACEITE O FORMATO ÚNICO DO SEU CORPO.

TENHA CONSCIÊNCIA DE QUE ELE vai MUDAR e EVOLUIR.

ELE PODE AUMENTAR ou ENCOLHER, MAS CONTINUA TE AMANDO DO MESMO JEITO.

E, ACIMA DE TUDO,

AME A SI MESMA.

SÉRIO, AME-SE MUITO, MUITO, DE TODO O CORAÇÃO.

COMEMORE a vida e APRECIE-A todos os DIAS.

E LEMBRE-SE:

ESSE CORPO E A VIDA QUE VOCÊ TEM SÃO ÚNICOS.

ENTÃO, APROVEITE-OS DA MELHOR FORMA POSSÍVEL.

Dois

COMPREENDENDO A SUA FOME EMOCIONAL

A montanha-russa da fome emocional

Na época da faculdade, eu vivia contando os minutos e segundos para o fim de semana, quando não teria aula e poderia fazer tudo o que quisesse.

Eu amava sair à noite com as minhas amigas, me arrumar e curtir as baladas da cidade, e passava a semana toda sonhando com a liberdade que nem o trabalho nem as aulas me davam.

Quando chegava a sexta-feira, eu dava um trato na roupa, nos sapatos e nas sobrancelhas, me produzia toda (mentira, eu não fazia nada disso, acho que saía até desajeitada, mas soa mais legal falar assim).

Mas faltava uma coisa muito importante no meu dia: comida.

A obsessão pela minha aparência e por "parecer magra" à noite era tanta que eu fazia greve de fome o dia inteiro, de propósito, só para poder sair e me sentir "bem". Eu até tomava um café de manhã (bem modesto, uma barra de cereal com um gole de água), mas não comia absolutamente mais nada o dia todo.

Lá pelas sete da noite, eu estava tão faminta que era difícil curtir a noite.

Esse tipo de alimentação descompensada é totalmente equivocado. Eu não só privei meu organismo dos nutrientes e minerais de que ele precisava para se manter, como também achei que ficar sem comer me deixaria mais feliz com a minha aparência – o que nunca aconteceu.

Muitas vezes, nossa relação com a comida é muito complexa. A relação que mantemos com os alimentos são heranças dos nossos pais, bisavós, colegas

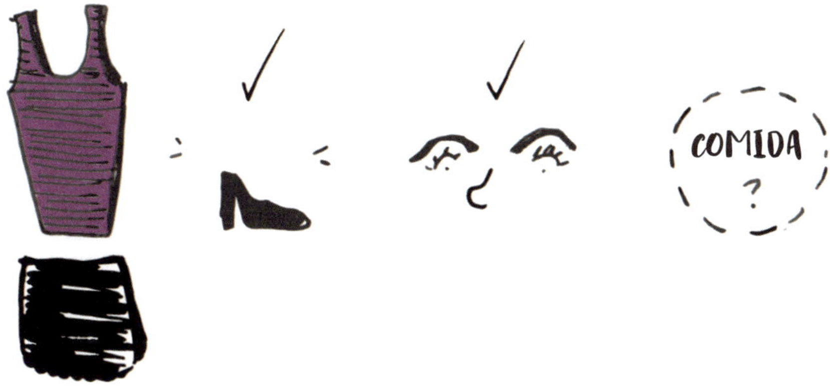

e professores; e também de como a mídia, a cantina da escola e as propagandas nos mostram a comida.

Com frequência, consideramos que estamos fazendo o que é certo para o corpo, mas, na verdade, quase sempre prejudicamos não só o corpo como também a saúde mental.

Listo alguns motivos pelos quais comemos (ou não):

Dietas mirabolantes: você está naquela dieta 100% carboidrato, zero carboidrato ou com baixo carboidrato? Ou talvez esteja comendo só carne há dias? Ou nada além de vegetais até ficar parecida com uma cenoura? Seja a dieta paleolítica, a vegetariana, a Atkins, a de sushi, a crudívora, seja lá qual for a dieta que está seguindo, ela, muitas vezes, pode causar danos ao organismo. Sejamos francas: CADA corpo é diferente do outro. É isso mesmo que você leu. O que funciona para fulana, pode não funcionar para você. E embora seja ótimo pensar que cortar essas calorias e substituí-las por uma soma de cem calorias por dia pode dar conta do recado, na verdade, você pode estar colaborando para perpetuar a turbulência emocional que uma dieta utópica pode causar. Evite dietas como a da cápsula de chá verde, a da água, as dietas de shakes ou produtos congelados ou qualquer outra coisa do tipo que se vende nas propagandas da TV ou nessas revistas de produtos de beleza e afins.

Privação: já aconteceu com você de ir a uma festa e ficar com medo da sobremesa? Afinal, essa iguaria parece o próprio diabo condensado em açúcar e vai parar direto nas coxas, bunda, estômago, quadris e outras partes mais. E, enquanto você passa o dia à base de água e cenoura, parece que seus amigos comem e bebem tudo o que têm vontade e estão felizes e satisfeitos. Você se sente o próprio fantasma Scrooge. Quando você se priva de comer algo (sim, mesmo aqueles doces deliciosos e salgadinhos crocantes), pode desencadear o impulso de beliscar outras coisas depois. Ao se privar de comer determinado alimento um dia todo, a reação natural é uma autorrecompensa exagerada. Seu corpo fica fisicamente esgotado porque sente falta dos nutrientes quando você evita certo alimento, o que leva ao desequilíbrio emocional. Seu organismo tenta "fazer justiça" porque sente que não foi servido de modo adequado na festa, e é por isso que vem a vontade de beliscar depois. Essa privação alimentar ininterrupta se assemelha à definição de insanidade e que com frequência é atribuída a Einstein: é fazer o mesmo repetidamente e esperar um resultado diferente. É uma atitude que não faz ninguém feliz, só serve como fuga.

Indecisão na hora de escolher o que comer: você já teve um daqueles dias em que não tem vontade de comer nada em particular? Começa a se perguntar: "Será que hoje vai uma salada ou uma sopa? Uma salada de frango, talvez, ou de beterraba? Ou, quem sabe, um sanduíche vegano?". Talvez acabe não comendo nada. Na verdade, essa indecisão em relação à própria alimentação pode até mesmo aumentar as chances de você não comer nada. E essa é a maneira mais infalível de acabar atacando a comida sem o menor controle depois.

Má alimentação: de manhã? Uma xícara de café. Almoço? Uma saladinha. Lanche da tarde? Uma maçã. Jantar? Brócolis e um pedacinho de filé de frango. Nove da noite: bateu aquela fome. E o plano vai por água abaixo. Mesmo quando você pensa que está comendo o suficiente para se manter durante o dia, há grandes chances de estar errada. Embora o mito da "contagem das calorias" tenha caído por terra, ainda somos uma sociedade obcecada por elas. O fato de estar se alimentando (ainda que de forma saudável), não significa necessariamente que esteja comendo o suficiente. E quando não come o suficiente, seu corpo começa, aos poucos, a entrar num estado de fome incontrolável, então, lá pelas 9h da noite, você se transforma num animal feroz e faminto que precisa desesperadamente de um lanche. Porém, em vez de um simples lanche, você come um prato de sopa, mas não satisfeita, parte para duas fatias de pizza e um sorvete na sequência. Ops!

Excesso de trabalho/horários de refeições ignorados: você já se envolveu tanto com um projeto a ponto de perder o horário de almoço? E pensa: "Ah, não estou com fome, posso esperar mais um pouco até a hora do jantar". Ou talvez você já tenha pulado uma refeição de propósito só para ficar bem naquele vestido que ia usar à noite. E, aí, mais ou menos uma hora depois, você se sente enraivecida, irritada, tentando conter as lágrimas? Ignorar o horário das refeições pode causar crises de choro ainda piores mais tarde. Mesmo que não esteja sentindo muita fome, o impulso por comida pode pegá-la de surpresa e aparecer de forma potencializada entre as refeições, especialmente se pular alguma delas. Você só vai conseguir enganar a mente e mantê-la ocupada até surgir aquele impulso incontrolável pela comida ou quando aquele cheiro de café vindo da copa ou da cozinha começar a penetrar suas narinas.

Estresse: quase 77% dos norte-americanos sentem com regularidade os sintomas físicos do estresse, que afeta várias áreas, desde o sono à digestão e às funções cerebrais. Pode-se afirmar, sem a menor sombra de dúvidas, que o estresse é uma das principais causas de muitas doenças. De modo geral, quando você se sente estressada ou fisicamente esgotada, a última coisa que quer fazer é preparar algo para comer ou ir ao supermercado. Então você coloca na Netflix e esquece que a comida não fica pronta sozinha. Essa escolha a deixa estressada, mal-humorada e à beira de um ataque de nervos à medida que o impulso pela comida começa a ganhar mais força.

Falta de preparo: Já aconteceu com você de fazer planos para a semana, do tipo: "Bom, domingo eu vou preparar todas as refeições para a semana" e, aí, o domingo passa, você fica com preguiça ou de ressaca (ou os dois, talvez) e, de repente, tudo vai por água abaixo quando "Netflix + cobertor" parece uma opção muito melhor para ocupar o tempo livre (estou me referindo ao sentido original da expressão em inglês mesmo, *Netflix and chill*, quando você, de moletom, se enterra no sofá e nas cobertas e fica de frente para a TV assistindo a *Unbreakable Kimmy Schmidt*)? Aquela fome de leão pode atacar quando você menos esperar. Esquecemos que a comida é uma prioridade, não uma opção.

Nascemos assim (por que sentimos fome emocional)

Vamos pensar sobre a evolução da comida e da alimentação.

Os homens das cavernas e nossos antepassados em geral (homens e mulheres, claro) faziam de tudo para conseguir a próxima refeição porque, a bem da verdade, eles não tinham como saber quando teriam algo disponível para comer de novo. Caçavam animais e guardavam tudo o que conseguiam encontrar. Eles, de modo literal, caçavam para poder comer e sobreviver. Isso tornou a comida algo extremamente emocional. Não sei você, mas o fato de me imaginar perseguindo um animal selvagem e torcendo para ele não me pegar primeiro me deixa meio... estressada. E com isso quero dizer muito descompensada, com os nervos à flor da pele.

Agora, vamos pensar nos bebês recém-nascidos. Quando estão com fome, choram. Com sede? Choram. Quando estão a fim de um lanchinho? Choramingam e dão chilique. Desde o dia em que vêm ao mundo, as crianças usam as emoções para mostrar aos outros quando estão com fome ou sede.

À medida que as crianças crescem, começam a andar e a frequentar a escola, começam a perceber que a comida, além de sustentá-las e mantê-las com energia, também é capaz de despertar emoções. Não raramente, numa fase de crescimento mais avançada, algumas crianças choram quando querem comer determinado alimento e se tornam dependentes dele porque lhes traz sensação de conforto. De repente, a sopa de frango se transforma em comida para doente e os biscoitos da vovó viram o lanchinho indispensável na visita à casa dela.

VOCÊ TEM FOME DE QUÊ?

E então nos tornamos adultos. E, puta que o pariu, ser adulto é difícil. De repente, a vida parece se movimentar mais rápido e pendemos para os alimentos mais convenientes e, emocionalmente, comemos de tudo, exceto aquilo que de fato vai nos ajudar a lidar com as emoções ruins. Está feliz? Quer comemorar? Vamos comer! Está triste? Precisa de consolo? Comida! Com fome? Qualquer coisa para forrar o estômago serve! Cansada? Um cafezinho vai bem! Entediada? Pizza, claro!

Para cada emoção, podemos escolher um alimento que imaginamos merecer toda a nossa atenção. E esse impulso faz sentido. A comida proporciona uma sensação de prazer e alegria, de satisfação e conforto. Ela pode despertar nossos sentidos para algo novo a cada vez que comemos. Ela nos dá energia e literalmente sustenta a vida como a conhecemos. E deve ser emocional. Porém, nos tempos mais modernos, a fome emocional não é mais uma necessidade. É óbvio que ainda precisamos dos alimentos para sobreviver, mas não carregamos mais o mesmo instinto animal

DESEJOS COMUNS	DO QUE SEU CORPO REALMENTE PRECISA	EXEMPLOS DE NUTRIENTES QUE DEVEM SER CONSUMIDOS	RECEITAS PARA SUA FOME EMOCIONAL
DOCE	• Energia natural; • Menos carne vermelha; • Nutrientes desintoxicantes; • Menos estresse; • Mais descanso; • Equilíbrio.	• Verduras de folhas escuras; • Peixes como salmão e truta; • Frutas vermelhas como mirtilo, morango ou framboesa; • Vegetais doces como cenoura e batata-doce; • Adoçantes naturais como xarope de bordo ou estévia; • Mais horas de sono/descanso; • Meditação; • Mais tempo com os amigos e a família.	• Bolinho com gotas de chocolate (152); • Chips de batata-doce (168); • Espinafre cremoso (185); • Docinho de tâmara (202); • Smoothie espanta-tédio (237).
SALGADO	• Minerais naturais; • Mais água.	• Sal marinho; • Vegetais crus como cenoura, beterraba e batatas; • Alimentos ricos em água como pepino, abacaxi, aipo, morango e melancia; • Algas.	• Enroladinho fácil (139); • Risoto de sálvia, batata-doce e aspargo (132); • Smoothie de frutas vermelhas (194); • Copepino (213); • Macarrão de abobrinha (231).
CHOCOLATE	• Magnésio; • Equilíbrio de açúcar no sangue.	• Oleaginosas, sementes e legumes; • Frutas como cereja, toranja, maçã e pera; • Adoçantes naturais como o xarope de agave ou estévia; • Exercício físico; • Atividades que reduzem o estresse como ler, escrever e praticar ioga.	• Chocolate meio amargo + Brownie de sal marinho (128); • Chocoframbo (152); • Salada de quinoa (191); • Salada de pera com canela (210); • Tortinhas de chocolate com amêndoas (221).
CAFEÍNA	• Energia natural; • Menos estresse; • Mais descanso; • Equilíbrio; • Nutrientes desintoxicantes; • Exercício físico.	• Verduras de folhas escuras; • Frutas; • Oleaginosas, sementes e legumes; • Arroz integral, quinoa, cevada e outros grãos integrais.	• Torrada de abacate (138); • Limonada refrescante de cúrcuma (172); • Barrinha energética (178); • Enroladinho superpoderoso (215); • Grão-de-bico crocante (236).
PÃO/MASSA	• Grãos inteiros.	• Macarrão integral; • Couve-flor e batata; • Oleaginosas, sementes e legumes; • Arroz integral, quinoa e cevada; • Mais tempo com os amigos e a família; • Prática diária de gratidão.	• Cogumelo frito (136); • Abóbora pescoço assada (168); • Miniquiches (181); • Pão de chia e amêndoas (215); • Biscoito de queijo com alecrim (236).

dos homens da caverna. Nos tempos atuais, a fome emocional se tornou um luxo, não uma mera necessidade.

Em vez de olhar para a comida como uma experiência sustentável e prazerosa, hoje usamos a habilidade inata de alimentação emocional para fugir do estresse, da tristeza ou de qualquer outro sentimento negativo. Muitas vezes, não é a comida o que realmente queremos. Há um desejo emocional profundo que a comida sozinha é incapaz de satisfazer.

Tudo bem comer pela emoção. Afinal, todos nascemos assim. Mas, em vez de se condenar por tentar encontrar a felicidade num pacote de Doritos, comece a se perguntar: De que tenho fome? Quando você se faz essa pergunta, percebe que nossa tendência é recorrer à comida em tempos de crise emocional – mas, na verdade, não é de comida que precisamos.

E é óbvio que às vezes a resposta para a pergunta "Você tem fome de quê?" é "sundae" ou "batatinha frita". Mas se você se permitir um olhar mais a fundo, é provável que perceba que é o seu emocional que está com "fome" ou "sede" de algo.

Não renegue os seus desejos

Vemos a gula, especialmente quando relacionada a carências emocionais, como uma coisa ruim. "Ah, não, não acredito que estou com vontade de tomar sorvete. COMO PODE?! Há anos que eu não tomo sorvete porque venho me alimentando tão bem... E justo agora me deu essa vontade louca de tomar sorvete e logo um sundae com chantili, castanha e cobertura de chocolate!"

E, aí, você se convence de que não deveria tomar o sundae porque vai engordar uns vinte quilos caso se atreva. Então, decide saciar a vontade com uns cubos de gelo.

"Claro! É geladinho igual ao sorvete. E, se eu mentalizar bem, posso até sentir o gosto da cobertura."

Não. Simplesmente não.

Em vez de ignorar essas vontades, você precisa ACEITÁ-LAS. Dê ouvido ao seu desejo. Escute-o. Toda vez que sentir aquela vontade de comer alguma coisa, diga "SIM! Vou aproveitar para conhecer mais sobre mim e sobre o meu corpo" em vez de ignorar o sentimento de imediato, pois, quando faz isso, perde a oportunidade de aprender mais a respeito das necessidades do seu corpo.

Lembro uma vez em que eu estava obcecada por um brownie de chocolate. Disse a mim mesma: "Não, Lindsey, você não pode comer esse brownie. Vai te fazer mal". Então, em vez do brownie, comi um chocolate

O QUE você tem desejo de comer?

QUANDO sente esse desejo?

HÁ QUANTO TEMPO está com essa vontade?

QUANDO esse desejo começou?

COMO VOCÊ ESTAVA SE SENTINDO antes de começar a ter essa vontade?

VOCÊ SE SENTE SATISFEITA depois de comer o que estava com vontade?

COMO VOCÊ SE SENTE depois que cede à sua vontade?

meio amargo. Uma hora depois, lá estava eu pensando no brownie. Mas continuei repetindo para mim mesma que não poderia comê-lo. Bom, uma barra de chocolate meio amargo, dois biscoitos sem glúten, uns pães de queijo e um chocolate quente "saudável" depois... lá continuava eu, com vontade de comer o bendito brownie. E, aí, me peguei pensando: "E se eu me permitisse comer aquele brownie que eu tanto queria?". Não só teria evitado comer uma mistura de um monte de coisas diferentes e que não me saciaram em nada como teria comido, saboreado o bendito brownie, matado a minha vontade e seguido adiante com as tarefas daquele dia. Quando você ignora o desejo de comer alguma coisa, não só está perdendo a oportunidade de aprender sobre o próprio corpo como também começa a sentir culpa, tristeza e insatisfação. Por trás da vontade de comer alguma coisa está o segredo para conhecer nosso corpo.

Então, da próxima vez que sentir desejo de comer alguma coisa, tente refletir sobre o motivo dessa vontade para tentar descobrir o que há por trás dela.

Reduza o desejo de comer toda vez que escovar os dentes!

Os limpadores de língua são um recurso subestimado que podem ajudar a manter o hálito saudável, mas também a combater as bactérias e partículas de alimentos, o que pode ajudar a reduzir a ingestão de certos alimentos e a despertar as papilas gustativas para novos sabores.

O que há por trás dos seus desejos

Depois que você se dispõe a entender os próprios desejos, é importante um olhar mais profundo para compreender o que eles estão tentando lhe contar. Com isso não quero dizer que você deve olhar para um pote de manteiga de amendoim e dizer: "Querida manteiga de amendoim, que buraco estou tentando preencher com você?". Não. Na verdade, você até PODE fazer essa pergunta, mas de modo discreto e menos dramático.

Cada desejo de comida pode lhe mostrar algo sobre suas necessidades físicas ou emocionais – você só precisa começar a ouvir. Essa vontade pode, por exemplo, mostrar que você está comendo muita carne vermelha e que talvez deva dar um tempo nos bifes para restaurar o equilíbrio do corpo e reduzir o desejo de açúcar. Também pode significar que está precisando adoçar a vida e que precisa sair à noite para se divertir com os amigos ou passar uma noite em casa, sozinha, assando uns biscoitos. Se está com vontade de comer algo salgado, pode ser pela falta de alguns minerais essenciais que o sal marinho contém. E também pode significar que você está sentindo falta das festinhas e da batata frita que costumava comer nos aniversários dos seus amigos quando era criança.

Compreender os próprios desejos é algo que pertence tanto ao campo da ciência quanto ao da arte. Do ponto de vista da ciência, há motivos para que seu corpo "peça" certas comidas. Muitas vezes é por deficiência mineral ou pelo consumo excessivo de determinados alimentos. Do ponto de vista da arte, os desejos são muito parecidos com uma dança de movimentos meticulosos que só você é capaz de executar. Normalmente, o que seu corpo está pedindo não é o alimento em si, mas os "nutrientes para viver" de que precisa.

ÁGUA SEMPRE

Ande com a sua garrafa d'água. Além de economizar quando estiver viajando, carregar água para onde você for vai lembrá-la de se manter hidratada ao longo do dia.

A tabela na página 17 mostra os desejos mais comuns, bem como do que o seu corpo pode estar realmente precisando. E, lembre-se, às vezes ele precisa de carne de vaca tanto quanto de equilíbrio. Continue escutando o que seu corpo tem a dizer e logo descobrirá como ele funciona.

O lado mais profundo do desejo de comer

A vontade biológica de comer está tão arraigada no DNA e na inteligência emocional que, muitas vezes, um simples vegetal ou fruta podem não dar conta. Nossa vontade de comer extrapola as razões físicas.

NOSSOS ANCESTRAIS

Embora não possamos compreendê-los por completo, nossos genes e aparência foram transmitidos de geração para geração. Isso inclui não só questões físicas como também emocionais. Tenha ou não consciência disso, seu desejo aparentemente aleatório de comer chucrute pode estar relacionado à sua linhagem ancestral.

Conhecer e compreender essa linhagem e o que veio antes de você pode ajudá-la a entrar em contato com a sua saúde, seu metabolismo e sua personalidade.

Tive essa experiência um dia, sentada de frente para a TV, vasculhando os canais com o controle remoto, quando deparei com um documentário sobre ancestralidade. Os pesquisadores rastrearam a ascendência de algumas pessoas e mostraram a elas seus antecedentes familiares, incluindo de onde vieram, com que trabalhavam, seu patrimônio e, em alguns casos, até mesmo a personalidade deles. Até então, eu nunca tinha dado muita importância para a minha ascendência. Mas, depois de assistir a essa matéria, no mesmo instante me inscrevi em todos os sites possíveis que tratam a questão da ancestralidade e, por um triz, não comprei uma passagem para ir visitar a biblioteca genealógica que fica em Utah. Passei cinco horas pesquisando todos os meus ancestrais e tive de parar quando descobri que um dos meus bisavôs se chamava John Smith e decidi não cutucar ainda mais esse vespeiro. Mas tomei conhecimento de que sou a quarta geração de empresários da minha família. Meu tataravô veio da Alemanha e abriu um negócio pequeno. E o filho dele seguiu os caminhos do pai. E minha avó e meu avô abriram uma loja e, por fim, meus pais abriram uma loja de pisos. E cá estou eu, com um espírito empreendedor inato, e que, gosto de pensar, está no meu DNA. Essa sensação que sempre carreguei comigo fazia parte do meu gene.

Assim que descobri meu DNA empreendedor, decidi estudar um pouco mais a minha ascendência para entender o funcionamento do meu metabolismo e os meus anseios. Analisei de modo mais detalhado de onde eu tinha vindo e a possível relação entre as coisas de que mais gosto de comer e a minha ancestralidade. E não só descobri que tenho um dos DNAs de mais alto peso molecular – que pode ser rastreado até os neandertais (sim, coisa tipo mulher das cavernas), como também descobri de onde vieram os meus familiares quando imigraram para a América. Além de tomar conhecimento dessa minha herança paleolítica, meu DNA também mostrou que a maioria dos meus antepassados veio da Grã-Bretanha e da Irlanda.

De repente, graças à minha herança britânica, minha paixão por chá (gosto desde criança!) começou a fazer todo o sentido. Mas a coisa mais fascinante disso tudo foi descobrir que é provável que eu tenha alta tolerância a produtos lácteos. Pessoas que têm descendência irlandesa normalmente possuem traços genéticos que as tornam capazes de digerir facilmente produtos lácteos. Como a Irlanda é conhecida por suas fazendas leiteiras, que são o elemento básico da cultura do país, os irlandeses se adaptaram aos produtos lácteos e produzem enzimas específicas que ajudam na digestão. Foi surpreendente descobrir que a minha saúde pode ser rastreada de geração em geração e com pessoas de diferentes etnias. Além de ser incrível, essa pesquisa mostra quão fascinante é o corpo humano.

Já que cada um tem um DNA único, não é de admirar que todos sejam tão diferentes e reajam de diferentes modos aos mais variados tipos de alimentos. Compreender a peculiaridade do seu DNA pode ajudar você a entender melhor de onde veio, bem como os traços da sua personalidade e da sua saúde.

AS ESTAÇÕES DO ANO

Seus vizinhos, o clima e as mudanças (ou a falta delas) climáticas podem ter um grande impacto nos seus desejos. Por exemplo, se você mora em um lugar em que se pode sentir com rigor as mudanças climáticas, seu corpo pode pedir diferentes tipos de comida de acordo com o período do ano. Você pode ser o tipo que se junta à população dos Estados Unidos e sente vontade de temperar tudo com *pumpkin spice* quando o outono começa. Ou, então, no primeiro dia de verão, ficar louca para tomar sorvete. Isso acontece porque, com a mudança das estações, nossas necessidades nutricionais também mudam. No outono e no inverno, queremos comidas e bebidas quentes, e na primavera e no verão, sentimos mais vontade de comer coisas leves e refrescantes. Se você mora nas Bahamas, provavelmente sente vontade de comer coisas muito diferentes daquelas de quem mora na Islândia, por exemplo.

MEMÓRIAS EMOCIONAIS

Sentimentos associados a certas datas e às estações, ou mesmo a certos dias da semana, podem acionar memórias que despertam a nossa vontade de comer certos alimentos. Por exemplo, quando você perde um ente querido, determinada estação do ano ou certas características daquele dia (se estava chovendo ou nublado etc.) podem despertar as emoções do acontecimento quando você é exposta a elas novamente. Pode ser que você se sinta mais triste sem nenhuma razão aparente, mas, na realidade, é a sua memória emocional que foi acionada. Muitas vezes, recorremos à comida para nos sentir melhor.

Ainda em relação à mudança de estação, há certos elementos emocio-

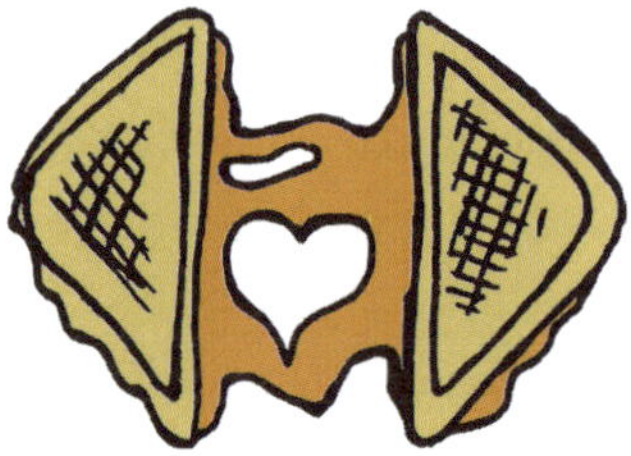

nais que podem ter ligação com o que viveu em cada uma delas. Se você se perceber com vontade de tomar sorvete no inverno, pode, na verdade, estar ansiando por alguma emoção ou sentimento que o verão ou algum dia quente lhe trouxe.

Meu pai morreu vítima de câncer, num dia de chuva no fim de semana. Nos meses que sucederam a morte dele, todo fim de semana chuvoso eu sentia vontade de comer queijo quente. Logo percebi que essa minha vontade tinha relação com a minha infância, quando meu pai e eu comíamos queijo-quente assistindo a *Unsolved Mysteries*. Na verdade, por trás dessa vontade estava a saudade da companhia do meu pai. O queijo-quente não traria meu pai de volta, então, encontrei outros modos de "atender" essa ausência. Às vezes, eu praticava alguma gentileza com alguém, já que meu pai sempre fazia isso, outras, procurava assistir a algum episódio da nossa série. Quando puder atender aos seus desejos da maneira que a comida é incapaz de fazer, provavelmente vai se sentir muito mais satisfeita.

HORMÔNIOS

Os hormônios impactam diretamente no nosso desejo pela comida. Uma semana antes de menstruar, é comum que as mulheres sintam um desejo muito forte de comer alimentos ricos em ferro, como carne ou proteínas. Também é muito comum sentir vontade de comer chocolate porque o corpo sente falta de magnésio. Compreender como as alterações hormonais influem no seu organismo pode aliviar esse desejo desenfreado por certos tipos de alimentos, ou ajudá-la a compreender do que seu corpo precisa para nutrir-se corretamente.

Fui vegana por cerca de um ano e notei que, uma semana antes da minha menstruação, eu ficava doente. Chegava ao ponto de me sentir fraca e desmaiar. Também aconteceu de sentir uma vontade incontrolável de carne vermelha, que já fazia quase cinco anos que eu não comia. Resisti a esse desejo porque acreditava que podia ser mais forte do que ele, mas, à medida que os meses passavam, eu ficava cada vez mais doente. Por fim, decidi escutar o meu corpo e comi um hambúrguer com carne de boi criado solto no pasto uma semana antes da menstruação. Não só matei a minha vontade como os sintomas da carência de ferro desapareceram. Agora que conheço meu corpo e o meu ciclo, fico atenta para incluir alimentos ricos em ferro na alimentação como lentilha, nozes, sementes, vegetais e quinoa para me preparar melhor nessas semanas em que o índice de ferro está mais baixo.

SÍNDROME DA AUTOSSABOTAGEM

Como seres humanos, constantemente buscamos o equilíbrio. Queremos que as coisas sejam suaves e uniformes. No entanto, quando as coisas vão muito bem, nosso primeiro instinto é pensar que "está bom demais para ser verdade". E isso nos leva à autossabotagem. Já aconteceu de você passar a semana toda se alimentando de forma saudável, até perceber que está de saco cheio, e começa a beliscar uns biscoitos no armário na sexta-feira à noite só para tentar se alegrar um pouquinho? Esse é um exemplo típico de autossabotagem. Quando as coisas estão caminhando muito bem, muitas vezes saímos do eixo. Fazemos isso com os relacionamentos (já aconteceu de você terminar uma relação porque era boa demais para ser real?!) e também com a comida. Quando notar esse tipo de emoção, pare e procure analisar. Por exemplo, toda vez que você diz que vai começar uma dieta, acaba levando comida escondida para o quarto à noite, para ninguém te ver comendo? Se faz isso toda vez que promete começar uma dieta, talvez não deva mais prometer, mas, sim, repetir para si mesma: "Quero ter um corpo saudável". Uma simples mudança como essa pode ajudar a pôr fim à síndrome da autossabotagem.

Humoriana: seja sua própria militante

Em 2011, dei a minha primeira palestra sobre a fome emocional e, ao final, perguntei à plateia se alguém tinha alguma pergunta. Uma jovem levantou a mão e perguntou: "Sei que você disse que precisamos escutar o nosso corpo, mas gostaria de saber, que tipo de dieta você segue?".

As pessoas me fazem essa pergunta com frequência e consigo entender por quê. Quando vemos que algo funciona para alguém, queremos tentar também. É por isso que existem as mais estranhas e malucas obsessões todos os anos por um brinquedo infantil. De repente, de uma hora para a outra, o brinquedo mais sem graça de todos se torna o objeto mais desejado pelas crianças.

Sinto que o mesmo acontece com as dietas. Por que 99% das pessoas já experimentaram algum tipo de dieta? Elas veem o que os outros "têm" – seja abdômen malhado, perda de peso ou redução da ansiedade – e querem o mesmo.

A primeira vez em que me perguntaram isso, respondi com certo nervosismo que eu era vegetariana com algumas exceções e listei todas as coisas que eu não comia. Então, expliquei que às vezes como peixe. E que amo chocolate meio amargo.

A minha resposta extensa e meio evasiva se deve em partes ao meu nervosismo por não estar acostumada a falar em público, mas também porque eu não queria que aquela jovem pensasse que o meu modo de me alimentar fosse necessariamente a melhor opção para ela, para o humor e para o corpo dela. Eu também sabia que as estatísticas não estavam a meu favor. De 99% das pessoas que tentam uma dieta, apenas 2% delas realmente atingem seus objetivos, entre eles, a perda de peso. Como coach nutricional, sinto que tenho a obrigação moral de ajudar as pessoas a encontrar aquilo que funciona para elas, em vez de passar uma prescrição daquilo que só funciona para o meu corpo.

Depois que saí daquela palestra, não parei de pensar no modo como responderia a essa pergunta toda vez que ela surgisse. Quando o momento de perguntas e respostas da palestra seguinte começou, alguém novamente me fez uma pergunta parecida. No mesmo instante, me deu um branco e comecei a sentir um nó na garganta. Me questionei se eu deveria abrir o jogo e contar a eles o passo a passo da minha alimentação ou se deveria perguntar por que se preocupavam tanto com isso.

Dessa vez, dei risada e respondi: "Sou humoriana. Como aquilo que me faz sentir bem e me deixa feliz".

Então foi assim. Uma humoriana assumida tinha nascido. Goste você da dieta vegana, da Atkins ou da crudívora, o "humorianismo", para além de um neologismo, é um estilo de vida que funciona para todos.

Esse estilo de alimentação não é uma dieta da moda, tampouco um plano rígido que você segue por um mês e não volta a olhar para ele nunca mais. E, sinceramente, também não tem nada de glamouroso. É um estilo que vai evoluir e mudar, tal como o seu corpo, e você terá de fazer o trabalho de detetive para descobrir. Mas adivinha? É um plano seu, tem a sua digital e funciona para o seu corpo, que é único. Vai ajudá-la a olhar para dentro de si e a revelar quem você realmente é. Vai ajudá-la a descobrir os seus desejos e do que seu corpo precisa. E a perceber seus sentimentos, devorá-los e se divertir com isso.

Ser humoriana é uma escolha e um estilo de vida.

Sem essa de balança

Vou ser bem sincera: basta olhar de relance a balança para eu ficar ansiosa e com baixa autoestima por semanas. Com 1,52 m e quase 66 quilos, eu sempre me sentia muito mal em relação ao meu peso. Eu tinha uma verdadeira obsessão por voltar ao peso da época da escola, 58 quilos mais ou menos, e toda vez que eu olhava para a balança e me via longe desse peso, não ficava satisfeita.

Hoje me sinto feliz, saudável e verdadeiramente satisfeita com o meu corpo, mas passei muito tempo obcecada por aquele número. Por quê?

Nos Estados Unidos, gostamos de medir as coisas. Gostamos de transações, de saber que, se fizermos X, vamos atingir Y como resultado. E com certeza adoramos definir tanto as coisas quanto as pessoas por tamanho, aparência e vida financeira. O peso é só mais uma unidade de medida da nossa cultura. Se estamos acima do peso, nos sentimos mal. Abaixo do peso, nos sentimos mal. Precisamos chegar ao peso e à aparência "perfeitos" para nos sentir valorizadas. E, às vezes, ainda assim queremos mais.

Mas será que o peso deve ser o fator determinante para o seu estado de saúde? Será que devemos continuar mensurando a nossa autoestima por um número? Ou, ainda pior, devemos continuar mensurando a nossa *saúde* pelo número da balança? O peso corporal é um elemento importante para a saúde, não há como negar. É claro que certos números podem mostrar muito sobre o nosso estado de saúde. Mas eles não podem mensurar como nos sentimos emocional, física e espiritualmente. Os números não podem dizer como nosso corpo se sente. Então, em vez de se preocupar com o peso da balança, desafio você a mensurar a sua saúde por meio do que vou mostrar a seguir.

NÍVEL DE ENERGIA

Você tem muita energia, ou se sente cansada com frequência? O nível de energia é um indicador importante da sua saúde e do seu bem-estar em geral. Esforce-se para mantê-lo alto oferecendo ao seu corpo o que ele precisa em vez de privá-lo.

COMO SEU CORPO REALMENTE SE SENTE

Este é um tópico relevante. Não esqueça de se perguntar como você se sente. É importante olhar fundo dentro de si para compreender as vontades e as necessidades exclusivas do seu corpo. Muitas vezes, temos o peso corporal com que sempre sonhamos, mas continuamos doentes, sem saúde.

Nunca se esqueça de olhar para si, de refletir sobre como se sente em relação ao próprio corpo.

DIGESTÃO

A saúde começa no intestino, então, é importante ter a certeza de que ele está funcionando adequadamente. Seu intestino funciona bem? (Este é o jeito formal de perguntar: "Você tem feito cocô com regularidade?") Um indicador-chave da boa saúde é o intestino, então, faça o que for necessário para que ele funcione de modo adequado, ingerindo probióticos como a kombucha (alguém ainda não provou?), grãos e alimentos integrais.

O SEU JEANS

As mulheres geralmente perdem medidas antes de perderem peso, então, em vez de confiar na balança, tenha a sua calça jeans como um indicador altamente confiável. Ela está mais folgada no corpo? Ou está na medida certa? Observe o caimento do seu jeans, de que modo se sente melhor com ele e estabeleça seu objetivo a partir disso.

AMOR-PRÓPRIO

Por último, mas não menos importante, como você tem tratado a si mesma? Tem se martirizado com frequência ou se culpado muito? O comportamento negativo pode ser tão tóxico quanto os alimentos processados. É importante manter a mente "higienizada" e praticar o amor-próprio não só porque a sua saúde depende disso, mas porque o seu corpo merece.

O lado técnico da comida e do humor

Chegou a hora de sermos técnicas. E por "técnicas" quero dizer tão científicas quanto alguém que gosta de falar palavrão e prefere as explicações sobre as coisas na forma de vídeos com cachorrinhos às definições que os livros didáticos podem fornecer.

Agora que você conhece o humorianismo, chegou a hora de revelar a conexão entre comida e emoção. Nesta seção, você vai aprender sobre a conexão cérebro-intestino, sobre neurotransmissores importantes, alimentos que influenciam no seu humor e uma lista completa de pratos que ajudam a melhorar o seu estado emocional e como eles colaboram para o seu bem-estar.

Durante a leitura desse trecho, lembre-se de que seu corpo é exclusivo, peculiar. Só você pode determinar quais alimentos a fazem se sentir bem e quais não. Todos nós somos diferentes, então, considere sempre isso à medida que aprende mais sobre a relação entre o seu estado de humor e a sua alimentação.

OUÇA O SEU INTESTINO

Alguma vez você já sentiu aquela contração na barriga de ansiedade diante de uma situação adversa? Ou talvez tenha sentido aquele frio na barriga por conta de uma coisa muito boa que vai acontecer? Bom, ao contrário do que se pode pensar, existe uma explicação científica para isso. Seu intestino, frequentemente considerado o seu "segundo cérebro", é o primeiro a reagir ao estresse. É por isso que você sente aquela dor estranha quando algo não está bem, ou aquele frio na barriga quando sai com alguém especial pela primeira vez (ou então, no meu caso, toda vez que vejo a foto de um cachorro muito fofo).

O trato digestivo contém mais de cem milhões de células nervosas. Essas células, conhecidas como sistema nervoso entérico, se comunicam de modo direto com o seu cérebro, mas, ao contrário dele, são incapazes de debater política com seus sogros, mas sentem de imediato a reação de estresse que essas conversas trazem e enviam sinais para o sistema nervoso, hormônios e sistema imunológico para que saibam que as novas crenças políticas da tia Sally não são nada boas. Essa resposta constante ao estresse no intestino aumenta os níveis de cortisol, enfraquece o sistema imunológico e pode até levar à inflamação e à dor crônica. Qualquer tipo de estresse, bom ou ruim, pode fazer com que seu corpo se prepare para entrar em estado de luta ou fuga. Quando está assistindo a um filme de terror e algo inesperado acontece, você se assusta e seu corpo sente o estresse e forma um nó no estômago. Até o momento em que se lembra de que tudo não passa de um filme e o seu corpo volta ao estado normal.

Quando você sofre um alto nível de estresse induzido todos os dias, associado a um ou outro filme de terror que eleva o nível de ansiedade, seu corpo tem que trabalhar mais para funcionar normalmente. Se o estresse é crônico, pode levar à inflamação crônica. Você pode começar sentindo alguns sintomas físicos como indigestão, refluxo, constipação, aumento do peso e indisposição. Essa inflamação crônica pode afetar o seu humor, causando ansiedade, depressão e outros distúrbios mentais.

Então, é importante respeitar o seu intestino, tanto física quanto mentalmente. Se alguma coisa não cai bem, confie no seu intestino, mas se algo faz bem para ele, escute-o e ajuste a sua alimentação.

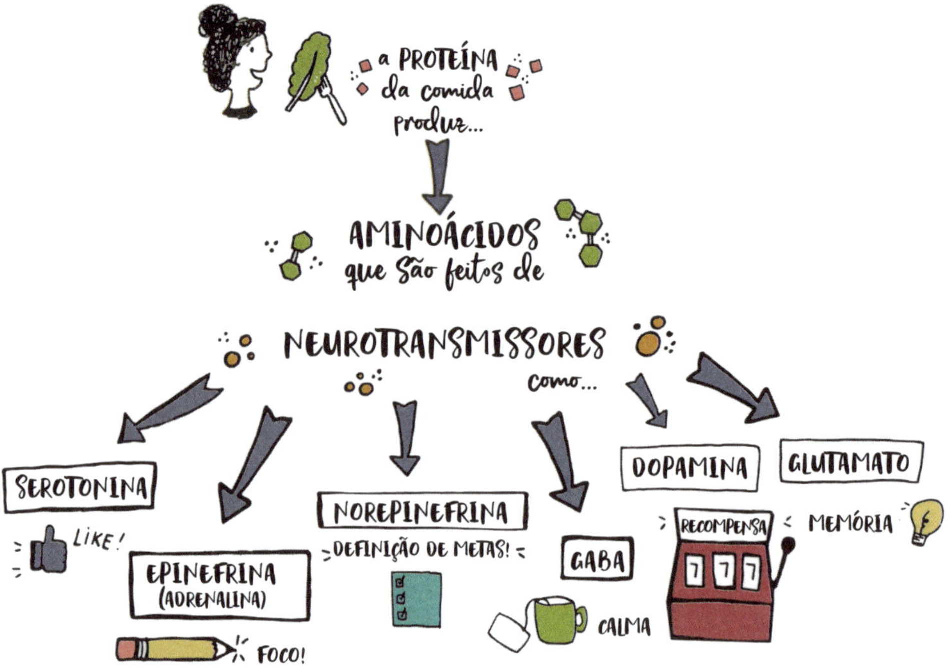

Seu corpo é uma máquina incrível, lembra? A melhor coisa que você pode fazer para a sua saúde é escutá-lo.

OS NEUROTRANSMISSORES QUE VOCÊ PRECISA CONHECER

Os neurotransmissores são produtos químicos do cérebro que liberam e enviam sinais para o corpo e a mente. Certos neurotransmissores são cruciais para equilibrar o humor e, se eles não estiverem funcionando de modo apropriado, podem causar distúrbios como a ansiedade e a depressão.

A seguir, uma simples descrição de como os neurotransmissores funcionam.

Quando a proteína é processada, ela produz aminoácidos (imagine-se mastigando uma salada de espinafre). Os aminoácidos são constituídos de neurotransmissores que agem como hormônios químicos e podem ajudar a regular o humor e o sono. Seu corpo precisa que estejam em equilíbrio para funcionar corretamente. Os neurotransmissores mais comuns relacionados ao humor incluem:

Serotonina: capaz de controlar o seu humor, regular o sono e o apetite. O baixo nível de serotonina no corpo ocasiona mau humor e até depressão.

Epinefrina: também conhecida como adrenalina, pode ajudar a controlar

Serotonina, "VOCÊ ZEN É O QUE REALMENTE IMPORTA"

seu estado de alerta, o foco mental e a energia. Estresse em excesso pode esgotar esse neurotransmissor e causar fadiga e dificuldade de concentração. Níveis elevados de epinefrina podem causar ansiedade, insônia e aceleração do batimento cardíaco.

Observação: você precisa delas na quantidade certa.

Norepinefrina: esse neurotransmissor exerce um papel importante no funcionamento do seu cérebro e pode melhorar a memória, a energia mental, a disposição, a capacidade de traçar metas e a concentração em geral.

GABA: ajuda a acalmar o corpo e reduz a ansiedade. É um tranquilizante natural e muito eficaz para relaxar o corpo e ajudar no sono.

Dopamina: está ligada aos sistemas de prazer e de recompensa do cérebro. Pode afetar os pensamentos e as emoções. Ajuda a manter a concentração, a pensar com clareza e auxilia na memória. Também pode causar dependência.

Glutamato: esse neurotransmissor está associado ao desenvolvimento do seu cérebro, ao metabolismo e à memória.

A energia da comida

Agora que tiramos a parte técnica do caminho, vamos falar da comida em si. Ela se resume simplesmente à energia. É ela quem nos fornece energia para correr, pensar e até para reagir àqueles trolls do Twitter (acredite, é preciso muita energia mental para fazer isso!). É importante reconhecer que cada alimento traz consigo uma carga de energia. Visualize uma folha de couve e um cachorro-quente apostando uma corrida. O cachorro-quente pode até sair em vantagem na largada, mas, ao final, a folha de couve sempre consegue um desempenho melhor e ganha.

Todo alimento pode ser atribuído a uma determinada categoria de acordo com o tipo de energia que ele carrega. Na medicina chinesa, essa característica é muitas vezes conhecida como yin e yang.

Como o nosso organismo está sempre em busca de equilíbrio, é importante manter também o equilíbrio das energias. Por exemplo, se você comer couve o dia inteiro, seu corpo não só vai se aborrecer e se irritar como vai pedir pratos mais calóricos e substanciosos para equilibrar a energia da couve. Isso acontece porque ele é um alimento que contém energia desintoxicante, enquanto um prato mais farto sustenta mais o seu corpo e tenta balancear a energia da couve.

A seguir, listo as energias alimentares mais comuns.

YIN E YANG DOS ALIMENTOS

Na medicina chinesa, yin e yang simbolizam duas energias opostas que dependem uma da outra para sobreviver: a parte preta representa o yin e a branca, o yang. Os pontos representam o fato de que há sempre um yin no yang, assim como sempre há um yang no yin. O mesmo vale para a sua alimentação. É importante que não prive o seu corpo dos alimentos e que haja nele espaço para o yin e para o yang.

Alimentos que poderiam ser classificados como yin costumam ser mais expansivos, alguns exemplos: açúcar, café, corantes e temperos artificiais, mel, especiarias e produtos lácteos – também conhecidos como "tudo que tem gosto bom". Entre os alimentos com baixa quantidade de yin, estão algas, feijões, vegetais verdes, oleaginosas e sementes. Todos os alimentos yang, por outro lado, são contrativos. A lista de alimentos ricos em yang inclui ovo, carne vermelha, sal marinho, já entre os alimentos com baixo teor de yang estão grãos, peixes e aves. Os alimentos yin normalmente contêm maior teor de água, enquanto os yang são densos e mais difíceis de mastigar. Os alimentos yin e yang trabalham juntos para manter o seu corpo em harmonia. Por exemplo, se você tem uma dieta rica em açúcar, que é um elemento expansivo, pode sentir mais vontade de comer coisas salgadas ou carne vermelha, alimentos mais contrativos. Pense nas coisas que costuma comer. Quando você ingere sal, pode sentir vontade de comer doce. Isso acontece porque o seu corpo está buscando o equilíbrio entre yin e yang.

Durante as refeições, é importante buscar o equilíbrio entre os alimentos yin e yang. Por exemplo, se for comer ovo no almoço ou no jantar, tente um alimento verde para acompanhar o prato como espinafre refogado.

Além das características expansivas e contrativas, os alimentos yin costumam ser mais refrescantes como melão-cantalupo e pepino, e os yang são mais picantes como alho e gengibre.

O mais interessante em relação às propriedades do yin e do yang é que nós como humanas também podemos aprender com esse conceito. Pessoas yang são mais dispostas, entusiasmadas, cheias de energia e extremamente ativas. Também costumam ser extrovertidas, abertas e vivem com intensidade. Já as pessoas yin são mais comedidas, quietas e têm um ritmo mais lento. São indivíduos mais introvertidos e que curtem ficar sozinhos. A energia yang em excesso pode levar a sentimentos como a frustração e a raiva, e a energia yin em excesso pode levar à tristeza e à depressão. Como se vê, ingerir a quantidade certa de alimentos yin e yang pode ajudar a equilibrar o corpo, bem como permitir que você sinta os benefícios de ambas as energias.

Além das propriedades de energia física, a comida também possui energias culinárias. Alimentos yin são mais consumidos crus, enquanto os yang são mais cozidos. É por isso que quando você come salada no almoço, no jantar seu corpo vai pedir algo cozido e quente. É necessário estabelecer o equilíbrio entre ambos os elementos.

A ENERGIA DOS ANIMAIS

Se você optar por comer carne ou se o seu corpo sentir essa necessidade, é importante saber que cada animal possui uma energia. Pense no animal em si, no que ele come, em como é criado, e tenha consciência de que você ingere esses elementos quando come a carne dele. Por exemplo, as aves são animais naturalmente ansiosos. Na pecuária industrial, os animais ficam presos em gaiolas e são alimentados com hormônios, o que os deixam extremamente ansiosos. Portanto, uma dieta rica em frango pode, eventualmente, deixá-la mais ansiosa. O boi, por outro lado, é um tipo de animal tipicamente amável, letárgico e gentil. Comer a quantidade certa de carne pode ajudar você a se sentir calma, mas, se ingerir esse alimento em grandes quantidades, pode se sentir letárgica e sem energia.

Além disso, o modo como os animais são criados, tratados e alimentados também pode influenciar nas nossas refeições e no nosso corpo. Quando os animais, especialmente os criados em cativeiro, vivem em péssimas condições e têm de conviver com o medo, os hormônios que correm pelo corpo deles se transferem para o nosso prato e nosso corpo. Aquele bife que fornecia nutrientes importantes agora também pode transferir medo e ansiedade.

A carne pode fornecer um equilíbrio entre yin e yang, mas também pode influenciar em questões emocionais. Ao escolher a carne que vai comer, pense no metabolismo do seu corpo. Se você já é uma pessoa naturalmente ansiosa, comer frango em excesso pode aumentar a ansiedade. Então, recuse o peito de frango naquela festa de casamento e opte pela opção vegetariana. Ou, se estiver seguindo uma dieta crudívora, seu corpo pode estar pedindo uma porção de carne moída.

O importante é encontrar o tipo certo de carne para o seu corpo. Observe como se sente quando come uma pequena porção desse prato e quando o exclui da sua alimentação. Analise como a energia do animal influencia a sua energia. Descubra como o seu corpo se sente quando você ingere certo tipo de carne e a quantidade que ele requer desse alimento.

Como tratamos a comida

Entender o tratamento que a comida recebeu antes de chegar ao seu prato pode impactar diretamente a sua experiência com os alimentos.

Em relação às frutas e aos vegetais, é importante observar se eles foram tratados com agrotóxicos, por quanto tempo foram manipulados e como foram cultivados. Uma maçã que foi tratada exclusivamente para parecer perfeita e render o maior lucro possível vai proporcionar uma experiência diferente para o seu corpo se comparada a uma maçã cultivada numa horta familiar. Esses detalhes podem fazer toda a diferença quando se trata da sua saúde mental e do seu bem-estar geral.

Químicos, pesticidas e medicamentos utilizados na nossa comida também podem ser transferidos para o sistema digestivo e causar estragos. Muitas vezes culpamos a comida, quando, na verdade, a causa do problema pode ser o pesticida ou a química contida numa maçã ou numa cenoura, por exemplo.

Alimentos que fazem você se sentir meio "bléh"

Além de saciar as vontades e fornecer energia, cada alimento possui várias propriedades que podem ajudar no tratamento de determinadas doenças, na saúde e no bem-estar geral.

Vejo o corpo como uma máquina supercomplexa. Você pode comer algo hoje e se sentir de determinado modo e comer a mesma coisa daqui a uma semana e se sentir completamente diferente. Sem falar que o corpo está em constante evolução e que o paladar muda a cada seis meses. E você é um ser humano complexo que provavelmente tem uma crise existencial de vez em quando.

Nesta seção, você vai aprender como aquilo que come pode fazê-la se sentir nas nuvens, como também pode deixá-la no fundo do poço. E lembre-se, alimentos que estimulam

ALIMENTOS QUE SABOTAM O SEU ESTADO EMOCIONAL

COMIDA COM BAIXO VALOR NUTRITIVO	EXEMPLOS	POSSÍVEL ESTADO EMOCIONAL	SOLUÇÕES RÁPIDAS
AÇÚCAR REFINADO	Encontra-se em biscoitos, bolos e refrigerantes, e também em barras de cereais e guloseimas orgânicas.	Pensamento negativo, confusão mental, fadiga, ansiedade, depressão.	Adoçantes naturais como o mel e a estévia.
ADITIVOS	Corantes e outras substâncias artificiais contidas em alimentos processados e industrializados, mesmo aqueles que você jamais imaginaria conter esses ingredientes.	DDA, TDAH, pensamento negativo, confusão mental, fadiga, ansiedade, depressão.	Frutas e legumes frescos e de cores vivas.
CAFEÍNA	Café, chá, chocolate.	DDA, TDAH, pensamento negativo, confusão mental, fadiga, ansiedade, depressão, refluxo gastroesofágico e osteoporose.	Alimentos energizantes como limão, verduras escuras e gengibre.
FARINHA BRANCA	Pão, biscoito, massas, crouton.	Confusão mental, fadiga, ansiedade, depressão, gastrite.	Farinha de amêndoas, farinha de arroz integral, farinha de trigo integral.

o bem-estar vão fazer você se sentir melhor fisicamente, mas é importante que o seu novo estilo de alimentação esteja alinhado ao amor-próprio e à autoestima, os ingredientes mais potentes quando o assunto é a nutrição.

ALIMENTOS QUE SABOTAM O SEU HUMOR

Provavelmente não é surpresa para ninguém que a comida com baixo valor nutritivo pode afetar e muito o nosso humor. A tabela acima ilustra os alimentos que mais contribuem para influenciar negativamente o nosso humor. Quando você aprende o que pode interferir no seu estado emocional, pode fazer escolhas e buscar alternativas para melhorar seu estado mental.

Açúcar refinado

Se o açúcar realmente fizesse bem para o corpo e para o intestino, e também para a saúde mental, estaríamos feitos. O açúcar refinado age no

ALTERNATIVAS DE ALIMENTOS PARA MELHORAR O SEU HUMOR

ADOÇANTES NATURAIS	USO NA COZINHA	QUANTIDADE A SER UTILIZADA PARA SUBSTITUIR CADA XÍCARA DE AÇÚCAR	O EQUIVALENTE DE ESTÉVIA
Néctar/xarope de agave	Assados, cozidos e líquidos	¾ de xícara	¾ de colher de chá
Xarope de malte de cevada	Assados e cozidos	1½ xícara	1½ colher de chá
Xarope de arroz integral*	Assados e cozidos	1½ xícara	1½ colher de chá
Açúcar de coco*	Assados	1 xícara	1 colher de chá
Açúcar mascavo	Assados	1 xícara	1 colher de chá
Mel não industrializado*	Assados, cozidos e líquidos	½ xícara	½ colher de chá
Xarope de bordo*	Assados, cozidos e líquidos	¾ de xícara	¾ de colher de chá
Melaço	Assados e cozidos	½ xícara	½ colher de chá
Estévia	Assados, cozidos e líquidos	1 colher de chá	———
Xilitol	Assados e cozidos	1 xícara	1 colher de chá
Amor	Tudo e todos	Ilimitado	Ilimitado

* Os prediletos para o humor feminino

cérebro feito cocaína. Ele a deixa em estado de alerta e cheia de energia, a deixa nas alturas, mas logo começa a cair em alta velocidade. É como um estado de coma.

O açúcar é altamente viciante. Já parou para se perguntar por que continua comendo panetone depois do Natal? Assim que ingerimos uma pequena porção dessa substância, ela dispara no cérebro a informação de que precisamos de mais para aumentar essa sensação de prazer, bem como a energia do corpo. O açúcar está escondido em todos os alimentos industrializados (orgânicos ou não), o que torna difícil avaliar a quantidade consumida por dia.

Então, preste atenção na quantidade de açúcar dos alimentos que você ingere. Descobri que, para melhorar meu humor e manter a mente e o corpo saudáveis, não devo comer mais do que 20 gramas de açúcar por dia. Essa quantidade também é a ideal para não desenvolver dependência dessa substância. É importante destacar que é justamente o açúcar o principal elemento da alimentação que influi no humor. Cada pessoa tem uma tolerância diferente – mas a média está em torno dessa quantidade – em relação a essa substância e ao tipo dela que se sente bem consumindo.

E lembre-se, ao final do dia, mesmo os adoçantes naturais são considerados açúcares. Muitos deles contêm minerais extras e vitaminas que são bons para o corpo, apesar disso, você não pode começar a achar que um chocolate equivale a um prato de salada (embora o cacau seja tecnicamente uma planta, e confesso que, de vez em quando, gosto de fingir que estou comendo salada quando estou saboreando um chocolate).

A tabela da página 36 mostra algumas alternativas de adoçantes naturais às quais você pode recorrer quando estiver a fim de adoçar algo. Uso muitos desses adoçantes nas minhas receitas, mas sinta-se à vontade para experimentar algum que não esteja nesta lista e descobrir qual deles a faz se sentir melhor.

Aditivos

Os aditivos são aqueles ingredientes adicionados aos alimentos que costumam passar despercebidos. Considerando que há mais de 3 mil conservantes aprovados pela Food and Drug Administration (FDA), a agência do governo norte-americano responsável pela regularização e fabricação de comestíveis, drogas e cosméticos, com quase toda certeza você já ingeriu algum desses aditivos (ou muitos) na vida. Essas substâncias podem reagir de diferentes maneiras de acordo com o metabolismo de cada um, e é importante fazer um trabalho de detetive para descobrir o que seu corpo pode ou não aceitar. Já tive uma cliente que tinha certeza de que tinha alguma alergia ao glúten e/ou a trigo. Mas ela fez todos os exames e os resultados deram negativo. Essa cliente viajou para o exterior e decidiu comer alguns pratos locais e caseiros que continham trigo. Para sua surpresa, não se sentiu mal.

Ao voltar para os Estados Unidos, ela imaginou que a viagem para a Europa a tinha curado da alergia ao glúten não confirmada pelos exames, e resolveu almoçar um sanduíche, ou seja, trigo na alimentação novamente. Uma hora depois, ela começou a passar mal. Então, a pergunta que não quer calar: por que ela comeu pão na Europa e não passou mal, mas não se sentiu bem ao voltar a comer pão nos Estados Unidos? Depois de fazer um trabalho de detetive, descobriu que muitos países da Europa não utilizam conservantes no pão porque ele é

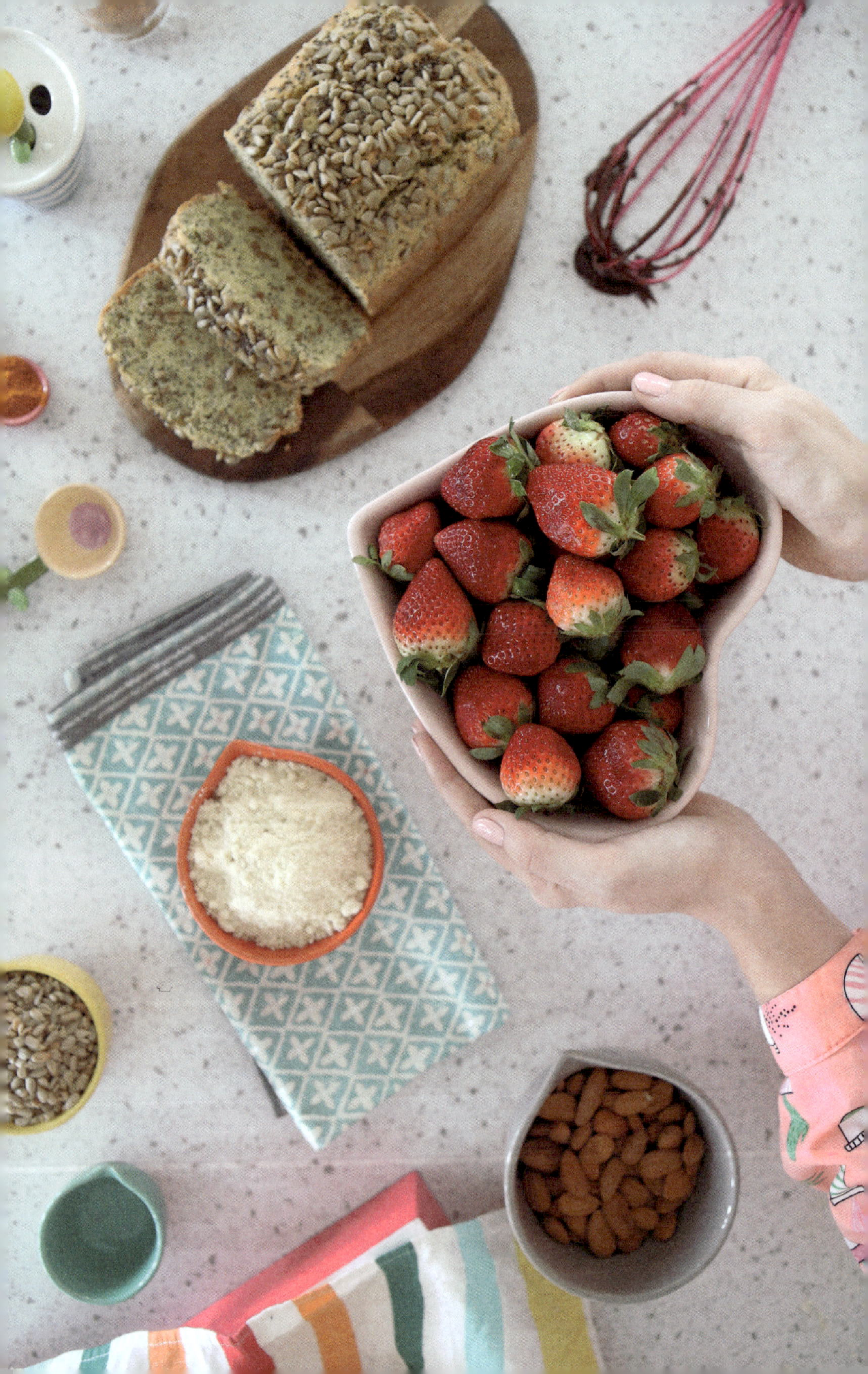

vendido fresco e precisa ser consumido em poucos dias. Nos Estados Unidos, a comida muitas vezes contém conservantes para se manter fresca por mais tempo. Essa cliente descobriu que eram os conservantes dos alimentos que a faziam se sentir mal, não o glúten ou o trigo.

Como existem mais de 3 mil aditivos (e o número não para de crescer) na indústria alimentícia, às vezes é muito difícil identificar quais estão causando o problema. Dentre os conservantes mais comuns, estão:

- **Corantes artificiais como o Amarelo 5 (tartrazina) e o Vermelho 40:** comumente encontrados nos cereais e em balas mastigáveis, mas também podem estar escondidos em alimentos enlatados como picles, geleias, condimentos e até mesmo no xampu;

- **Adoçantes artificiais como o aspartame:** estão presentes em doces como biscoitos, bolos, balas e também em alimentos que se dizem "livres de açúcar";

- **Glutamato monossódico:** encontrado em molhos e caldos. É mais comum em caldos de galinha, no molho de soja e em alimentos que contêm "aromas naturais";

- **Nitratos:** encontrados em carnes processadas como salsicha, linguiça e em frios;

- **Óleo vegetal parcialmente hidrogenado:** presente em alimentos embalados como batata frita, salgadinhos e panificados. Também está na margarina e nos cremes para café;

- **Pesticidas:** encontrados nas frutas e nos vegetais não orgânicos. Se o alimento tem uma aparência perfeita, industrializada, ou se não é orgânico, provavelmente foi tratado com pesticidas.

O melhor, tanto para o humor quanto para a saúde, é restringir a quantidade de aditivos que você ingere, preferindo uma dieta com baixa quantidade de alimentos processados. Mas sabemos que, na vida real, é impossível fazer isso o tempo todo. Então, quando ingerir algo industrializado ou embutido, convido você a seguir os passos descritos no quadro da página a seguir.

Cafeína

Ainda me lembro da primeira xícara de café. Quer dizer, posso considerar o frappuccino com brownie de chocolate da Starbucks como café, não? Eu estava no oitavo ano quando experimentei e aquela pequena dose de cafeína bastou para me tornar uma *java junkie*.* Com o tempo, fui trocando o frappuccino por café com leite ou, às vezes, por café preto.

Na época da faculdade, eu bebia várias xícaras de café ao longo do dia para ficar acordada, até que, depois de um tempo, o truque não funcionou mais. Lá pelas duas horas da tarde, eu tomava uma xícara e continuava me sentindo cansada do mesmo jeito. Minhas glândulas suprarrenais estavam abarrotadas de estresse e ansiedade e o café não era capaz de consertar.

Então, decidi cortar o mal pela raiz.

Fazia uns cinco anos que eu não tomava café, quando, por algum motivo, senti uma vontade louca de tomar um gole. Além disso, curiosa para saber como meu corpo reagiria depois de tanto tempo sem café, decidi fazer uma experiência sozinha.

Na página 194, preparei uma bebida com gorduras saudáveis e suplementos que auxiliam no humor e que ofereceram uma ótima dose de energia para o meu corpo.

Regras básicas para o consumo de alimentos processados

1. Se não consegue pronunciar, não coma.
2. Quanto menos ingredientes, melhor.
3. Se algum dos ingredientes vier acompanhado de nomes químicos ou de números, provavelmente é algum aditivo. Evite!
4. Pergunte a si mesma: "Será que essa comida teria um sabor melhor se eu mesma a preparasse?". Quase sempre, a resposta é "sim"!

Desde que comecei essa experiência, cheguei ao ponto em que posso tomar uma xícara de café por prazer, não por necessidade.

O café – e a cafeína especificamente – é motivo de controvérsia entre os profissionais de saúde e bem-estar. O teste que fiz me convenceu de que tudo depende de como o seu corpo reage e da ocasião em que ingere essa bebida. Se você acha que está viciada em café e que não tem mais aquela sensação que costumava ter no passado, é melhor começar a pensar em diminuir a quantidade que toma. Deixe a sua curiosidade guiá-la.

Do ponto de vista da comida e do humor, a cafeína é uma droga natural que pode ser altamente viciante. A dependência dessa substância pode levar ao aumento considerável da ansiedade e a alterações no humor

* Termo que faz referência aos personagens Lorelai e Rory, viciadas em café na série *Gilmore Girls*. [N.T.]

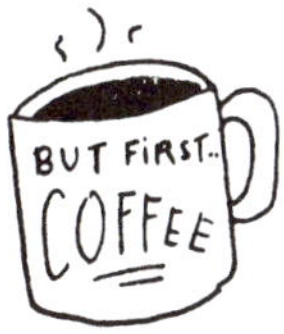

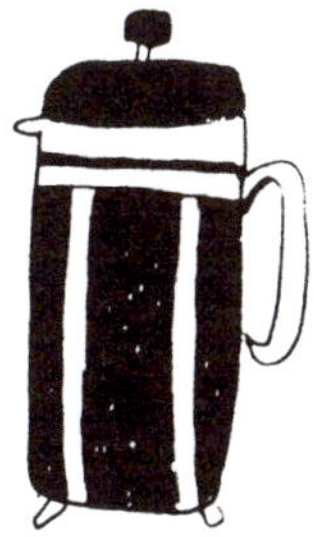

e no desejo de consumir açúcar. O nível de estresse pode até aumentar quando se toma café, embora muitos acreditem que a bebida pode ajudar a acalmar. Por outro lado, o café pode ajudar a aumentar o estado de alerta e a concentração.

À procura de algo novo para experimentar? Bebidas cafeinadas e descafeinadas podem ajudá-la a ganhar energia e a dar aquela sensação aconchegante do café – e são tão deliciosas quanto: Café relaxa cuca (página 194), Tônico de cúrcuma (página 172) e Matcha latte (página 193).

Farinha branca

Você já sentiu aquele desejo insaciável por macarrão? A síndrome do prato de macarrão sem fundo muitas vezes ocorre quando você ingere massa, pão, arroz branco ou alguma coisa pesada que contenha farinha branca. Você come, come, mas nunca tem a sensação de saciedade, então continua comendo sem parar. Até que se sente tão cheia que mal consegue se mexer. Mas, uma hora depois, percebe que está com fome de novo e se pergunta: "Será que meu estômago está com um saco sem fundo?".

Há uma explicação para essa sandice que tem pouca relação com o tamanho do seu estômago, mas muita com os nutrientes. Alimentos com farinha branca como pão, macarrão, bolacha e cereais, assim como o arroz branco, são altamente refinados e carentes de nutrientes. Muitas vezes, esses alimentos são conhecidos como "vazios" porque todas as vitaminas, minerais e fibras se perdem no processamento.

Quando consome esses alimentos "vazios" e refinados, o seu corpo faz a digestão rapidamente, pois não precisa de muito tempo para dividir os nutrientes, as vitaminas e as fibras. Ao contrário, ele rapidamente sc converte em açúcar, causando um pico e uma subsequente queda súbita. É por esse motivo que você sente como se pudesse correr uma maratona depois que ingere alimentos com farinha branca. Por outro lado, meia hora depois, tudo o que quer é se jogar no sofá e ficar de frente para a TV assistindo *Law & Order*.

Porém, o seu cérebro não se sente satisfeito porque ele necessita dos nutrientes, por isso continua lhe enviando um sinal de fome. A farinha branca é processada rápido demais e,

Dica para a hora do chá

Você pode remover a cafeína do chá se, antes de beber, mantiver o saquinho de três a cinco minutos em água quente. Jogue fora a água, coloque água fervente na xícara mais uma vez e use o mesmo saquinho. Boa parte da cafeína será eliminada na primeira imersão, mas o sabor vai prevalecer.

Da próxima vez que sentir que o seu corpo precisa de energia, em vez de correr para uma xícara de café ou de chá preto, prefira opções energizantes como verduras escuras, limão, alho e gengibre. Como sempre, experimente e observe como se sente ao ingerir esses alimentos e regule o consumo deles a partir disso.

quando você se dá conta, está à procura de um lanchinho no armário e se perguntando por que continua com fome depois de ter devorado vários pratos de macarrão. É assim que o ciclo vicioso continua.

Para superar essa síndrome trapaceira, você pode começar a acrescentar grãos integrais na alimentação, pois eles não só saciam mais como também fornecem os nutrientes que seu corpo procura. É possível encontrar os grãos integrais na maioria dos supermercados, então você não precisa depender do arroz integral o tempo todo.

ALTERNATIVAS HUMORIANAS PARA SUBSTITUIR A FARINHA BRANCA

- Farinhas de oleaginosas como a amêndoa e a castanha de caju;
- Cevada;
- Pão de arroz integral;
- Farinha de arroz integral;
- Massas integrais (AMO lasanha integral!);
- Trigo-sarraceno;
- Quinoa;
- Macarrão de quinoa;
- Fubá;
- Cuscuz marroquino;
- Painço;
- Aveia em flocos;
- Arroz negro.

Três

O GUIA COMPLETO DOS ALIMENTOS QUE VÃO MELHORAR O SEU HUMOR

Tenho um segredo para compartilhar. É uma coisa tão maluca que talvez nem acredite. Todas as frutas e vegetais proporcionam certos benefícios para a saúde. Repito: todas as frutas e vegetais têm sua utilidade e fornecem ao seu corpo todos os nutrientes de que ele precisa. É claro que alguns são mais "saudáveis" do que outros, mas é importante observar que a maioria das frutas, vegetais e alimentos integrais é, por natureza, estimulante do humor.

Lembro de uma palestra que dei sobre alimentação e humor em que uma mulher, ansiosa, levantou a mão para me perguntar que frutas e vegetais eu considerava os mais saudáveis.

Ela não parava de falar que tinha ouvido que a banana tem alta quantidade de açúcar e fazia mal para a saúde e aí falou sobre os benefícios da couve, mas disse que estava preocupada de vir a descobrir um dia que ela também faz mal. Consegui interrompê-la por um segundo e perguntei onde ela tinha visto essa informação e a mulher prontamente respondeu: "Ah, eu vi num daqueles anúncios do Facebook".

Opa, opa, muita calma nessa hora! Bom, vamos dar um passinho para trás. Primeiro de tudo, não perca tanto tempo no Facebook e pare de ficar pesquisando informações em fontes falsas da internet. Em segundo lugar, é importante entender que sim, todas as frutas e vegetais contêm propriedades que fazem muito bem para a saúde. Porém, o estresse da dúvida entre comer uma folha de couve ou uma banana é muito mais prejudicial para a saúde do que simplesmente escolher um sem pensar e comer.

É tentador procurar a comida para resolver alguma questão interna que temos com o nosso próprio corpo. Não só encaramos a comida como um meio de conforto e recompensa como também imaginamos que uma alimentação saudável pode "consertar" algo de que não gostamos em nós mesmos. Pior ainda, escolhemos a comida de acordo com o que consideramos melhor, na esperança de fazermos jus a ela. Tomando como exemplo o caso dessa mulher que me fez a pergunta, é como se eu pudesse passar para ela uma lista com os dez melhores vegetais e frutas para comer todos os dias e, com isso, todos os seus problemas acabassem. Embora todas as frutas e vegetais forneçam certos valores nutricionais e possam, sim, melhorar o humor e fazer de você uma pessoa mais feliz e saudável, eles não são uma solução para tudo. Às vezes você vai ter de olhar para aquelas feridas profundas que carrega consigo e terá de tomar a decisão de curá-las. Mesmo no seu melhor dia, a couve não vai conseguir fechar esses cortes emocionais profundos.

Vegetais

Alcachofra: contém mais antioxidantes do que as frutas vermelhas! Também pode ajudar a melhorar o sistema imunológico e a prevenir doenças cardíacas. A alcachofra também contém cinarina, que pode ajudar a acelerar a produção de bílis e a manter a regularidade dos movimentos intestinais (sem precisar de café). Além disso, vamos combinar, como não amar o fato de a alcachofra ter um coração?

Rúcula: conhecida pelo sabor forte e amargo, faz parte da família das crucíferas, um grupo de vegetais que tem como característica o formato peculiar de suas flores. A rúcula pode ajudar a diminuir os níveis de glicose e a combater o estresse.

Aspargo: uma das principais fontes de triptofano, substância de que seu corpo precisa para criar a serotonina, aquele neurotransmissor que regula o humor. Melhor ainda, o aspargo vai fazê-la se sentir mais feliz porque também é rico em folato, uma vitamina essencial e conhecida por ajudar a combater a depressão!

Berinjela: pode ser usada em molhos e ensopados ou simplesmente grelhada. Seja lá como vai consumi-la, os benefícios surpreendentes desse vegetal permanecem os mesmos. A berinjela, em especial a casca dela, contém fitonutrientes que podem auxiliar no funcionamento do cérebro. Como é rica em fibras, também ajuda na digestão.

Acelga chinesa: vegetal típico da culinária asiática, a acelga chinesa é uma espécie de repolho utilizado em diferentes pratos, desde sopas a frituras. Rica em vitamina C, ela ajuda a proteger as células dos radicas livres e a combater doenças.

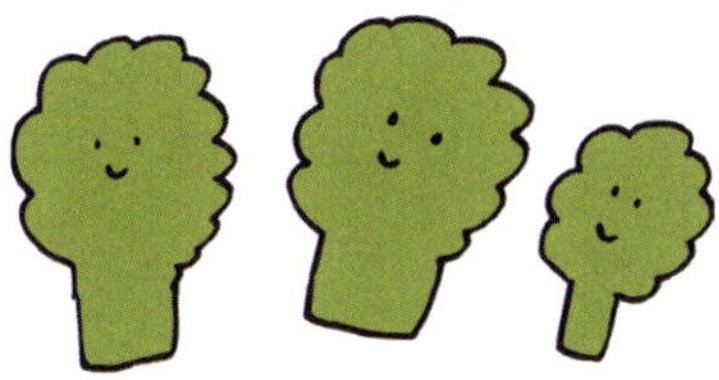

Brócolis: embora esse vegetal – que mais parece a miniatura de uma árvore – provavelmente a faça lembrar dos momentos mais chatos da sua infância, quando seus pais a forçavam a comê-lo, por favor, não os culpe. O brócolis é um vegetal crucífero rico em vitamina C e que ajuda a manter o seu sistema imunológico forte e o seu coração saudável. É rico em ácido fólico e em vitamina B12; ambos ajudam a prevenir e aliviar os transtornos do humor!

Couve-de-bruxelas: quando, escondida dos outros, você dava esse vegetal para o seu cachorro comer por debaixo da mesa, mal sabia que estava perdendo uma excelente fonte de vitaminas C e K e um ótimo estimulante energético. Talvez, se você se abastecesse com couve-de-bruxelas, não teria precisado tanto de balas e pirulitos para manter a energia do corpo.

Repolho: rico em vitamina C, mais até do que a laranja. Então, a próxima vez que ficar doente ou quando estiver precisando dar uma turbinada no sistema imunológico, inclua esse vegetal na alimentação. Além de ajudar no sistema imunológico, ele também auxilia na cicatrização da gengiva e no combate à depressão.

Cenoura: você prefere esse vegetal inteiro, picado ou em palitos? Seja lá qual for sua preferência, os benefícios para a saúde são os mesmos. A cenoura contém carotenoides, poderosos antioxidantes que ajudam a reduzir a ação dos radicais livres no corpo. Existem cenouras de várias cores.

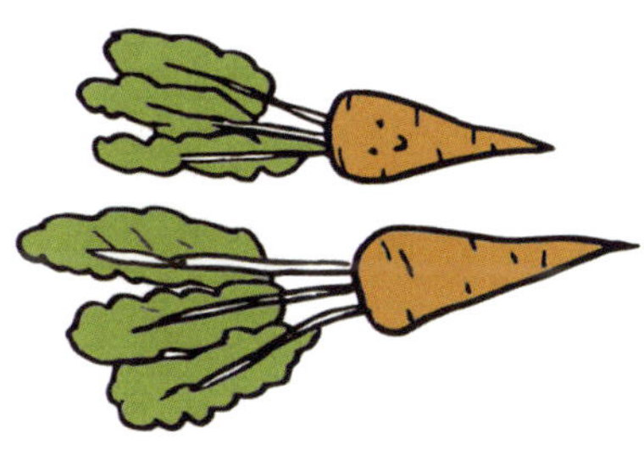

Couve-flor: esse vegetal crucífero tem se tornado o queridinho depois que muita gente passou a perceber o gosto bom que ele tem se for cozido de modo apropriado. Sem falar que a couve-flor é rica em fibras, o que ajuda na digestão. Afinal, intestino saudável, mente saudável.

Aipo: dá para fazer muito mais coisa com o aipo do que simplesmente consumi-lo com manteiga de amendoim e passas. Esse vegetal rico em água é ótimo para fazer sucos, sopas ou mesmo refogados. Ele também contém propriedades anti-inflamatórias, especialmente para o trato digestivo, o que faz desse alimento uma ótima pedida quando estiver triste ou ansiosa. Adoro acrescentar aipo na Sopa picante de abóbora (receita disponível na página 162).

Acelga: também conhecida como beterraba-branca, essa verdura potente possui alta quantidade de vitaminas K, C e magnésio. A combinação desses nutrientes ajuda a reduzir a pressão arterial. Consuma uma porção antes de uma prova ou de uma apresentação para ajudar a reduzir o estresse.

Couve-galega: essa verdura é excelente para a saúde dos ossos e, por ser rica em água e fibras, ajuda a prevenir a constipação ou, como diriam os especialistas em saúde, a manter os movimentos intestinais em ordem. Incluir maior quantidade dessa verdura na sua alimentação não só ajuda a proporcionar mais energia ao longo do dia como também a manter o cabelo e a pele brilhando.

Milho: uma espiga de milho cozido fresquinha me faz lembrar das férias de verão. Nostalgias à parte, o milho fornece os fitonutrientes necessários para ajudar a reduzir doenças. O segredo do milho é saber mastigá-lo corretamente. Como contém fibra, facilita a digestão, mas, se não mastigá-lo corretamente, corre o risco de ver um grão ou outro boiando na água da privada quando for ao banheiro. (Quer saber mais sobre mastigação? Vá para a página 155.)

Endívia: essa verdura é aquela que normalmente nunca falta numa salada primavera. É rica em manganês, que ajuda a regular o açúcar no sangue e a manter o cérebro saudável. É um dos alimentos que você pode consumir para evitar aquela fome incontrolável que às vezes bate no final da tarde. Além das saladas, a endívia refogada é um complemento excelente para o preparo de massas.

Couve-de-folhas: o que está pegando com a couve? Parece que essa verdura antes esquecida e usada apenas para enfeitar o prato se tornou um superalimento. O famigerado vegetal tem provado seu poder ao mundo, já que

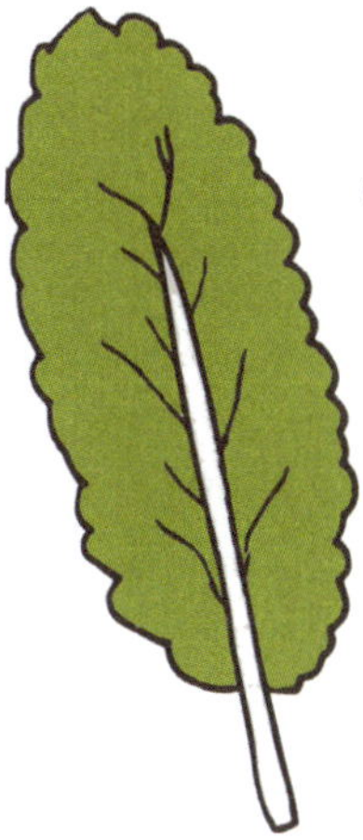

é rico em cálcio, magnésio, potássio, fósforo e zinco. Por conta do alto teor de nutrientes, não só a couve, mas os vegetais verdes são desintoxicantes naturais que ajudam o corpo a se livrar do excesso de toxinas, além de fornecer muita energia. Ela também é um prato especialmente versátil. Você pode refogá-la com alho se quiser um efeito desintoxicante ou acrescentá-la ao smoothie matinal se preferir uma dose extra de energia para o dia.

Alface: seja a manteiga, a crespa, a baby – como a maioria das verduras –, pode ajudar a desintoxicar o seu corpo e a aliviar a tensão emocional. Essa verdura em particular contém substâncias químicas capazes de reduzir a ansiedade.

Couve-rábano: esse repolho exótico é um vegetal potente e, entre todos, o mais rico em nutrientes. É muito utilizado em saladas e tem a mesma consistência do repolho. Também contém mais vitamina C do que a laranja, o que pode ajudar a combater o resfriado comum. Troque aquele copo de suco de laranja por uma porção de couve-rábano!

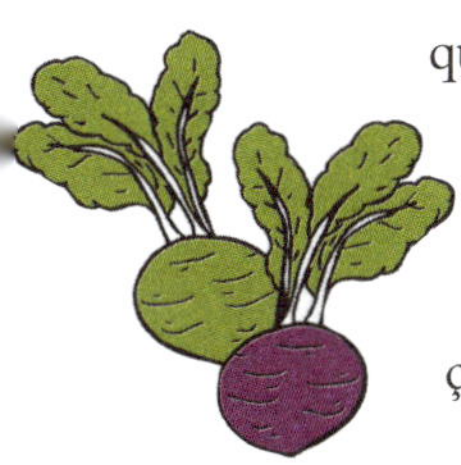

Cogumelo: é um amigo do cérebro. Contém vitamina D, o que melhora a função cerebral e a cognição, ativa os receptores de serotonina e, como tem sido comprovado, melhora a memória.

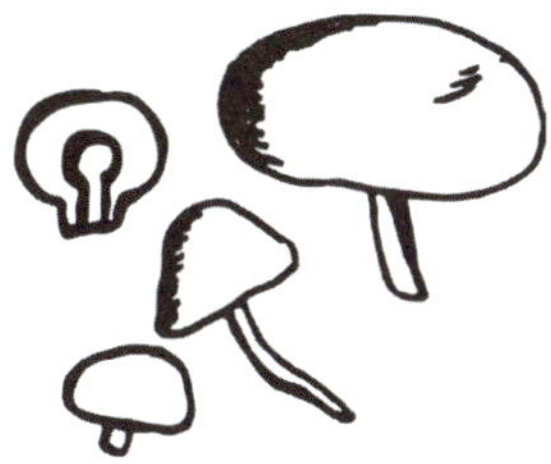

Mostarda: como a maioria das outras verduras, a mostarda contém alto teor de vitamina K e desintoxicantes naturais. Também é um anti-inflamatório e ajuda a proteger o coração. É perfeita para aliviar as tardes estressantes e para auxiliar no controle da pressão arterial alta.

Quiabo: essa pequena tirinha verde é uma ótima fonte de fibra dietética, além de ser rica em mucilagem, a substância que ajuda a digerir os alimentos e previne a constipação. "Amigo do intestino", o quiabo vai bem quando acompanhado de arroz branco ou como parte do guisado.

Cebola: contém cromo, que funciona como regulador natural para o sangue. Também contém enxofre, que ajuda a diminuir o açúcar no sangue, provocando a produção de insulina.

A cebola não apenas cai bem em diferentes pratos como também ajuda a evitar o "incidente" de sair correndo atrás de um doce durante um acesso de fome.

Alho: faz parte da família das cebolas e é tipicamente usado com propósitos medicinais. Além de exalar um cheiro maravilhoso enquanto você cozinha, ele também ajuda a fortalecer o sistema imunológico, acabar com o resfriado e reduzir a pressão arterial.

Alho-poró: pertence à família da cebola e do alho, mas tem um sabor mais suave e é perfeito para temperar a sopa, a salada e pratos com grãos. Também contém kaempferol, um flavonol que possui antioxidantes e propriedades anti-inflamatórias. O alho-poró ajuda a aliviar as inflamações e o estresse.

Cebola pequena: também pertence à família da cebola e é rica em flavonóis, que ajudam a combater a inflamação do corpo. Também é uma grande fonte de vitamina B6, que pode ajudar a aliviar o estado de irritação. Fica ótima refogada, na salada ou na sopa.

Cebolinha: é o menor vegetal da família da cebola e é usada principalmente para temperar. É rica em vitamina A, que é ótima para a saúde dos olhos. Use-a para temperar a sopa, a salada ou para decorar a batata assada.

Pimentão (verde, vermelho, amarelo) e pimentas: têm poder altamente nutricional. Contêm vitamina C, que ajuda a fortalecer o sistema imunológico, e vitamina E, que auxilia a manter a pele e as unhas brilhando. Também possuem vitamina B6, que pode ajudar a relaxar o sistema nervoso e renovar as células. Não é de estranhar que esses vegetais combinem com praticamente todos os pratos.

Radicchio: esse vegetal é perfeito para a salada ou para acompanhar o prato principal porque é rico em fibras e ajuda a manter a sensação de saciedade por mais tempo. Dê adeus ao ataque à geladeira! O radicchio também tem alto teor de antioxidantes, o que pode fornecer uma dose a mais de energia!

Ruibarbo: esse vegetal versátil é rico em vitamina C, que pode dar uma turbinada no seu sistema imunológico, especialmente naquelas épocas do ano em que ele mais precisa. O ruibarbo pode ser usado em praticamente todos os pratos: tortas, muffins, arroz e smoothies.

Beterraba: ela fornece ao corpo a energia extra necessária para dar conta de um dia agitado. Também pode ajudar a baixar a pressão arterial e a combater inflamações. Mas não se esqueça de que a cor vermelha da beterraba deixa seu rastro por onde passa – estou me referindo a isso aí mesmo que você pensou!

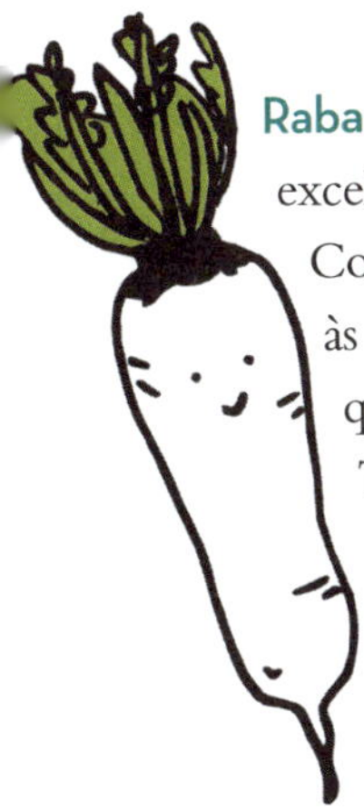

Rabanete branco: esse vegetal é excelente para a saúde intestinal. Contém enzimas semelhantes às do nosso trato digestivo, o que ajuda a acelerar a digestão. Também é ótimo para a pele e para desintoxicar o corpo. Pode ser assado, refogado ou acrescentado à sopa. Ainda pode ser consumido cru nas saladas ou fatiados.

Gengibre: é um vegetal de raiz conhecido por seus benefícios medicinais, por ajudar a aliviar a náusea e a promover uma digestão saudável. Confere um sabor especial quando misturado em smoothies, chás, frituras e no curry.

Pastinaca: essa raiz tem mil e uma utilidades na culinária e é uma ótima fonte de fibra e manganês. Pode ajudar a melhorar o sistema imunológico, a digestão e a manter o coração saudável.

Couve-nabo: é um vegetal crucífero, que na verdade é um cruzamento entre um nabo e um repolho. É um dos melhores amigos do intestino. Rica em fibras, a couve-nabo ajuda a manter a sensação de saciedade por um bom tempo.

Nabo: outro vegetal da família dos crucíferos, o nabo é rico em fibras, o que pode ajudar a melhorar a saúde intestinal e a reduzir inflamações nessa parte do corpo. Também possui nitrato dietético, que ajuda a reduzir a pressão arterial.

Espinafre: se o Popeye come e fica superforte, imagine o que esse vegetal pode fazer por você! Ok, pode ser que não consiga levantar coisas gigantescas depois de comê-lo, mas sem sombra de dúvidas o espinafre é ótimo para a saúde dos ossos e contém antioxidantes, o que vai lhe conceder força e energia suficientes para conquistar o mundo (ou pelo menos para encarar aquela reunião da tarde). Verduras de folhas escuras como espinafre são uma alta fonte de vitaminas, minerais e fitoquímicos que mantêm nosso cérebro saudável e feliz. Porém, o maior benefício que essa verdura oferece é o combate rápido à inflamação no cérebro que pode causar depressão e tristeza.

Abóbora: possui uma variedade de cores, formas e tamanhos. As abóboras mais populares são a paulista, a japonesa, a moranga e a pescoço, no entanto, dependendo da época do ano, existem outras variedades disponíveis. Cada tipo de abóbora oferece benefícios ligeiramente diferentes para a saúde, mas a maior parte possui alto teor de carotenoides e outros compostos anti-inflamatórios. Também tem ação antifúngica e pode ajudar a fortalecer o sistema imunológico. Além disso, ela não fica um charme no Halloween?

Pepino: esse vegetal é composto por aproximadamente 95% de água. Além do alto poder de hidratação, o pepino também pode ajudar a eliminar as toxinas. É um importante aliado da beleza porque contém sílica, um mineral que ajuda o cabelo e as unhas a se manterem fortes e brilhantes. O pepino é literalmente um vegetal que a deixa bonita por dentro e por fora.

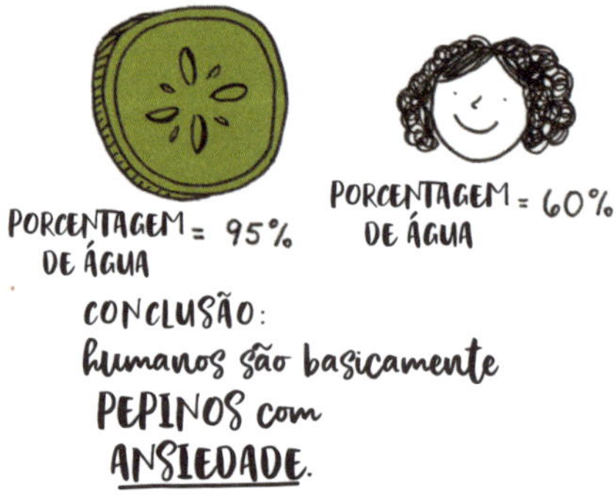
PORCENTAGEM DE ÁGUA = 95%
PORCENTAGEM DE ÁGUA = 60%
CONCLUSÃO:
humanos são basicamente PEPINOS com ANSIEDADE.

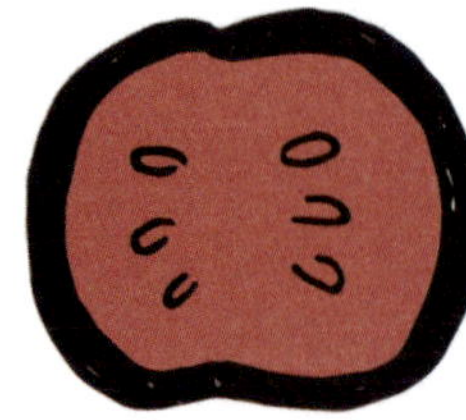

Tomate: essa maravilha de fruta ou vegetal (confesso, ainda não sei como categorizá-lo!) é rica em antioxidantes, o que pode ajudar a combater o estresse oxidativo nos ossos e a reduzir o risco de doença cardíaca. Existem inúmeras de variedades de tomates, para todos os gostos e preferências. A pele do tomate contém licopeno, um fitonutriente lipossolúvel que protege o cérebro e combate os tipos de inflamação ligados à depressão.

Abobrinha: embora seja tecnicamente considerada uma fruta (eu sei, eu também fiquei chocada quando soube!), é preparada como um legume. Pode ser consumida crua, grelhada, refogada ou assada. É rica em manganês e vitamina C, o que pode ajudar a prevenir hematomas e a assegurar o bom funcionamento das articulações.

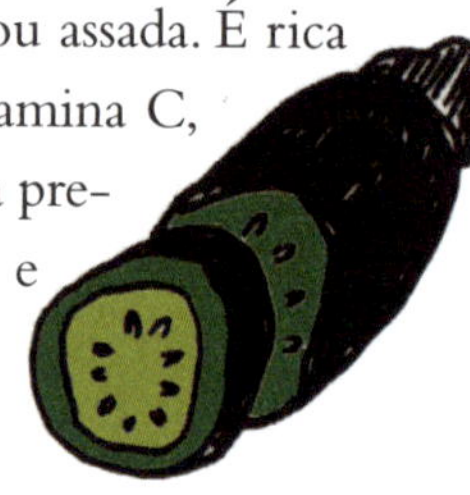

Batata-doce: é rica em antioxidantes e também ajuda a regular os níveis de açúcar no sangue. Ela é versátil na culinária. Você pode preparar grelhada, fazer um purê, uma torta ou simplesmente desfrutar desse vegetal assado.

Batata: amassada, grelhada, assada, ou simplesmente frita, a batata é um alimento com que se pode sempre contar, pois está disponível o ano todo, além de ter grande variedade. Contém altos níveis de vitamina B6 e potássio, que podem ajudar o sistema nervoso, sobretudo o cérebro e também oferece benefícios para o coração.

Mostarda-castanha: esse vegetal é cheio de fitoquímicos e cálcio. Acredite ou não, uma única porção dessas folhas frescas tem mais cálcio do que um copo de leite. É tipicamente encontrado na culinária asiática e fica ótimo refogado ou na salada.

Agrião: dentro desse vegetal crucífero subestimado, encontra-se uma verdadeira maravilha. O agrião contém folato, que pode ajudar a combater a depressão, e também possui altos níveis de vitamina C (mais do que uma laranja!), o que pode ajudar o sistema imunológico e o cérebro. Pode ser consumido como qualquer outra verdura: em saladas, sopas, massas, guisados, molhos ou smoothies!

Frutas

Maçã: existem mais de cem variedades de maçãs para todos os gostos e preferências. Todas elas contêm fitonutrientes que ajudam a prevenir a hipertensão, o diabetes e as doenças cardíacas. A maçã também contém fibras, o que mantém a digestão em bom funcionamento.

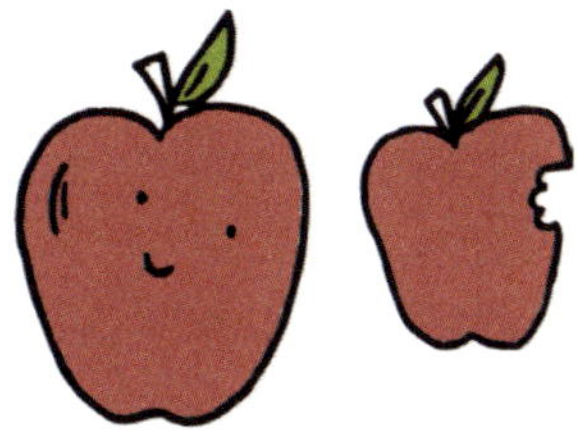

Damasco: esse pequeno, mas poderoso, fruto contém alto teor de vitamina A, potássio e fibras. Também possui grande quantidade de fibras solúveis, o que ajuda a estimular o nível saudável de glicose e a manter o nível de colesterol baixo.

Abacate: estou enganada, ou o abacate de repente virou a sensação do momento? Essa fruta rica em gordura fornece alta carga de energia para o cérebro e ajuda a manter você mais disposta. O abacate é suave, cremoso e pode ser usado tanto em pratos doces como salgados. Contém mais potássio do que a banana, o que ajuda a regular a pressão sanguínea. E, por último, essa fruta poderosa também ajuda a absorver os antioxidantes de outros alimentos que você ingere. Muito dos alimentos que ingerimos são lipossolúveis, o que significa que, para obter o

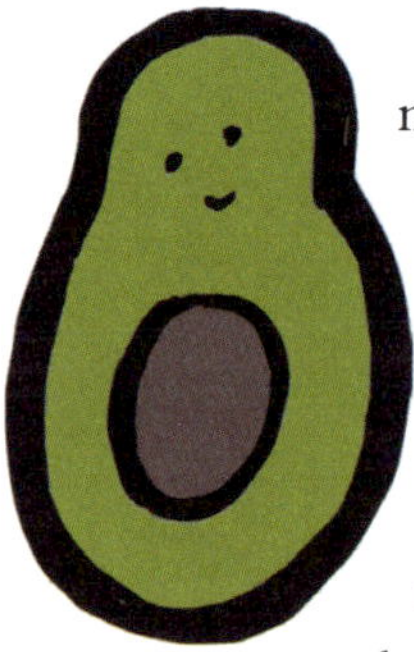

máximo de nutrientes possíveis, é necessário ingeri-los com certa quantidade de gordura. Como o abacate contém gordura saudável, ele pode fornecer altas quantidades de antioxidantes.

Banana: esse "fast-food" doce não só é uma das frutas mais populares como também é rica em fibras, o que auxilia a digestão. A banana também contém grandes quantidades de pectina, um amido resistente, que pode ajudar a manter você satisfeita por mais tempo e, consequentemente, diminuir o desejo compulsivo e evitar que você coma demais. Como se trata de uma fruta naturalmente doce, você pode substituir o açúcar por ela em muitas receitas.

Amora-preta: tal como outras frutas silvestres, a amora-preta é ricas em antioxidantes, o que pode ajudar a diminuir o risco de câncer, estimular o sistema imunológico e preservar o brilho natural da pele. Além disso, fornece energia para o cérebro e mantém a clareza mental.

Mirtilo: além de conter alto nível de vitamina C, que ajuda a combater o estresse, o mirtilo também é rico em antioxidantes, especificamente a antocianina, que melhora a função cerebral.

Cereja: contém melatonina, que é um poderoso antioxidante e um amigo natural do sono. Além disso, é anti-inflamatória e pode ajudar a aliviar a dor nas articulações. O suco de cereja natural concentra em uma dose todo o poder antioxidante dessa fruta.

Coco: quando estiver estressada, a ação rápida do coco pode acalmá-la ao diminuir o ritmo cardíaco e reduzir a pressão arterial. Surpreendentemente, está comprovado que o coco é capaz de melhorar o estado de atenção e, ao mesmo tempo, aliviar o estresse.

Cranberry ou oxicoco: pode ajudar a diminuir o risco de infecções do trato urinário. Além disso, ajuda no funcionamento do sistema imunológico e na diminuição da pressão arterial. Acredite ou não, o suco de oxicoco natural pode ajudar a prevenir doenças na gengiva e, com o tempo, a branquear os dentes!

Tâmara: se você é uma formiguinha pra doce mas quer se manter feliz e saudável, experimente comer tâmara.

A textura agradável e o sabor adocicado vão deixá-la satisfeita, mas, ao contrário dos doces, a tâmara é rica em fibras, vitaminas, minerais e antioxidantes que ajudam a manter a energia em alta.

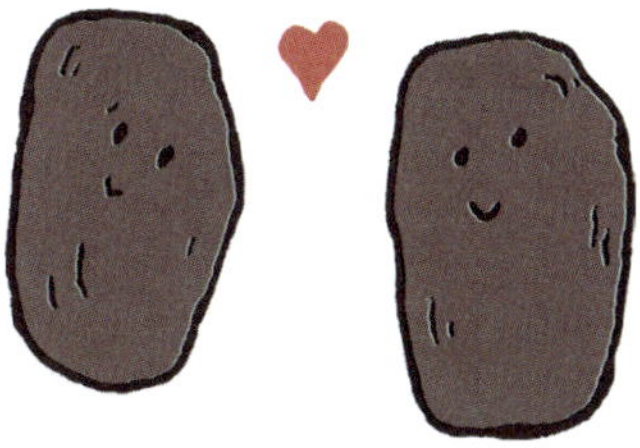

Sabugueiro: é um importante aliado para fortalecer o sistema imunológico, aliviando tosses, resfriados e várias infecções. Também é rico em fibras, o que pode aumentar os nutrientes absorvidos pelo intestino e vai fazê-la aproveitar ao máximo as propriedades dos alimentos integrais.

Figo: essa deliciosa fruta pode ajudar a impulsionar o sistema imunológico e a combater problemas respiratórios. Como contém baixo índice de sódio e alto teor de potássio, o figo é conhecido pelo seu efeito calmante, que pode ajudar a relaxar a tensão e os nervos.

Uva: você gosta da verde, da roxa ou da vermelha? Com ou sem sementes? Há uma variedade enorme dessa fruta, e os benefícios proporcionados para a saúde são tão abundantes quanto. A uva é rica em antioxidantes e tem se mostrado eficaz no tratamento de problemas de pele. Ela também contém quercetina, que é um flavonoide que ajuda a diminuir naturalmente o colesterol. Independentemente da forma de consumo (seja comendo, seja bebendo), lembre-se sempre de que a uva faz muito bem.

Passas: são uvas desidratadas que se tornam mais concentradas nutricionalmente. Elas também são ricas em ferro e podem ajudar a manter o cérebro afiado e a energia em alta. Além disso, contêm fitonutrientes que podem combater febres e infecções virais. A uva-passa vai bem na salada ou naquele lanchinho da tarde.

Toranja: rica em vitamina C, essa fruta ajuda a fortalecer o sistema imunológico e a manter o corpo saudável o ano todo. Também tem alto teor de água, o que pode ajudar a eliminar gorduras e toxinas, além de deixá-la satisfeita e hidratada. O simples odor dessa fruta cítrica é o suficiente para reduzir o estresse, a ansiedade e a depressão. Também cai muito bem na salada.

Goiaba: essa fruta maravilhosa é anti-inflamatória e antibacteriana, o que significa que pode ajudar a aliviar a dor nas articulações e a combater infecções. Além disso, contém alta quantidade de magnésio, que pode combater o estresse e ajudar no relaxamento muscular.

Huckleberry: não, eu não estou me referindo ao *Huckleberry Finn*, mas à própria fruta. Tal como a maioria das frutas vermelhas, a huckleberry contém antioxidantes que podem ajudar a combater os radicais livres e melhorar o aspecto da pele.

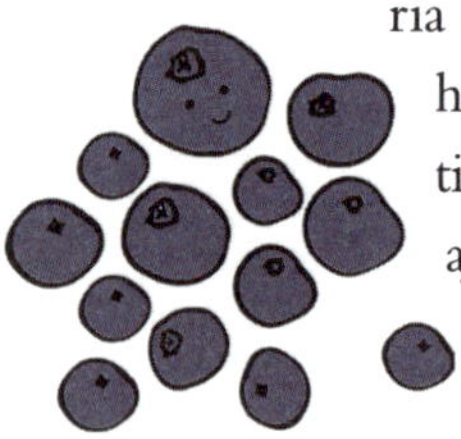

Jaca: conhecida por alguns como a "fruta pra toda obra" porque é rica em vitaminas B, C, A e fibras, a jaca também contém eletrólitos que mantêm o corpo fresco e pode ser consumida de várias maneiras. Apesar da aparência exterior meio assustadora, por dentro a jaca é doce e deliciosa e fornece uma boa dose de energia para o corpo. Também é uma ótima opção vegana para substituir a carne. Você pode saborear essa fruta com suas especiarias favoritas, assá-la ou refogá-la para preparar tacos ou um sanduíche suculento.

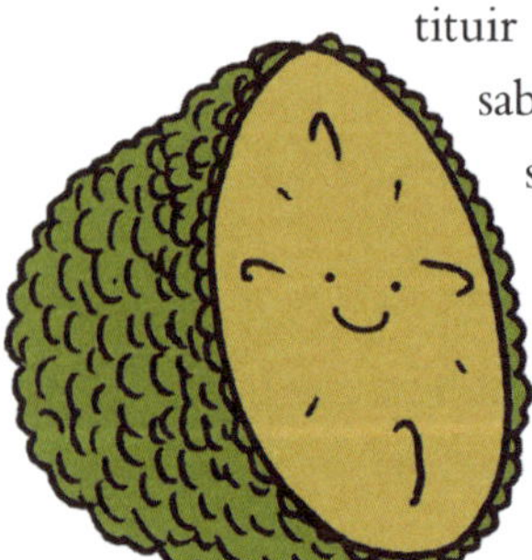

Laranja-kinkan: quando estiver precisando de uma boa, rápida e duradoura dose de energia, essa frutinha dá conta do recado. Também é rica em fibras e água, o que pode ajudar a eliminar toxinas e a combater o inchaço.

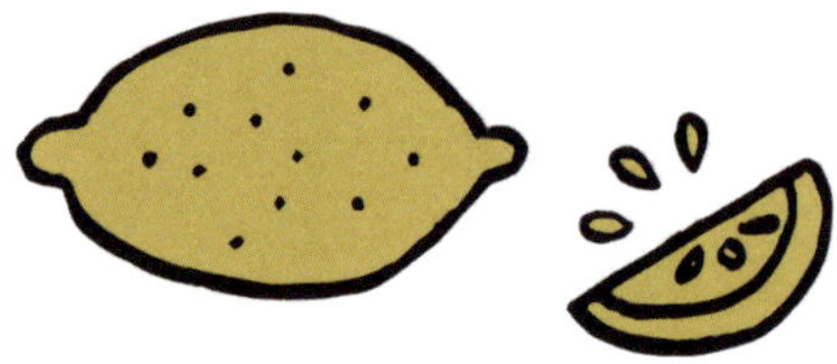

Limão-siciliano: oferece benefícios surpreendentes para todo o corpo. Apesar dc ácido no estado natural, quando combinado aos fluidos naturais do corpo, realmente ajuda a alcalinizar o organismo e a equilibrar os níveis de pH. Também é um estimulante para todo o corpo. O limão-siciliano não só mantém a mente e o cérebro funcionando, como também a digestão em dia. Confira a receita da Limonada refrescante de cúrcuma na página 172 para dar uma turbinada no seu dia.

Limão: está com cê-cê? Pegue dois limões e coloque debaixo dos braços, mas, por favor, não faça isso no supermercado porque você pode ser convidada a se retirar. Brincadeiras à parte, o limão contém grande quantidade de vitamina C e pode ajudar a manter o cabelo brilhando, a pele clara e a evitar que suas axilas fiquem cheirando a sanduíche (ah, vai, você sabe que fica com cheiro de sanduíche do Subway depois de um treino intenso). O limão também ajuda a regular o açúcar no sangue para manter o humor estável durante o dia todo.

Manga: não só substitui o doce, mas também pode ser usada para preparar uma máscara facial nutritiva. Como fruta, a manga pode ajudar a reduzir a inflamação e, se utilizada como máscara facial, auxilia na redução de erupções cutâneas. Possui baixo índice glicêmico, então, ela não aumenta o nível do açúcar no sangue como as outras frutas.

Melão-cantalupo: fruta popular do verão, o melão ajuda a combater o calor e a hidratar o corpo. É rico em potássio, o que pode ajudar a diminuir a pressão arterial e acalmar o estresse. Também é rico em vitamina C, o que o torna um excelente alimento para a pele, os cabelos e as unhas. O melão-cantalupo é uma fruta que pode ser aplicada diretamente no cabelo para hidratação e dar brilho aos fios.

Melão Honey Dew: mais um tipo de fruta doce e rica em água que pode combater a desidratação e desintoxicar o corpo. Também é rica em vitamina C, que regula o colágeno, ajudando a nutrir os tecidos cutâneos e os vasos sanguíneos, o que confere brilho e aspecto saudável à pele.

Amora: essa frutinha doce normalmente é encontrada em compotas e chás, mas quando consumida fresca libera altas quantidades de ferro, resveratrol e carotenoides. Esses nutrientes podem ajudar a combater o estresse oxidativo, a reduzir o risco de problemas cardíacos e a acelerar o metabolismo.

Nectarina: ajuda a digerir os carboidratos, o que a torna amiga do intestino. A nectarina também contém potássio, que pode estimular o metabolismo e equilibrar o pH.

Azeitona: ame ou odeie, essa fruta pequena, mas poderosa, oferece uma gama de benefícios. A azeitona é uma ótima fonte de ferro, o que pode cair muito bem se você estiver se sentindo lenta ou com pouca energia. Coma uma porção e rapidamente se sentirá mais disposta.

Ela também é um alimento anti-inflamatório e pode evitar a dor de cabeça. Também estimula a produção de serotonina no sangue, o que a mantém satisfeita por mais tempo e lhe dá aquela sensação de "posso fazer tudo o que quero".

Laranja: contém vitamina C, que, como comprovado, ajuda a baixar a pressão arterial e o nível de cortisol no sangue, tornando essa fruta um belo antídoto para o estresse. O simples aroma da laranja pode trazer uma sensação de alegria, energia e felicidade. Seu corpo e sua mente poderão desfrutar dos benefícios da laranja, seja saboreando, seja simplesmente sentindo o cheiro dessa fruta.

Clementina: o melhor alimento para o cérebro! A clementina contém folato, que ajuda no bom funcionamento cerebral, reduzindo o estresse, a ansiedade e a depressão. Também contém fibra, que ajuda a relaxar os músculos do intestino, mantendo o trato intestinal saudável. Além disso, é uma fruta superfofa e basta olhar para ela para sentir vontade de sorrir.

Tangerina: tal como sua prima, a laranja, possui grandes quantidades de vitaminas A, B e C, que podem ajudar a estimular o sistema imunológico, a regular a pressão sanguínea e a proporcionar brilho e aspecto saudável à pele. A melhor parte é que os gomos dessa frutinha podem ser misturados à salada para dar aquele toque doce ou podem simplesmente ser consumidos no lanche.

Mamão: essa fruta superamiga do intestino contém papaína, que ajuda na digestão e que pode ser usada para amaciar a carne e facilitar a digestão desse alimento. Também possui fibras e alto teor de água, o que ajuda a manter a regularidade dos movimentos intestinais.

Maracujá: essa fruta bonita é um combustível natural do humor e estimuladora do sono. Contém alcaloides, fitonutrientes conhecidos pelo efeito sedativo, ajudando a acalmar o sistema nervoso e a combater problemas como ansiedade, depressão e insônia. Essa fruta calmante é excelente e, com apenas alguns goles, pode ajudar a reduzir os sintomas do estresse.

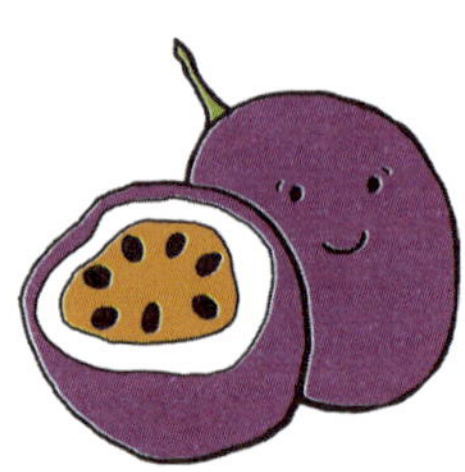

Pêssego: essa fruta de textura aveludada não serve apenas para sobremesas! Quando consumido na forma natural, o pêssego é um ótimo lanche e pode ajudá-la a se manter satisfeita. Além disso, essa fruta possui fitonutrientes que podem ajudar a acalmar os nervos e a reduzir a ansiedade. Essas mesmas propriedades ajudam a acalmar o estômago. Na Hungria, o pêssego é conhecido como o "fruto da calma". E, olha, se ele estiver numa torta, também não faz mal nenhum!

Pera: essa fruta macia é uma das que mais contêm fibra, o que pode ajudar no combate do inchaço abdominal e na manutenção do trato digestivo. Também é uma fruta hipoalergênica, uma boa opção para quem tem sensibilidades alimentares. Apesar de subestimada, a pera é muito saborosa se consumida pura, na salada ou até no sanduíche.

Caqui: um tomate laranja? Não, é um caqui mesmo. Essa fruta saborosa contém uma quantidade imensa de antioxidantes que podem ajudar a fortalecer o sistema imunológico e evitar que você fique doente. Também possui altos níveis de vitamina C e potássio, que ajudam a regular a pressão arterial e a relaxar os músculos, o que o torna uma ótima opção de lanche.

Banana-da-terra: essa banana é rica em potássio e fibras e ajuda a regular a pressão arterial e o trato digestivo. Também contém magnésio, que pode ajudar a prevenir dores de cabeça, a insônia e a depressão. A banana-da-terra não é tão doce quanto os outros tipos de banana, mas fica ótima grelhada, frita ou até em forma de chips.

Ameixa: ajuda a manter o coração saudável e os níveis de açúcar no sangue estáveis. Também é indicada para melhorar a saúde mental, porque contém poderosos antioxidantes que melhoram a memória e ajudam a manter o cérebro afiado. É uma ótima opção para o lanche antes de uma prova, pois garante que você se manterá alerta e concentrada.

Ameixa seca: sabe aquela calda de ameixa que sua avó costuma ter na geladeira? Apesar de ser considerada uma comida "de velho" para alguns, a ameixa é uma grande fonte de energia e não causa o pico de açúcar no sangue provocado por outros alimentos doces. E, sim, a ameixa é rica em fibra, o que pode ajudar a manter o intestino em dia. Então, vamos encarar a real: todo mundo – não só a sua avó – pode se beneficiar dessa fruta!

Abacaxi: contém bromelaína, uma enzima que pode ajudar a reduzir inflamações, especialmente aquelas dos seios da face. Se você precisar se sentir mais disposta, não deixe de consumir essa fruta, já que ela contém manganês e tiamina, estimuladores naturais de energia. E se você ainda não sabe como descascar um abacaxi, confira a página 94.

Romã: o suco dessa fruta é delicioso, mas as sementes também podem ser acrescidas às saladas, aos pratos com proteínas ou mesmo a refogados, por exemplo, o de couve-de-bruxelas. Essa fruta possui polifenóis, que ajudam a manter a gengiva saudável e a prevenir a placa bacteriana, além de conter antioxidantes que podem ajudar a reduzir a inflamação e a baixar a pressão arterial. Veja a receita de Bruxelas da vovó na página 183.

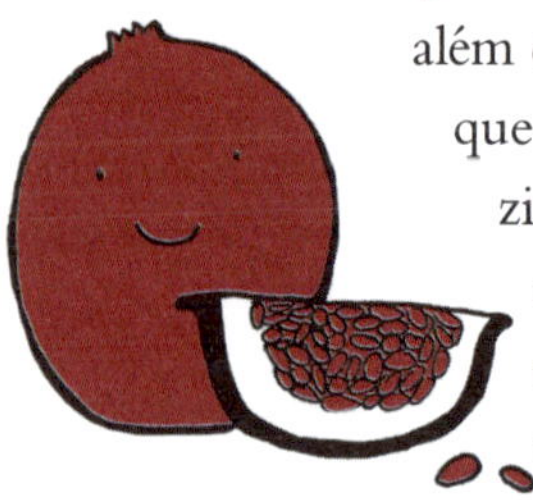

Framboesa: essa fruta pequenininha tem carotenides e ácido cítrico, ajudando a reduzir cãibras musculares, tensão e estresse. Também auxilia na redução da inflamação e da dor no corpo. Mande umas framboesas pra dentro, se jogue na cama ou no sofá e relaxe.

Morango: lembra quando os seus pais mergulhavam os morangos no açúcar e ofereciam para você dizendo que era um "lanche saudável"? Ou só a minha família fazia isso? De qualquer forma, o fato é que o morango puro tem baixo índice glicêmico e é rico em antioxidantes e em vitamina C. Essa fruta ajuda a combater os radicais livres e a fortalecer o sistema imunológico.

Melancia: a fruta mais popular do verão não só é a mais agradável da estação como contém um monte de nutrientes que mantêm o bom humor e as articulações e o corpo saudáveis. Essa fruta doce possui licopeno, antioxidantes e aminoácidos. É especialmente rica em vitaminas A e C, e é comprovado que ajuda a reduzir a pressão arterial – em outras palavras, ajuda você a se manter calma num momento de fúria.

Dicas extras para melhorar o humor

Por um bom tempo, acrescentei "superalimentos" estranhos e difíceis de encontrar nos assados, smoothies e refogados. Esses "superalimentos" são ricos em nutrientes e costumam ter maior quantidade de certas vitaminas e minerais que fazem bem para a saúde e o bem-estar. Embora adore esse tipo de coisa, também sei que ter a prateleira cheia de pacotes abertos de suplementos estranhos cujos nomes você mal consegue pronunciar provavelmente não faz bem para o seu humor nem para a sua conta bancária.

Também é uma droga quando alguém posta uma receita do tipo "O café livre de ácido que está faltando na sua vida" e você vai lá, toda empolgada para ler e, quando clica, descobre que a receita inclui uns vinte superalimentos estranhos, apenas meia colher de chá de cada um, e que você vai desembolsar uma fortuna para tentar preparar uma bebida que pode agradar ou não.

Em relação a esses "superalimentos", penso que podem ser usados como complemento capaz de auxiliar na melhora do humor, mas é importante que você seja sincera consigo mesma. Talvez seja legal experimentá-los uma vez para então saber se deve acrescentá-los na sua alimentação ou não. Também pode ir a uma loja de produtos naturais e experimentar. É claro que esses alimentos têm muitos benefícios, mas você só poderá desfrutar deles se realmente gostar do que ingere, então, tenha bom senso! Grande parte dos superalimentos listados aqui pode ser encontrada na maioria das lojas de produtos naturais. E, se não encontrar o que deseja por lá, recorra ao Google.

Segue a lista dos meus superalimentos favoritos:

Sementes de Chia: ch-ch-ch-chia! Sementes de chia são ótimas para o humor. Elas são repletas de nutrientes, ricas em fibras e uma ótima fonte de ácidos graxos ômega 3. Fique tranquila porque elas não vão brotar no seu estômago, mas vão expandi-lo um pouco, o que vai lhe dar sensação de saciedade, então, a chance de comer mais do que deve será muito menor.

Cacau em pó: ao contrário do chocolate em pó que compramos no supermercado, o cacau em pó contém nutrientes que estimulam o corpo e o cérebro. É rico em antioxidantes, ferro, magnésio, cromo, manganês e zinco. Também é fonte de triptofano, que produz serotonina, ajudando a melhorar o humor, a aliviar a agitação mental e a reduzir a ansiedade. Ao ingerir cacau, a feniletilamina também é liberada, produzindo no cérebro o mesmo efeito de quando nos apaixonamos. Então, aí vai uma boa dica: ofereça uma porção de cacau em pó para a pessoa amada no dia dos namorados para apimentar a relação. Ou simplesmente consuma-o ao longo do ano para melhorar seu estado de humor.

Espirulina: esse pó verde é derivado de algas que crescem em lagos ricos em minerais e livres de poluição espalhados pelo mundo. A espirulina é repleta de proteínas, clorofila e ferro, o que pode ajudar a aumentar a energia e a reduzir a confusão mental. Eu gosto de adicionar espirulina no meu smoothie, uma pequena porção é suficiente.

Óleo de coco: de todos os problemas que tenho, o óleo de coco pode solucionar quase 100% deles. Sério, é o alimento do século. É rico num tipo de gordura saturada boa e pode ser usado na culinária. É especialmente bom para cozimento em alta temperatura. A gordura saudável ajuda a manter o funcionamento adequado do cérebro, do sistema nervoso e da pele. Além do uso culinário, você também pode aplicar o óleo de coco na pele ou misturá-lo a óleos essenciais como de hortelã-pimenta ou de tea tree para preparar um clareador dental.

Linhaça: além do peixe, essas sementinhas são uma das maiores fontes de ácidos graxos ômega 3. Os altos níveis de ômega 3 ajudam a manter a disposição e o bom funcionamento do cérebro e do sistema imunológico. A linhaça pode ser misturada no smoothie ou em assados. Ela pode até mesmo substituir o ovo se quiser um prato vegano.

Semente de cânhamo: essas sementes não vão deixá-la chapada, mas vão deixar o seu cérebro alerta. São proteínas completas com alto teor de fósforo, magnésio, potássio, manganês e ferro. Também são ricas em ômega 3, que ajuda a função cerebral e a memória. Salpique na sopa ou na salada para deixá-las mais crocantes e mais ricas em proteínas.

Maca peruana: esse pó potente extraído de uma raiz peruana é um estimulante incrível do humor e é ótimo para equilibrar os hormônios. É rico em magnésio, cálcio, fósforo, potássio, ferro e nas vitaminas do complexo B, o que o torna um superalimento que pode ajudar em muitas coisas, desde aliviar os sintomas da TPM até aumentar a energia.

Goji berry: é uma fonte completa de proteínas e contém todos os aminoácidos essenciais, o que vai ajudá-la a manter-se satisfeita e calma. É perfeita para saladas, frutas secas, smoothies ou até para complementar a sua sobremesa favorita. O sabor doce e picante vai bem com praticamente qualquer coisa.

Alga marinha: é um superalimento a ser considerado. Você provavelmente já viu as algas marinhas conhecidas como *nori*, em japonês, no

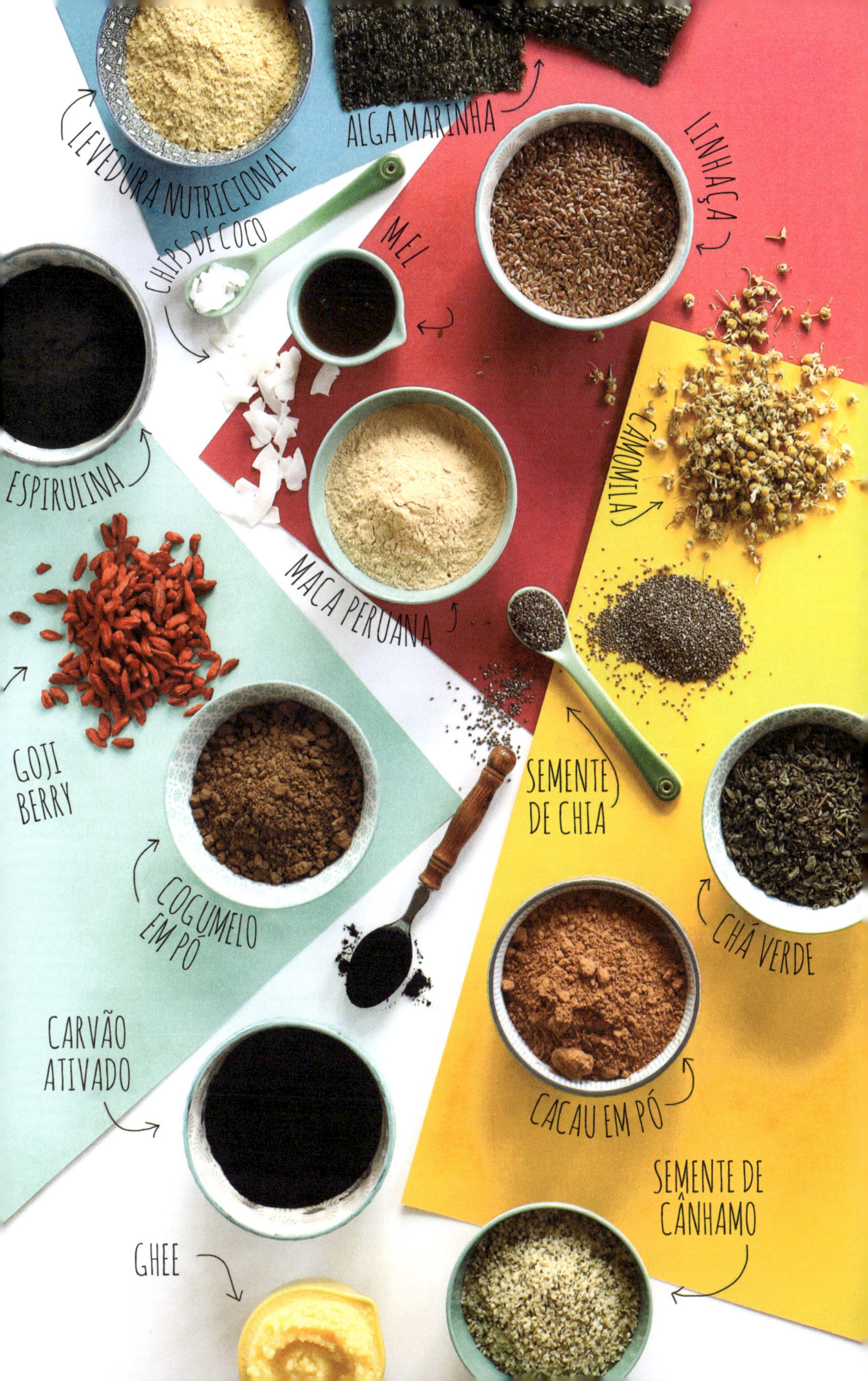
LEVEDURA NUTRICIONAL
ALGA MARINHA
LINHAÇA
CHIPS DE COCO
MEL
ESPIRULINA
CAMOMILA
MACA PERUANA
GOJI BERRY
SEMENTE DE CHIA
COGUMELO EM PÓ
CHÁ VERDE
CARVÃO ATIVADO
CACAU EM PÓ
SEMENTE DE CÂNHAMO
GHEE

sushi. Você também pode encontrá-las em pó para salpicar na batata frita, na salada, na sopa e em outros pratos, bem como naquele lanchinho que pode ser levado para qualquer lugar. Elas contêm ácido fólico, que ajuda a produzir serotonina e pode aliviar a depressão e melhorar o humor. São naturalmente salgadas, o que pode ajudar a reduzir o desejo de comer alimentos salgados e fornecer ao seu corpo os minerais de que ele necessita.

Levedura nutricional: quando ouvimos a palavra "levedura", logo pensamos no pão ou em cerveja, mas a levedura nutricional não é uma levedura ativa, o que significa que não é prejudicial ao corpo, mas proporciona vários benefícios à saúde. É repleta de vitaminas do complexo B, ácido fólico, selênio e zinco. É também antiviral e antibacteriana, características que ajudam a combater infecções e a manter o corpo saudável. A levedura nutricional pode ser adicionada a sopas ou para conferir cremosidade a pratos que não usem derivados do leite.

Grama de trigo: 2 gramas desse superalimento potente equivalem a pouco mais de 2 quilos de frutas e legumes. A grama de trigo contém todos os minerais essenciais para manter seu corpo funcionando e é especialmente rica em proteínas e aminoácidos. Também pode ajudar a melhorar a digestão e a equilibrar o açúcar no sangue, fundamentais para manter o estado de ânimo e o humor elevados.

Mel puro: a maioria dos méis disponíveis nas lojas contém xarope de milho rico em frutose. (Que decepção, não é?!) Comprar o mel puro de um fornecedor local é a melhor forma de garantir qualidade e sabor. É um ótimo substituto para o açúcar, porque é repleto de nutrientes de que o seu corpo precisa, como aminoácidos, enzimas e minerais como ferro, magnésio, potássio e zinco. Além disso, o mel puro pode ajudar os alérgicos à picada de abelha a criar resistência contra o pólen, fortalecendo a imunidade.

Algumas dicas para conferir se o seu mel é mesmo natural e puro:

1. O único ingrediente que deve haver no rótulo é o mel.
2. O mel natural é bastante espesso, tanto que demora um tempo para sair do recipiente. No entanto, quando o produto é falso, o líquido é mais ralo, fluido e sai do recipiente com facilidade.

3. O mel natural pode conter algumas impurezas, como partículas de pólen e favo, já o produto falsificado é perfeitamente claro e consistente.

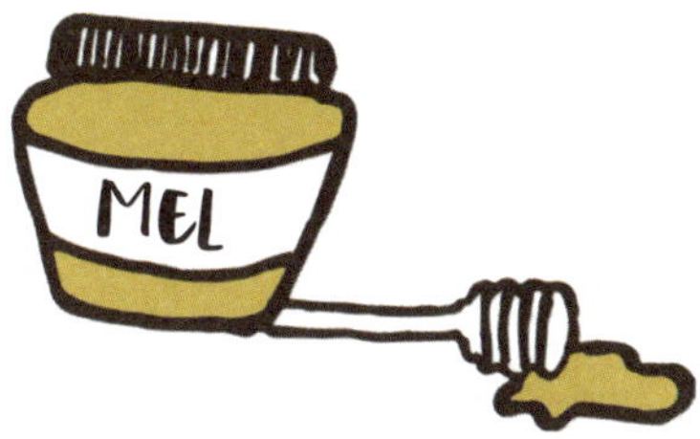

Cogumelo chaga ou cogumelo reishi em pó: são tipicamente utilizados em chás. Oferecem inúmeros benefícios a saúde, entre eles o fortalecimento do sistema imunológico, o alívio da dor nas articulações, o equilíbrio do açúcar no sangue e a proteção das células. São famosos por combater o estresse e estimular a produção de energia no corpo. Esses cogumelos são uma ótima pedida para complementar sopas ou bebidas quentes.

Açafrão: tempero saboroso que tem se mostrado um ótimo e natural antidepressivo, tanto que seus efeitos têm sido clinicamente comparados aos do Prozac!

Baunilha: entre os benefícios que a baunilha oferece ao organismo, estão a grande quantidade de potássio, cálcio e magnésio, mas o simples aroma dessa substância natural é capaz de estimular a alegria, o relaxamento e até o desejo sexual. Então, o que está esperando para pedir um café com baunilha e aproveitar para sentir aquele cheirinho gostoso?

Cúrcuma: possui propriedades anti-inflamatórias e também tem demonstrado ação antidepressiva. A curcumina, princípio ativo da cúrcuma, estimula o fator de crescimento neural.

Gengibre em pó: é um poderoso oxidante que combate problemas digestivos e náuseas. Também é um anti-inflamatório que auxilia no alívio de dores nas articulações e nos músculos. Pode ajudar a reduzir o nível de açúcar no sangue e a manter o equilíbrio do humor.

Chá verde: esse chá é um poderoso antioxidante capaz de auxiliar na melhora da concentração, no alívio da ansiedade e no aumento da disposição. Embora a maneira mais comum de consumir o chá seja na mistura com água quente, você também pode acrescentar um ou dois saquinhos na panela fervente do arroz, do macarrão ou de quaisquer outros grãos durante o cozimento. Com isso, os grãos vão absorver as propriedades antioxidantes do chá verde e, num gesto simples, seu prato vai ganhar um estimulante natural de humor.

Um chá, por favor

Se estiver viajando de avião, peça uma xícara de água quente (sem o saquinho do chá) e uma fatia de limão, ou pegue um pouco de óleo essencial de limão e acrescente à água para uma bebida energizante e desintoxicante. Você também pode carregar na bolsa uma caixa do seu chá favorito para evitar aqueles chás genéricos que são servidos na maioria dos voos e dos restaurantes de hotéis.

Camomila: essa flor maravilhosa ajuda a reduzir a ansiedade e, por meio de poderosos flavonoides, é capaz de acalmar a mente. Beba uma xícara de chá de camomila antes de dormir para ajudar a relaxar depois de um dia agitado.

Ghee: é uma manteiga clarificada, cozida para remover a água e o leite, o que a transforma num óleo com alto ponto de fumaça. Pode ser usada como óleo de cozinha ou simplesmente numa fatia de pão torrado. Como a ghee é solúvel em gordura, ajuda o corpo a absorver naturalmente as vitaminas lipossolúveis A, D e E. O aumento de vitamina D pode ajudar a aliviar o transtorno afetivo sazonal.

Grãos

Aveia: há muitas maneiras deliciosas de consumir a aveia. Você pode deixá-la mais doce acrescentando mel, xarope de bordo, passas ou canela. Para deixá-la ainda mais saborosa, misture-a com um pouco de pesto, tomate seco e ovos. A aveia contém grandes quantidades de selênio, um mineral que age como antioxidante e alivia o estresse oxidativo, reduzindo os sintomas da depressão e do transtorno afetivo sazonal. A aveia é uma ótima pedida durante o inverno, já que é um grão que sacia e combate a melancolia dos dias frios.

Quinoa: é considerada a rainha dos grãos. Quer dizer, não oficialmente por alguma espécie de organização nutricional, mas por mim. Explico por quê: a quinoa é um dos alimentos mais ricos em nutrientes disponíveis no mercado e o único grão que contém todos os aminoácidos essenciais, o que a torna uma proteína natural completa. Além do alto poder nutricional, a quinoa não contém glúten e é de fácil digestão. Pode ser servida fria, com legumes picados e um molho se quiser uma salada refrescante, ou aquecida e com especiarias como a canela para um café da manhã energizante e delicioso.

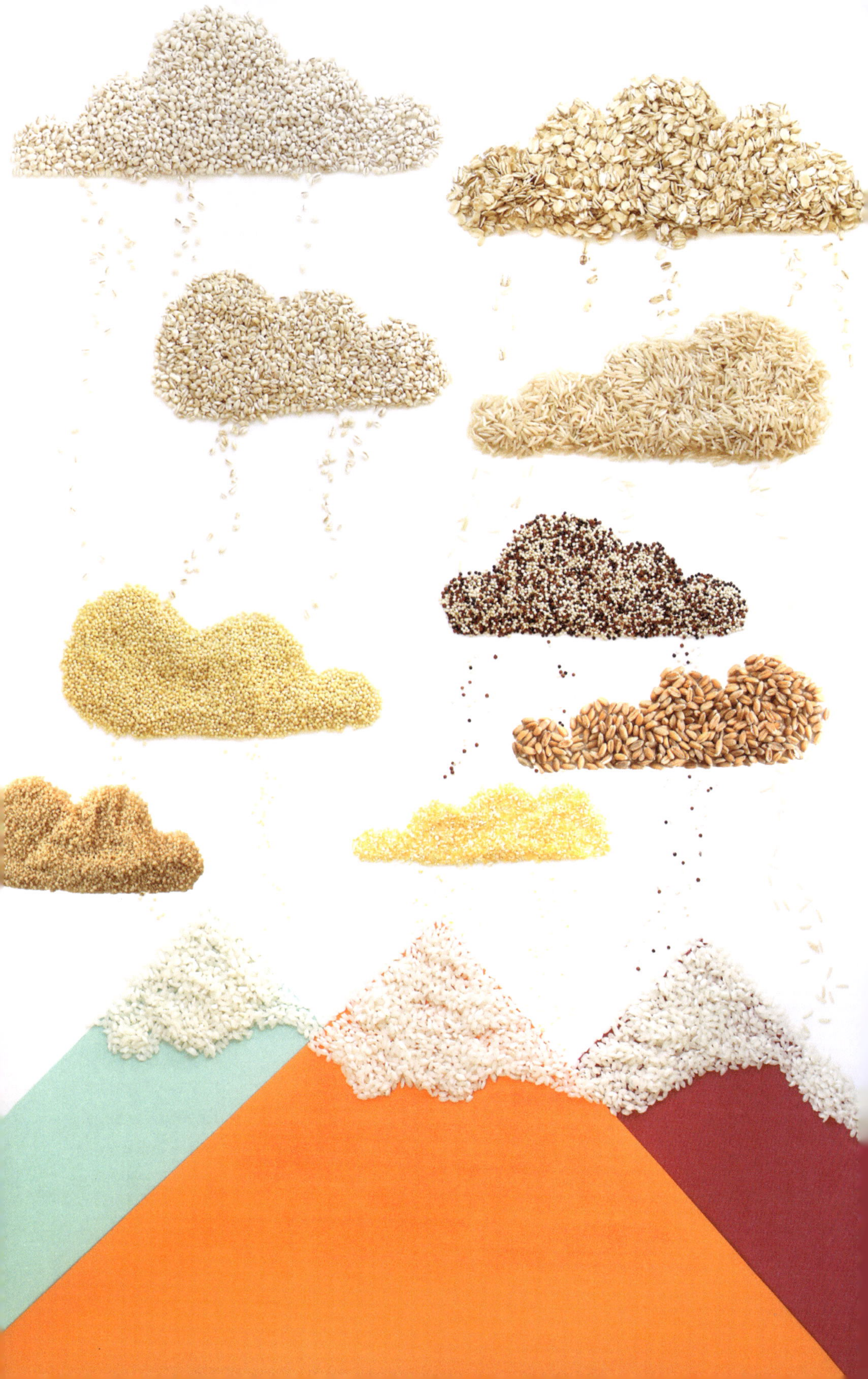

Acrescente um pouco de chá aos grãos

Quando estiver preparando a quinoa, o arroz ou o macarrão, acrescente alguns saquinhos de chá verde na água quente e deixe lá por alguns minutos. Os grãos vão absorver os antioxidantes extras e você vai aproveitar mais os benefícios escondidos por trás da massa ou do prato de arroz.

Painço: esse grão livre de glúten é menos comum que o arroz ou a quinoa, mas oferece benefícios semelhantes a eles para a saúde. O painço pode ajudar a manter o bom funcionamento intestinal, aumentar a disposição e desintoxicar o corpo. Ele pode substituir a aveia naquele mingau do café da manhã ou ser acrescentado a um prato principal ou ao lanche. Confira o painço num Hambúrguer de couve-flor na página 206. Prepare uma porção a mais para experimentar no café da manhã do dia seguinte!

Cevada: outro grão não tão comum, que, na verdade, é um dos mais antigos e oferece benefícios substanciais para a saúde. A cevada tem menos calorias e mais fibras do que a maioria dos outros grãos, o que a torna um alimento que promove saciedade e bom funcionamento do intestino. A cevada também é rica em selênio, o que ajuda a combater o estresse oxidativo e a manter o estado de calma. Pode ser consumida como um acompanhamento, misturada a um prato quente ou à salada, ou até mesmo a biscoitos e lanches.

Arroz: seja o branco, o negro ou o integral, todos os tipos contêm casco e farelo, o que os torna ricos em nutrientes. Embora cada variedade tenha propriedades nutricionais específicas, o arroz de modo geral é de fácil digestão, livre de glúten e é uma fonte de antioxidantes. Também pode estabilizar os níveis de açúcar no sangue, evitando a fome a curto prazo, geralmente causada por carboidratos vazios.

Cuscuz marroquino: embora tecnicamente o cuscuz marroquino pertença à família das massas, ele pode ser usado em todas as receitas que contêm grãos e leva apenas cinco minutos para ser preparado. É perfeito para um prato rápido e fácil e oferece proteína, fibra e vitamina B. Pode ser consumido quente ou frio, assim como pode substituir os grãos nas receitas. Quando estiver com aquele desejo compulsivo de comer, prepare um cuscuz marroquino e combine-o com um pouco de salsa para obter um lanche rápido e fácil.

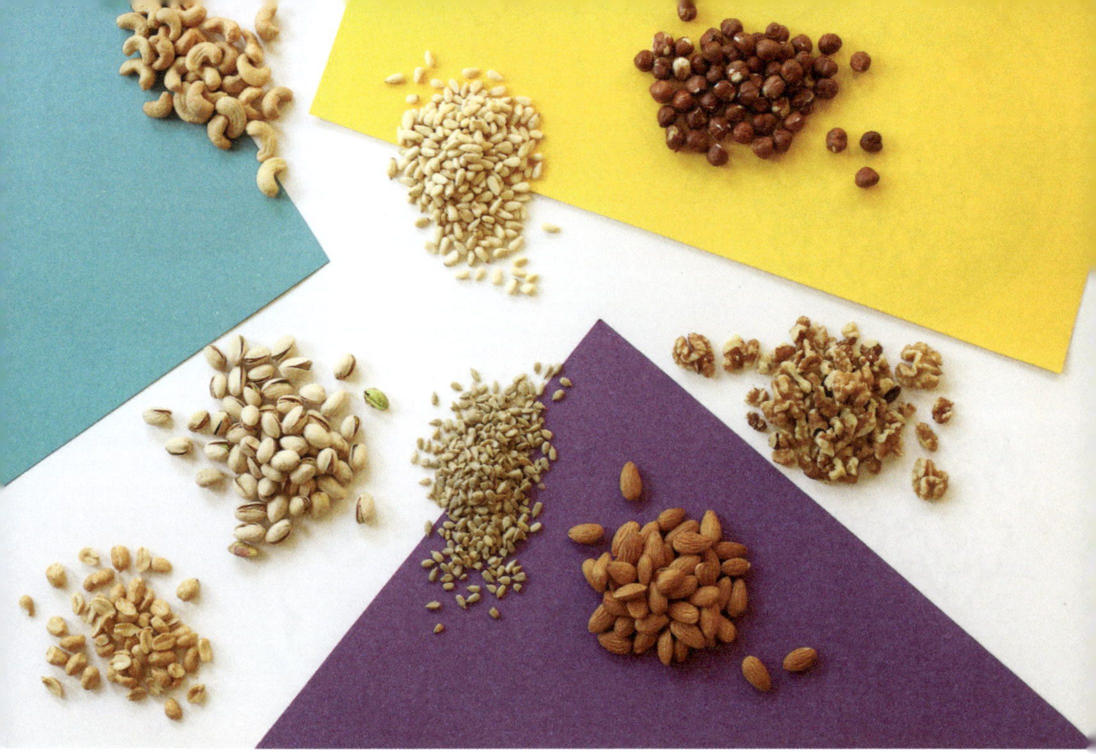

Oleaginosas e sementes

A maioria das nozes e sementes é rica em fibras, proteínas e gorduras saudáveis. A combinação entre essas gorduras e as proteínas ajuda a manter o bom funcionamento do cérebro, assim, no meio do dia você não vai mais dizer aquela frase "Hum, esqueci o que eu ia dizer". Além disso, a ingestão de fibras a mantém cheia de energia. Tudo isso, combinado ao alto poder de concentração, vai ajudá-la a cumprir as tarefas diárias numa velocidade recorde. Uma observação importante: a torta de noz-pecã, embora seja deliciosa, não traz os mesmos benefícios que as nozes e as sementes em seu estado natural.

Alguns exemplos de nozes e sementes

- Amêndoa;
- Castanha-do-pará;
- Castanha de caju: essa pequena noz é uma ótima fonte de zinco, que tem se mostrado eficaz no combate à ansiedade;
- Sementes de chia;
- Sementes de linhaça;
- Avelã;
- Macadâmia;
- Amendoim (tecnicamente uma leguminosa, mas é conhecido como noz);
- Noz-pecã;
- Pinhão ou pinoli;
- Pistache;
- Sementes de abóbora: ricas em

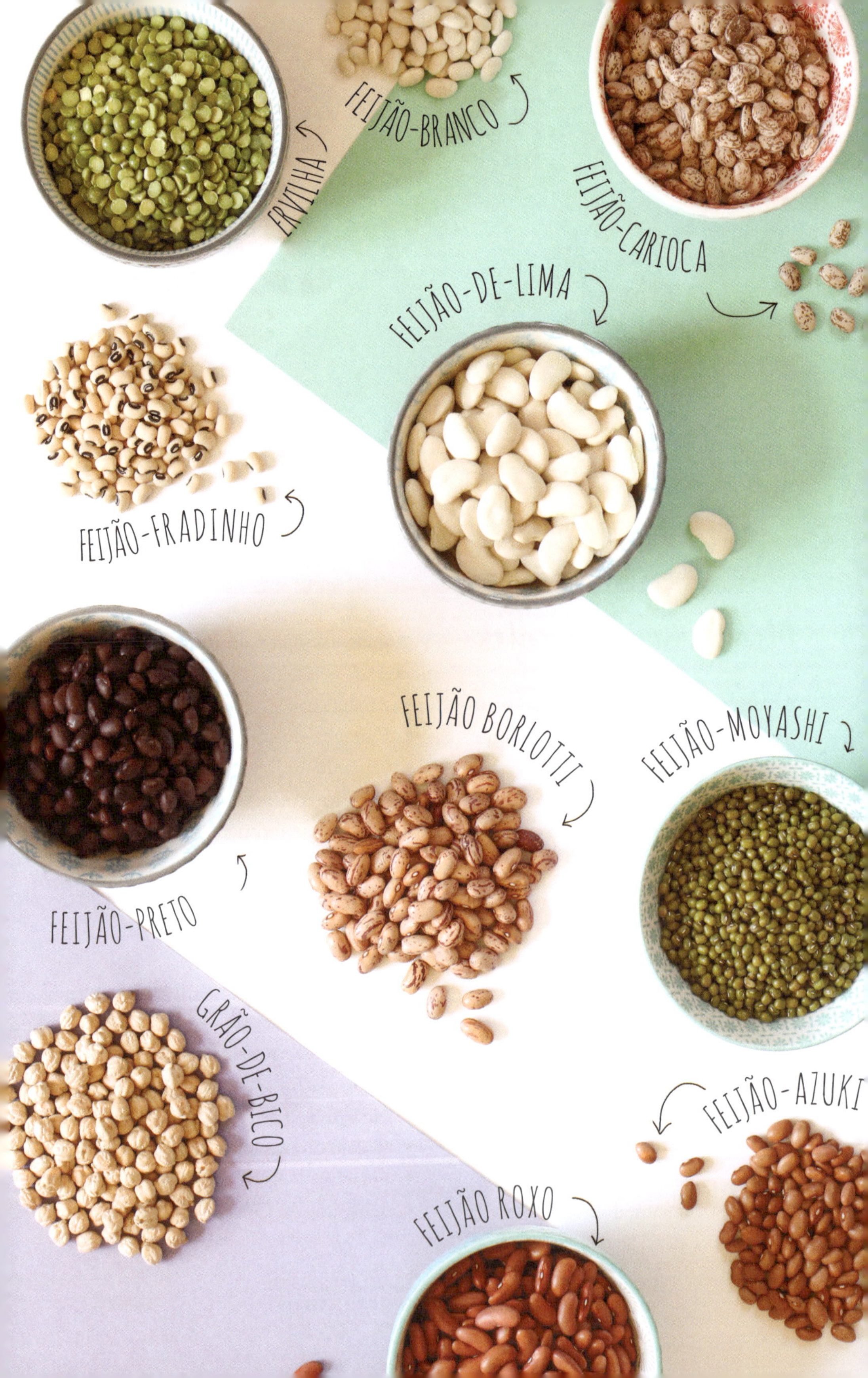
ERVILHA
FEIJÃO-BRANCO
FEIJÃO-CARIOCA
FEIJÃO-DE-LIMA
FEIJÃO-FRADINHO
FEIJÃO BORLOTTI
FEIJÃO-MOYASHI
FEIJÃO-PRETO
GRÃO-DE-BICO
FEIJÃO-AZUKI
FEIJÃO ROXO

magnésio, um mineral essencial que protege contra a ansiedade e a depressão. Mais do que isso, as sementes de abóbora são uma ótima fonte de zinco e ômega 3. Está se sentindo agitada? O triptofano dessas sementes pode ajudar a colocar o sono em dia!;

- Sementes de gergelim;
- Sementes de girassol;
- Nozes: como nosso cérebro é 80% composto por gordura, precisamos de gorduras saudáveis para mantê-lo funcionando. As nozes são uma ótima fonte dessas gorduras porque nutrem o cérebro com uma superdose de ômega 3, o que te deixa feliz e disposta o dia inteiro!

Feijões e brotos

A maioria dos feijões e das leguminosas é repleta de proteínas e tem um baixo índice glicêmico, o que significa que seu corpo os digere devagar, mantendo o nível de açúcar no sangue estável para evitar quedas de energia ou episódios de fome compulsiva. Também são ricos em fibras, o que ajuda a manter o bom funcionamento do intestino e prolonga a sensação de saciedade, então as chances de você atacar a comida sem controle diminuem. Dada a imensa variedade de feijões e legumes que são vendidos na forma natural e até enlatada, eles são acessíveis, baratos e extremamente versáteis na culinária.

Nota para o seu humor

Os brotos, se comparados às frutas e aos vegetais crus, normalmente têm um valor nutricional maior porque contêm mais enzimas que podem melhorar a saúde intestinal e o sistema imunológico. Sabe qual é a melhor parte? Você pode cultivá-los em casa. Coloque alguns brotos de alfafa num vaso com terra, espere brotar e pronto; adicione-os a smoothies, sanduíches, saladas e refogados.

Alguns exemplos desse tipo de alimento:

- Feijão-azuki;
- Broto de alfafa;
- Broto de feijão;
- Feijão-preto;
- Feijão-de-corda;
- Grão-de-bico;
- Feijão jalo;
- Feijão rajado vermelho;
- Vagem;
- Ervilha seca partida;
- Feijão roxo;
- Lentilha;
- Feijão-de-lima;
- Feijão-moyashi;
- Feijão-branco;
- Feijão-carioca;
- Ervilha-torta.

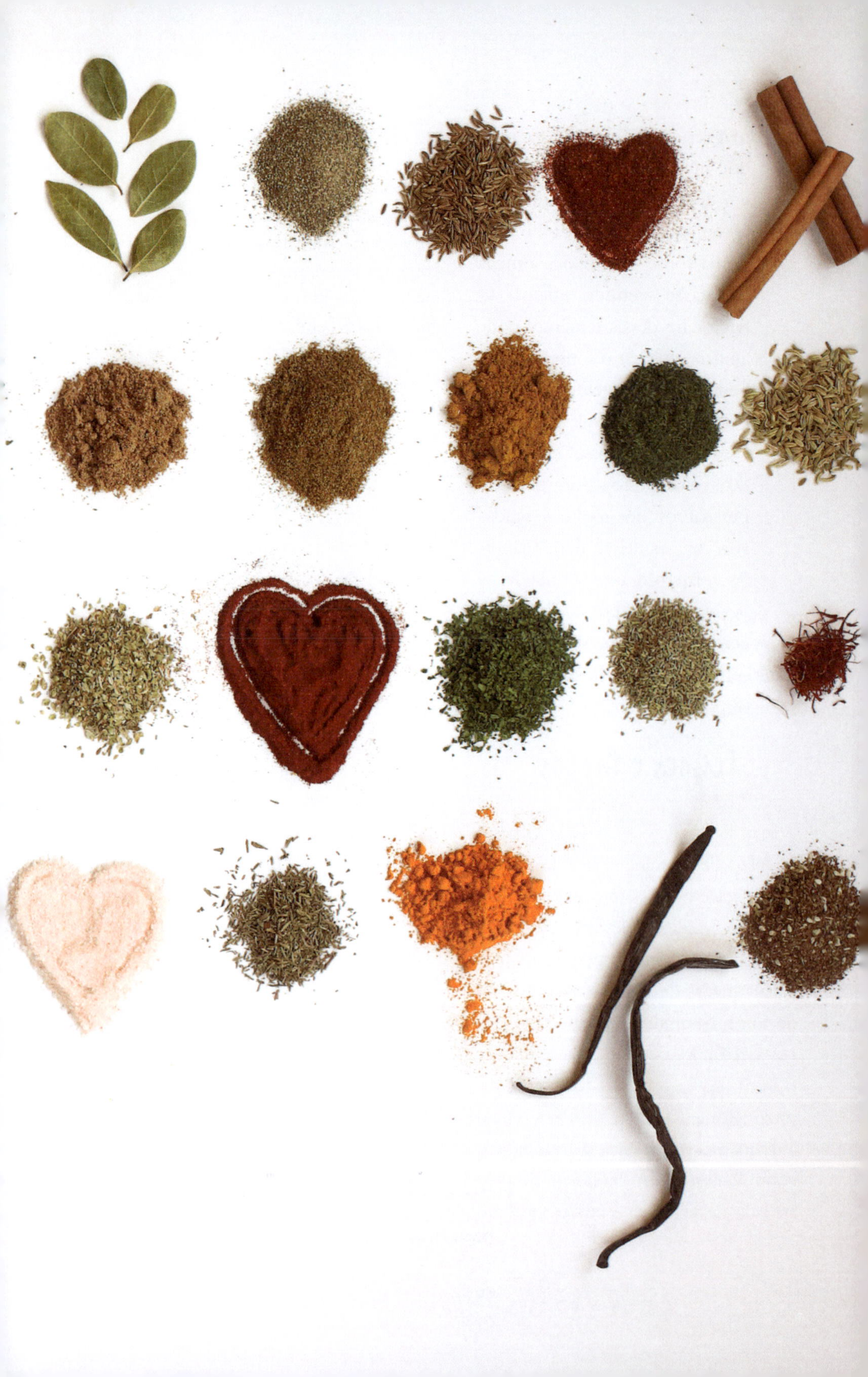

Ervas e especiarias

Costumo chamar esses alimentos de "estimuladores do humor" porque eles não só são muito saborosos, como também trazem inúmeros benefícios à saúde. Podem deixar a comida mais saborosa sem necessidade daquela dose extra de sal, gordura ou açúcar. As ervas e as especiarias também a ajudam a se sentir mais satisfeita. Muitas vezes, os alimentos leves podem não dar aquela sensação de saciedade, o que acaba nos levando a comer mais porque nosso paladar procura determinado sabor que ainda não obteve.

COSTUMO DIZER QUE AS ERVAS E AS ESPECIARIAS SÃO VERDADEIROS "ESTIMULANTES DO BEM-ESTAR"

Alguns exemplos de ervas e especiarias:

- Manjericão;
- Cominho;
- Camomila;
- Coentro;
- Curry em pó;
- Endro;
- Erva-doce;
- Lavanda;
- Capim-limão;
- Orégano;
- Salsinha;
- Alecrim;
- Sálvia;
- Sumagre;
- Tomilho;
- Zaatar.

Bandeja giratória

Sabe aquelas bandejas giratórias que normalmente são postas no centro da mesa da cozinha? Gosto de utilizá-la para apoiar especiarias e condimentos. Muitas vezes, crio alguns pratos diferentes e encorajo meus convidados a saboreá-los com diferentes temperos. Esse tipo de bandeja torna as especiarias acessíveis e fáceis de usar. Como cada pessoa tem um paladar diferente, todos os gostos e preferências são assegurados pela variedade dos temperos e especiarias.

Quatro

RENOVE A DESPENSA DO HUMOR

A primeira ideia que vem à cabeça das pessoas quando escutam essa frase é que devem abrir o armário, jogar fora tudo que faz "mal" à saúde e encher as prateleiras de comidas "saudáveis". No entanto, isso pode acabar causando ainda mais problemas, entre eles, sentimento de culpa, desperdício de comida e um ciclo interminável de "compra e joga fora", porque você adquire coisas de que não gosta e depois compra mais um monte de coisas pra substituir o que jogou fora e não tem ideia do que fazer com esse tanto de comida.

Então, regra número um: não jogue fora tudo o que tem no armário, a menos, claro, que esteja vencido ou mofando. Nesses casos, pelo amor de Deus, não hesite em descartar esses alimentos (ou transformá-los em adubo!). Depois que fizer isso, siga estes passos simples para mudar a forma como se relaciona com os seus alimentos e a sua despensa.

1. **Substitua, não dispense:** quando terminar de comer alguma coisa que tem dentro do armário, pense numa alternativa mais saudável para a próxima vez que for ao supermercado. Por exemplo, se você gosta daquelas balinhas mastigáveis de gelatina, tente substituí-las por frutas secas. Faça isso aos poucos e logo terá um novo estilo de alimentação.
2. **Vá ao mercado e à feira com mais frequência:** reflita sobre a frequência com que você sai para comprar seus alimentos. A maioria das pessoas tem uma vida agitada, então costuma escolher um dia da semana para ir ao supermercado, comprar comida suficiente para abastecer a despensa por duas semanas, mas, uma semana depois que fez a compra, acaba desperdiçando

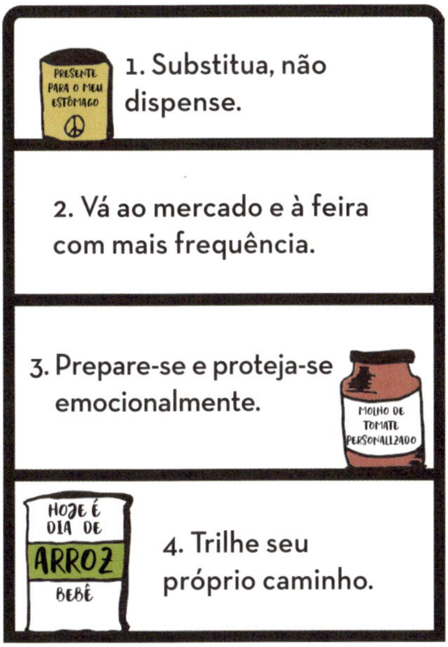

metade do que comprou. Eu também adoraria que os vegetais frescos tivessem a mesma vida útil de um pacote de Oreo, mas, infelizmente, não é o que acontece. Porém, se você for ao mercado e/ou à feira mais vezes por semana, vai desperdiçar menos e se sentir mais satisfeita a longo prazo. A melhor coisa que pode fazer por si mesma, pela sua saúde e pelo planeta é comprar alimentos frescos alguns dias antes de consumi-los. Leva um tempo para se acostumar, mas, a longo prazo, você vai poupar tempo e dinheiro.

3. **Prepare-se e proteja-se emocionalmente:** se você sabe que vai encarar um acontecimento muito importante no trabalho, que provavelmente vai deixá-la esgotada, prepare sua comida no dia anterior, assim, terá à mão os ingredientes necessários para um jantar rápido e fácil. Embora não possa controlar o que acontecerá ou o modo como se sentirá ao longo do dia, poderá observar a forma como as circunstâncias afetam sua mente e seu corpo e, portanto, terá a oportunidade de se precaver e evitar o desgaste.Você também pode deixar algumas refeições prontas no congelador para aqueles dias em que vai chegar do trabalho indisposta ou de mau humor e só vai precisar colocar o potinho dentro do micro-ondas.
4. **Trilhe seu próprio caminho:** a coisa mais importante a fazer para trilhar o seu próprio caminho é manter a geladeira e a despensa cheias de alimentos saudáveis. Como já dito, a última coisa que você quer é desperdiçar o que comprou e substituir tudo por coisas que nem mesmo sabe como vai usar. Isso só vai deixá-la irritada e provavelmente com aquela fome compulsiva por não conseguir descobrir o que fazer. Permita que esse novo estilo de alimentação seja um processo gradual mas contínuo da sua jornada.

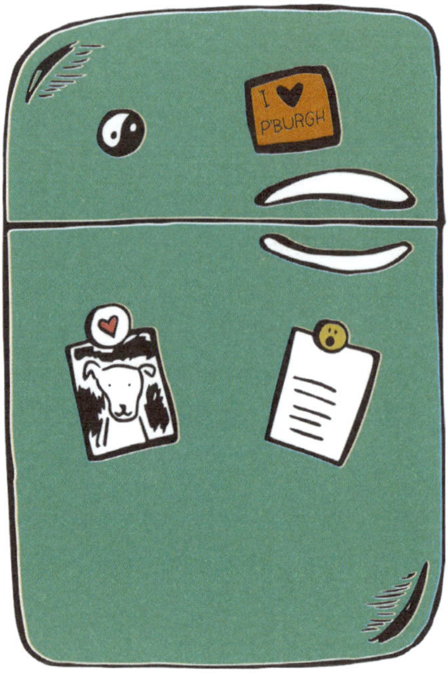

Transforme a sua geladeira: uma amiga do bom humor

FRUTAS E VEGETAIS FRESCOS

Vamos deixar uma coisa bem clara: as frutas e os vegetais são incríveis. É sério, cada fruta e cada vegetal foram projetados para atender determinada necessidade do seu corpo. Seguem algumas dicas sobre como manter/abastecer a sua geladeira com esses alimentos:

- **Nem todas as frutas, vegetais e corpos são iguais.** Isso quer dizer que, embora toda fruta e vegetal tenha uma certa qualidade, nem sempre eles podem cair bem para o seu corpo. No capítulo 3, mostrei uma lista de frutas e vegetais e como eles se correlacionam com a sua saúde e o seu humor. Associe as informações que você viu lá com as informações sobre a relação entre os alimentos e a sua emoção, disponíveis no capítulo 5. À medida que começa a tomar consciência do próprio corpo, vai perceber quais alimentos são bons para ele.
- **Local e sazonal é melhor.** Não me leve a mal – às vezes, sinto vontade de comer manga no meio do inverno e não sossego enquanto não consigo matar o meu desejo, mas fazer o máximo para comer as frutas e os vegetais da estação é a melhor opção sempre. Isso porque esses alimentos são cultivados localmente e isso normalmente ajuda o seu corpo a lidar com as questões da mudança de estação.
- **Esteja aberta para tentar algo novo.** Regra de ouro para mim: toda vez que vou à feira ou ao supermercado, compro uma fruta ou um vegetal que nunca comi. Mesmo aqueles alimentos que a gente detestava quando

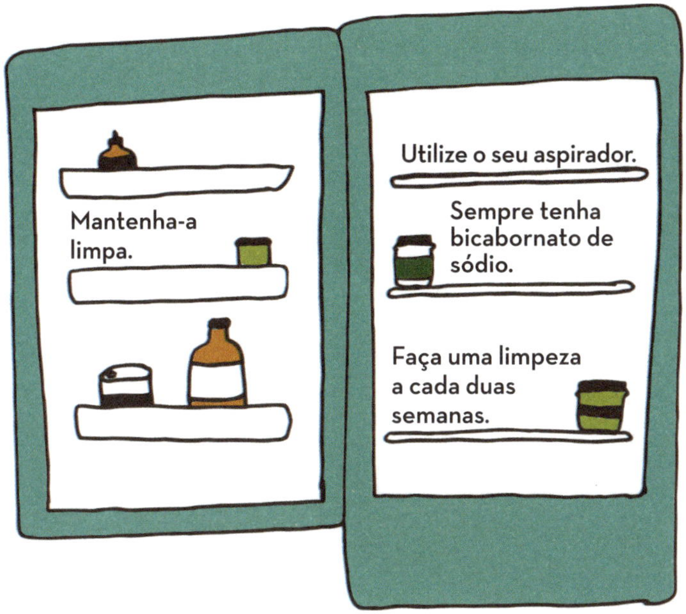

era criança, podemos aprender a gostar depois de adultos. Nosso paladar está sempre mudando (a cada seis meses, para ser mais exata), então, esteja aberta para experimentar coisas novas. Talvez descubra uma nova comida favorita.

- **Qualidade *versus* quantidade.** É importante entender o papel que a qualidade dos alimentos tem para a sua saúde. Escolher qualidade em vez de grandes quantidades vai manter você saudável e fazer com que se sinta satisfeita por mais tempo.

MANTENHA-A LIMPA

1. **Utilize o seu aspirador:** utilize-o com certa periodicidade para aspirar farelos e outros restos de alimentos do fundo das gavetas. É uma ótima maneira de mantê-la limpa e organizada!
2. **Bicabornato de sódio:** mantenha um pote sem tampa com bicarbonato de sódio dentro da geladeira, ele ajuda a absorver qualquer odor.
3. **Limpeza a cada duas semanas:** limpe a geladeira a cada duas semanas – não só para mantê-la organizada, mas também para evitar ter de jogar fora um monte de coisa estragada todo mês. Se você for ao mercado e/ou à feira com maior regularidade, vai encontrar cada vez menos coisas estragadas/vencidas dentro dela.

DIMINUINDO O DESPERDÍCIO: um guia rápido para manter as frutas e os vegetais frescos por mais tempo

CURTO TEMPO DE DURAÇÃO (1 a 3 DIAS)

- Alcachofra;
- Aspargo;
- Abacate (dependendo do quanto estiver maduro no momento da compra);
- Frutas vermelhas;
- Brócolis;
- Milho;
- Cogumelo;
- Mostarda;
- Quiabo.

MÉDIO TEMPO DE DURAÇÃO (3 a 5 DIAS)

- Rúcula;
- Banana (quando ela estiver amarela – se ainda estiver verde, dura um pouco mais. Ficou madura demais? Veja a minha receita de Muffin de banana com manteiga de amendoim na página 150);
- Melão-cantalupo;
- Pepino;
- Berinjela;
- Uva;
- Couve-rábano;
- Laranja-kinkan;
- Verduras escuras;
- Manga;
- Melão;
- Nectarina;
- Mamão;
- Pêssego;
- Caqui;
- Abacaxi;
- Banana-da-terra;
- Chicória;
- Abobrinha.

LONGO TEMPO DE DURAÇÃO (1 SEMANA)

- Damasco fresco;
- Pimentão;
- Couve-de-bruxelas;
- Couve-flor;
- Tangerina;
- Toranja;
- Cebolinha;
- Verduras que podem ser cozidas, como couve e espinafre;
- Kiwi;
- Alho-poró;
- Laranja;
- Pera;
- Pimenta e pimentão;
- Ameixa;
- Tangerina;
- Tomate;
- Melancia.

EXTENSO TEMPO DE DURAÇÃO SE BEM CONSERVADOS (MAIS DE UMA SEMANA)

- Maçã (de 6 a 8 semanas, se mantida na geladeira);
- Beterraba (de 2 a 3 semanas, se mantida na geladeira);
- Repolho (de 3 a 6 semanas, se mantido na geladeira);
- Cenoura (de 4 a 5 semanas, se mantida na geladeira);
- Aipo (de 3 a 4 semanas, se mantido na geladeira);
- Oxicoco (de 3 a 4 semanas, se mantida na geladeira);
- Alho (de 3 a 6 meses);
- Cebola (de 1 a 2 meses);
- Radicchio (de 3 a 4 semanas, se mantido na geladeira);
- Romã (vários dias em temperatura ambiente e até 3 meses, se mantida na geladeira);
- Batata, incluindo batata-doce (de 2 a 3 semanas ou até começarem a escurecer);
- Rabanete (de 7 a 10 dias, se mantido na geladeira);
- Couve-nabo (de 1 a 3 semanas, se mantida na geladeira);
- Abóbora inteira (de 1 a 3 meses);
- Nabo (de 1 a 2 semanas, se mantido na geladeira).

Carnes e proteínas

CARNE E FRUTOS DO MAR

Quando se trata de carne, o fator determinante é a qualidade. É melhor para a sua saúde, para o humor e para o ambiente comer carne de muita qualidade com menor frequência do que comer carne de pouca qualidade com maior frequência.

Lembre-se do que eu disse sobre a energia da carne. Se a sua dieta é rica em frango, talvez fique mais ansiosa durante o dia, enquanto os animais de carne vermelha são mais calmos e pacíficos, então talvez você sinta aquele desejo incontrolável de comer um bife num dia agitado para se sentir mais tranquila.

Também é importante ter a consciência de que, ao ingerir determinada carne, você absorve a energia daquele animal, que depende do modo como ele foi tratado. Escolher carne de fabricantes que tenham se preocupado com o trato dos animais – o que inclui uma alimentação saudável – vai ajudá-la a digerir, processar e se sentir bem em relação ao que come.

Seguem aqui algumas dicas para escolher carne e frutos do mar:

- Escolha carnes locais orgânicas. Conheça o fornecedor ou

o açougueiro e faça perguntas como:

- Você sabe como é a alimentação dos animais?
- Como eles são tratados?
- Eles recebem injeção de hormônios ou de algum tipo de antibiótico?
- Esses animais recebiam algum nome? Se sim, qual era o nome dessa galinha? Posso chamá-la de Bertie? (Brincadeira, não vá perguntar isso, hein!).

- Evite frutos do mar conservados. Prefira sempre peixe fresco.

E, se não puder ir a um fornecedor local, nem ao açougue ou algo do gênero, muitos supermercados convencionais (sim, até mesmo o Walmart) estão vendendo carnes de animais criados sem hormônios, alimentados com capim, e por vezes até orgânicos. Escolha a melhor opção a partir do que encontrar disponível no mercado mais próximo de você.

PROTEÍNAS VEGETAIS

Uma alimentação com proteínas vegetais inclui várias opções que podem manter você saudável e nutrida. Feijão, legumes, quinoa, carne de soja e tofu são alguns exemplos. Seguem algumas dicas para que possa escolher a melhor pra você:

- Priorize a qualidade. Percebeu que isso é um lema? Prefira sempre o alimento com a maior qualidade possível. O seu corpo merece;
- Tenha uma alimentação equilibrada. A maioria das proteínas vegetais não contém os aminoácidos essenciais de uma proteína completa. Então, quando for consumir esses alimentos, certifique-se de que fez uma escolha equilibrada que contemple todos os aminoácidos. Por exemplo, arroz e feijão juntos formam uma proteína completa, e é por isso que eles estão sempre acompanhados em muitos dos pratos vegetarianos;

Lembretes para a humoriana

1. Ouça seu corpo sempre. Alguns se sentem bem comendo carne, outros não. A inclusão de refeições à base de plantas na dieta pode beneficiar todos nós.
2. Salpique um pouco de pimenta-do-reino nos ovos antes de comê-los. Isso ajuda a equilibrar a energia do corpo e previne aquela sensação de que você vai desmoronar. A pimenta ajuda a despertar o sistema digestivo quase que de imediato, tornando os alimentos mais fáceis de serem digeridos.

Dica para evitar uma "situação pegajosa"

Quando estiver manuseando alimentos pegajosos como xarope de bordo, manteiga de amendoim ou mel, por exemplo, cubra o copo medidor ou a colher com uma fina camada de azeite ou de óleo de coco. Os ingredientes vão deslizar mais fácil do recipiente e você vai evitar aquela meleca!

(Uma curiosidade: a quinoa é a única proteína vegetal que contém todos os aminoácidos.);

- Evite comer uma quantidade grande da mesma coisa. Consuma a maior variedade possível de alimentos. Às vezes, os aficionados por proteína vegetal comem muito homus, pizza e tortilha de milho e se esquecem dos vegetais naturais;
- Tome cuidado com a soja. Grandes quantidades – não só de soja, mas de qualquer alimento – podem causar estragos para a saúde e para o humor. Muitos produtos à base de plantas contêm soja e muita soja pode desequilibrar os hormônios e causar mudanças no seu humor. Tal como a carne, faça da soja uma guarnição e complemento em vez do alimento principal.

OVOS

Hoje em dia existe uma variedade infinita desse alimento, desde grande a extragrande, de galinhas criadas fora da gaiola, de galinhas não modificadas geneticamente, orgânico, caipira etc. Essa variedade de ovos se explica porque as regulamentações vivem em constante mudança e o consumidor nunca foi tão exigente; quer saber de onde vem o que come e como os animais foram criados. O melhor ovo que você pode comprar é aquele vendido por uma fazenda local, onde as galinhas vivem ao ar livre e podem fazer o que bem quiserem. Mais uma vez, a questão se resume à qualidade e ao cuidado.

Como saber se um ovo está bom para consumo

Encha uma tigela com água em temperatura ambiente e coloque o ovo dentro. Se ele afundar e permanecer no fundo da tigela, na posição horizontal, está fresco, bom para consumo. Se ele afundar, mas ficar de "pé" (veja a figura), significa que não está fresquinho, mas continua bom para consumo. E se o ovo flutuar na superfície da água, ele está podre, jogue-o fora.

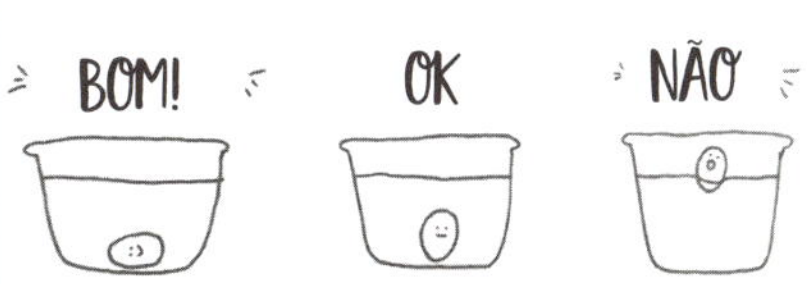

Tal como a carne, os ovos carregam certa energia. Eles podem "quebrar" a qualquer momento e são delicados, então, uma dieta rica nesse tipo de alimento pode deixá-la tensa e à beira de um ataque de nervos.

Condimentos

Ah, os condimentos. Aquelas coisas que a gente compra, esquece que estão lá no armário e, quando vai procurar pra usar, não sabe se estão bons para consumo. Os condimentos são uma ótima opção para dar um sabor especial aos alimentos e conferir textura aos pratos que criamos. Segue uma pequena lista com a indicação da validade dos mais utilizados:

Ketchup: 6 meses;

Mostarda: 1 ano;

Maionese: de acordo com a data de validade (normalmente de 2 a 3 meses);

Pimenta: 5 anos (graças a Deus, porque quando vejo os frascos de pimenta de dois anos atrás que meu marido usa, chego a sentir calafrios);

Molho barbecue: 3 a 4 meses;

Molho de salada: de acordo com a data de validade ou cerca de 6 meses;

Molho *salsa:** se você comprá-lo fresco, pode durar de 5 a 7 dias. O industrializado dura cerca de um mês;

Xarope de bordo: 1 ano;

Mel: Nunca vence! É sério! É o único alimento sem prazo de validade!;

Molho de soja ou inglês: 2 anos;

Geleia: 1 ano;

Azeite: melhor consumido no prazo de um ano, mas pode durar 2 anos;

Vinagre: 1 ano.

O MOLHO PARA SALADA MAIS FÁCIL DE PREPARAR QUE VOCÊ JÁ VIU

Acabou o molho para a salada? Sem crise! Em poucos minutos dá para preparar um molho prático e saudável. Com três ingredientes, você vai criar um molho que vai cair no seu gosto (literalmente):

Uma opção prática para quando bater aquela fome no jantar

O molho *salsa* não serve apenas para acompanhar os chips. Esse condimento saboroso pode ser um ótimo substituto para o molho do macarrão quando você estiver com fome. Basta fazer o seu grão favorito, como o cuscuz marroquino ou a quinoa, e colocar numa tigela com molho *salsa*. Cubra com abacate e desfrute de um prato rápido e fácil de preparar.

* Molho típico da comida hispânica e muito apreciado nos Estados Unidos. Muito parecido com o nosso vinagrete, geralmente é feito com tomates cozidos, pimenta, cebola, alho e coentro.

3 medidas de azeite para 1 medida de vinagre + suas especiarias favoritas

Na página 98, confira a melhor opção de óleo para temperar a salada.

E lembre-se: o óleo de coco não é uma boa opção para o molho da salada porque ele endurece. Prefira o azeite ou outros óleos de baixa temperatura para criar um molho de salada perfeito!

Laticínios e alternativas para substituí-los

Leite de vaca: tal como os demais alimentos derivados dos animais, tenha certeza de que está consumindo o produto de melhor qualidade possível. Verifique o rótulo e evite o leite com hormônios e antibióticos. Muitos fabricantes têm acrescentado a informação "Não contém hormônios nem antibióticos" para orientar o consumidor.

Queijo: é um alimento que costuma ter em todos os lugares e cuja data de validade depende do tamanho, da qualidade e do tipo do queijo. Mas, de modo geral, se não estiver com aspecto bolorento, significa que está bom para consumo.

É importante destacar que os laticínios não fazem bem para todo mundo. Se você tiver intolerância aos derivados do leite, tente algumas das alternativas a seguir.

Leite vegetal: o leite de nozes, tal como o de caju, de amêndoas, de castanha-do-pará etc. pode ser preparado por meio da mistura com água e coado num morim, e tem validade de 3 a 5 dias na geladeira. Na página 143, você encontra receitas de leites vegetais.

Leite de coco: outra ótima alternativa que pode ser preparada com uma porção de creme de coco* ou coco ralado. Também tem duração de 3 a 5 dias na geladeira. Veja a receita na página 143.

Sobras: guarde as sobras em recipientes de vidro por até 4 dias. Mantenha-as em um lugar visível na geladeira, assim, você vai consumi-las mais rapidamente!

O prato principal

Segue uma lista com os alimentos básicos e indispensáveis para cozinhar e preparar uma refeição a

* [N.E.] O creme de coco é um produto pouco comercializado no Brasil, mas existem diversas receitas de como prepará-lo disponíveis no YouTube.

qualquer hora. Com esses ingredientes simples, você poderá preparar uma refeição ou um lanche em poucos minutos.

ALIMENTOS NÃO PERECÍVEIS

- Azeite;
- Vinagre;
- Feijão enlatado;
- Lentilha;
- Caldo de legumes, de carne ou de galinha;
- Molho de tomate;
- Molho pesto;
- Leite de coco;
- Xarope de bordo;
- Mel;
- Grãos como arroz, quinoa e aveia em flocos;
- Extrato de tomate;
- Fermento em pó;
- Bicarbonato de sódio.

GELADEIRA

- Ovos;
- Leite (animal ou vegetal);
- Manteiga (com ou sem lactose);
- Queijo parmesão.

CONGELADOR

- Vegetais congelados (principalmente espinafre, brócolis e ervilha);
- Frutas congeladas (principalmente banana e frutas vermelhas).

PRODUTOS FRESCOS QUE TÊM ÓTIMA DURABILIDADE

- Batata;
- Cenoura;
- Cebola;
- Limão;
- Alho.

OS ESTIMULADORES DO BEM-ESTAR (ESPECIARIAS)

Tempero, muito tempero, baby!

Os temperos são os melhores amigos de um chef. Eles não só fornecem vários minerais e benefícios que melhoram o humor, como também permitem criar sabores diversificados para todos os gostos e preferências. Aí vai uma lista com as especiarias mais utilizadas, que vão lhe dar aquela injeção de ânimo e que não podem faltar na despensa!

ESPECIARIA	BENEFÍCIOS IMEDIATOS	COMO UTILIZÁ-LA
SAL MARINHO	Ajuda a equilibrar os eletrólitos do corpo, especialmente após os exercícios.	Use para temperar seus pratos favoritos e realçar os sabores naturais.
PIMENTA-DO-REINO	Ajuda a melhorar a absorção dos nutrientes dos alimentos.	Adicione ao final do cozimento, pois ela pode perder o sabor se for cozida por muito tempo.
MANJERICÃO	Ajuda a combater o estresse e a melhorar a saúde do coração.	Utilize em molhos de saladas, no molho curry ou em assados.
COMINHO	Ajuda a prevenir o inchaço.	Ideal para pães, sopas e molhos.
PIMENTA CHILI EM PÓ	Ajuda a regular a produção de insulina.	Apimente sopas, frituras e saladas favoritas.
COENTRO	Ajuda a reduzir a ansiedade e combate o estresse oxidativo.	Ideal no prato principal e em pratos frescos ou crus.
CANELA	Ajuda a regular a pressão arterial.	Realça o sabor adocicado dos pratos. Melhor utilizada em pequenas quantidades.
SEMENTES DE COENTRO	Ajuda a reduzir a inflamação e a controlar os níveis de açúcar no sangue.	Torre de leve no fogo antes de acrescentar a pratos refogados ou a sopas.
COMINHO	Ajuda na digestão.	Adicione a sopas, ao molho curry e a pratos picantes. No feijão, ajuda a reduzir os gases.
CURRY EM PÓ	Ajuda a reduzir a dor e a inflamação.	Acrescente a todos os cozidos que quiser.
ENDRO	Um energizante natural.	Perfeito para o picles! Também é ótimo para alimentos fermentados ou para temperar pratos frescos.
SEMENTES DE ERVA-DOCE	Pode ajudar a combater o mau hálito.	Acrescente a pratos veganos para um sabor especial.

ESPECIARIA	BENEFÍCIOS IMEDIATOS	COMO UTILIZÁ-LA
CAMPIM-LIMÃO	Ajuda a aliviar a dor no estômago.	É ótimo para marinadas, frituras e pratos com molho curry.
ORÉGANO	Pode ajudar a fortalecer o sistema imunológico e a eliminar as bactérias.	Perfeito para o molho da salada ou para os molhos de massas e de pizzas.
SALSINHA	Ajuda a reduzir a inflamação.	Acrescente a saladas, molhos para salada e demais molhos que desejar.
ALECRIM	Ajudar a curar problemas de pele.	Perfeito para pratos com carne, batatas, sopas e pães.
SÁLVIA	Ajuda a aliviar os sintomas da depressão.	Acrescente ao prato principal, como carnes, pães e grãos.
PÁPRICA DEFUMADA	Ajuda a melhorar a saúde ocular.	Tempero versátil que pode ser usado para dar mais sabor a vegetais, carnes, grãos e feijões.
SUMAGRE	Rico em ácidos graxos ômega 3, que ajudam a melhorar a memória e a saúde do cérebro.	Perfeito para salada e pratos com curry.
TOMILHO	Ajuda a aliviar a dor de garganta.	É ótimo para dar um toque especial, mas muito sutil ao prato. Cai bem no molho de tomate, nos pães, sopas e saladas.
ZAATAR	Essa mistura contém propriedades que melhoram o humor e potencializam a função cerebral.	Uma receita do Oriente Médio que pode ser usada em saladas, carnes e legumes.

HORA DO PETISCO

Toda despensa precisa ter o "cantinho do petisco". A última coisa que você quer é "beliscar" quando estiver parada de frente para o armário, olhando para aquele saco de pipoca velho e desejando que ele fosse um saco de salgadinho com um sachê de ketchup ao lado. Por essas e outras, manter a despensa abastecida com alimentos que vão satisfazer a sua vontade naquela hora do lanche vai ajudá-la a se sentir satisfeita (porque você vai comer aquilo que realmente tem vontade) e mais feliz.

A tabela a seguir contém sugestões simples para quando bater aquela vontade repentina. Há alguns espaços em branco para você preencher com os seus alimentos favoritos. Pare de "beliscar" e comece a ser feliz!

Um lanchinho na manga

A maioria das pessoas não sabe que pode entrar no avião com comida – apenas líquidos não são permitidos. Então, antes de embarcar, prepare um lanchinho para ter à mão quando bater aquela fome. E, se estiver num hotel, muitas vezes são oferecidas frutas frescas como cortesia aos hóspedes, então, reserve algumas para aqueles momentos que bater a vontade de "beliscar".

DESEJO DE	TRISTE	ESTRESSADA	EXAUSTA	RAIVA + GULA	CHATEADA	SEU FAVORITO
DOCE	• Frutas vermelhas; • Laranja; • Banana.	• Melão-cantalupo; • Cenoura; • Figo.	• Maçã; • Abacaxi (grelhe um pouco para potencializar o sabor!).	• Pera; • Uva-passa; • Cenoura em palito.	• Clementina; • Tâmara; • Noz-pecã.	
SALGADO	• Torrada com abacate; • Salada de feijão; • Cogumelo grelhado.	• Amêndoa; • Salada de quinoa; • Batata-doce frita.	• Manga; • Azeitona; • Bife; • Semente de girassol.	• Ovo mexido; • Alcachofra cozida ao molho de ervas.	• Picles; • Alga marinha; • Berinjela assada.	
CREMOSO	• Suco verde; • Aveia; • Molho *salsa*.	• Molho de feijão-preto (experimente com umas cenouras em palito!); • Manteiga de amendoim; • Coco; • Iogurte.	• Guacamole; • Chocolate meio amargo; • Purê de maçã.	• Ovo cozido com gema mole; • Creme de amêndoa; • Pudim de semente de chia.	• Creme de nozes (acrescente algumas tâmaras!); • Homus (molhe uns chips de tortilha nele!).	
CROCANTE	• Nozes; • Granola; • Pimentas.	• Castanha-de-caju; • Pistache; • Biscoito de arroz.	• Brócolis; • Chips de couve; • Couve-de-bruxelas assada.	• Chicória; • Quinoa frita; • Aipo.	• Grão-de-bico torrado; • Semente de abóbora; • Chip de tortilha.	
BEBIDA	• Chá de cúrcuma ou limonada; • Suco de tomate.	• Chá de camomila; • Água de coco.	• Chá de gengibre; • Chá de matcha.	• Suco de cenoura; • Água com limão.	• Água de pepino; • Suco de maçã natural.	

Cinco

FUNDAMENTOS CULINÁRIOS DA HUMORIANA

Agora que tiramos todos os detalhes técnicos do caminho, podemos nos preparar para ir à cozinha! A primeira vez que pensei em me aventurar na cozinha foi na aula de Economia Doméstica, quando eu estava no ensino fundamental. A cada semana, tínhamos de escolher uma receita diferente para preparar, dependendo da habilidade abordada em cada aula. Então, tínhamos de planejar absolutamente tudo de que precisaríamos, e até íamos ao supermercado comprar os ingredientes para então preparar o prato. Preparei de tudo, de smoothies de morango a ensopados e torta de abóbora. Foi nessa época que me apaixonei pela arte de cozinhar. Saber que com ingredientes e temperos simples eu poderia criar um prato delicioso me deixava muito empolgada.

Em casa, eu testava as receitas e, durante o ensino médio, eu mesma preparava meu lanche para o intervalo.

E aí, chegou a fase adulta. Enquanto cursava a faculdade, eu trabalhava quarenta horas por semana. Na época, só de pensar em cozinhar já ficava aborrecida. Perdi o encanto pela cozinha e até cheguei muitas vezes a fazer miojo para a janta.

Antes de mudar os planos da minha carreira e me tornar coach nutricional, me dei conta da falta que a arte culinária fazia para a minha vida. Eu tinha me afastado completamente daquela sensação agradável que a cozinha me dava e tinha deixado de preparar a minha própria comida.

Então, devagar, mas com toda a convicção do mundo, decidi recuperar a criatividade na cozinha. Comecei com passos curtos, a cada semana eu tentava um ou dois pratos novos, com receitas tiradas de livros de culinária até que, por fim, comecei a criar os meus próprios. Cozinhar é uma expressão de criatividade e, quando você se permite abrir-se para as possibilidades e as ideias que a cercam, aprende a amá-la.

Quero ajudar os novatos na cozinha a dar o primeiro passo. Lembre-se, uma receita por semana faz uma diferença enorme, não só para a sua saúde, como também para a relação que você mantém com a comida e a cozinha. Nas próximas seções, apresento noções básicas de culinária. Depois que você aprender a preparar algumas coisas (por exemplo, como cortar uma cebola do modo correto ou como usar a faca), vai poder utilizar esse conhecimento para começar a criar pratos por conta própria.

Você é aquilo que corta!

Em vez de levantar para cortar cebola e alho, milhares de vezes me peguei pensando que era melhor continuar largada no sofá, assistindo a Netflix, e torcendo para que, por algum milagre, a comida ficasse pronta bem na hora que eu começasse a sentir fome.

A maior parte das pessoas curte cozinhar; o que elas não gostam de fazer é picar os alimentos. Então, a questão não é tanto "você é o que você come", mas sim "você é o que você corta".

Parece meio óbvio e fácil, não é? Saber cortar os legumes e os vegetais? Mas, falando francamente, é isso que impede a maioria das pessoas (inclusive eu) de tomar a iniciativa para cozinhar. Saber COMO usar uma faca do jeito certo para cortar os alimentos vai deixá-la mais confortável na cozinha e entusiasmada para cozinhar com mais frequência.

Conhecer as habilidades básicas das facas e saber como cortar os alimentos de modo adequado pode ajudar você a se sentir uma verdadeira chef de cozinha. Se souber utilizar esse utensílio com maestria, vai se sentir mais confiante e mais motivada a arriscar uma receita nova ou criar uma só sua. A seguir, apresento uma visão geral de uma faca de chef e algumas dicas básicas para o manuseio desse utensílio.

Como usar uma faca de chef

É importante conhecer todas as partes de uma faca e para que serve cada uma delas.

1. SEGURE A FACA DO JEITO CERTO

Há duas etapas para segurar corretamente uma faca:

Primeira: posicione o polegar entre o cabo e a lâmina, mantendo o dedo indicador no lado oposto. Deixe os outros três dedos ao redor do cabo.

Segunda: segure a faca com firmeza, certificando-se de que o dedo médio, o anelar e dedo mínimo estão bem ajustados em volta do cabo.

2. ATENTE PARA A POSIÇÃO DA MÃO

A posição da mão enquanto você segura a faca é fundamental para a sua segurança enquanto corta. Antes de começar a cortar os alimentos, certifique-se de que o indicador está na parte de trás da lâmina e que os outros dedos estão bem encaixados na parte de trás do cabo.

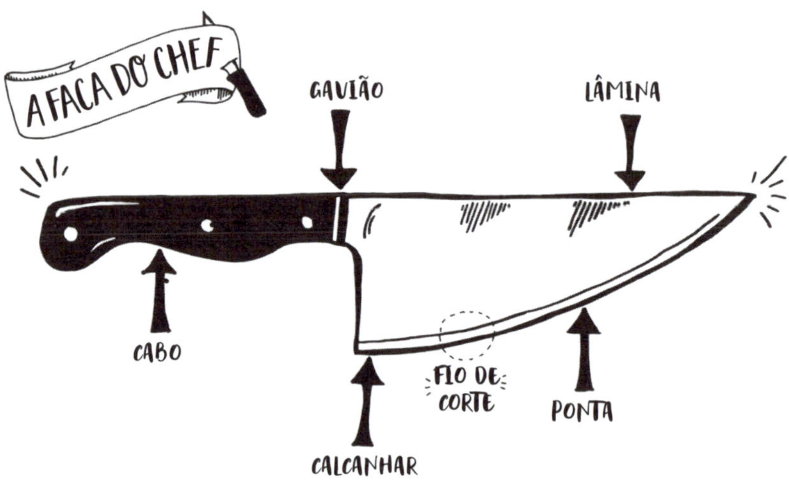

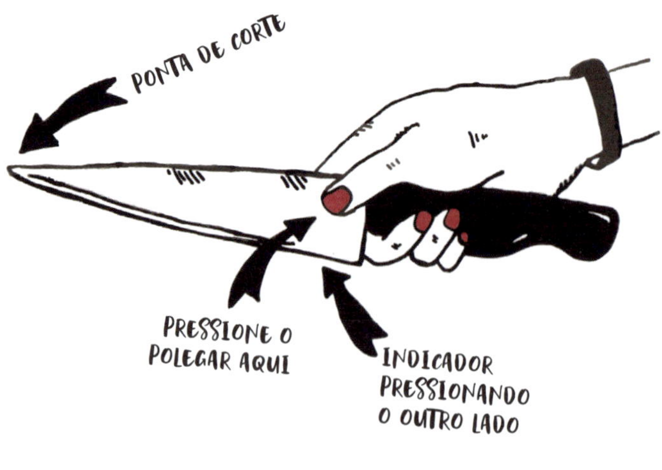

3. FAMILIARIZE-SE COM AS TÉCNICAS DE CORTE

Existem técnicas de corte diferentes para cada tipo de alimento.

A técnica do rolamento

A técnica mais popular de todas é aquela em que a lâmina percorre todo o alimento, de modo que a ponta da faca não desencosta da tábua de corte. A parte do meio da lâmina mantém contato constante com a comida, assim a ponta funciona como uma espécie de "alavanca", sem nunca sair da tábua. A maior parte do corte ocorre na parte do meio da lâmina, ou mesmo no calcanhar e na parte da frente. Verifique sempre se você tem espaço suficiente na tábua para praticar esse tipo de corte.

Variação: para cortes maiores, mantenha os dedos médio, anelar e mínimo encostados no cabo, mas apenas como apoio, não pressionando o entorno do cabo com força.

Para cima e para baixo

Para alimentos maiores, a faca não deverá encostar na tábua; use a parte do meio da lâmina e mantenha a faca apoiada contra o polegar. Durante o corte, você não verá o seu dedo. Também é possível inclinar a lâmina para a frente e garantir o corte completo do alimento.

Técnica de corte *pivô*

É uma variação do corte para cima e para baixo e é muito utilizado para ervas. Apoie a ponta na superfície e vá girando o cabo da faca enquanto corta. Essa técnica deixa folhas de verduras ou de qualquer outro alimento bem picadinhas.

Como cortar uma cebola de modo apropriado (e evitar o chororô involuntário)

Se você já cortou uma cebola como eu costumava fazer, ou seja, de todas as formas possíveis e imagináveis, deve ter "deformado" ou mesmo desperdiçado boa parte dela, além de ter chorado feito um bebê no meio da cozinha.

Mas depois que a gente aprende a cortar esse vegetal do jeito certo, a vida muda da água para o vinho (ou da água para a cebola?). E, com isso, você não só aprende o corte perfeito para o prato que está preparando, como também a se livrar de vez daquele mar de lágrimas na pia ou no balcão que ameaça inundar a cozinha toda vez que você vai cortar uma cebola.

Se quer por um fim no chororô:

- Mantenha a cebola no refrigerador por quinze minutos antes de cortá-la.

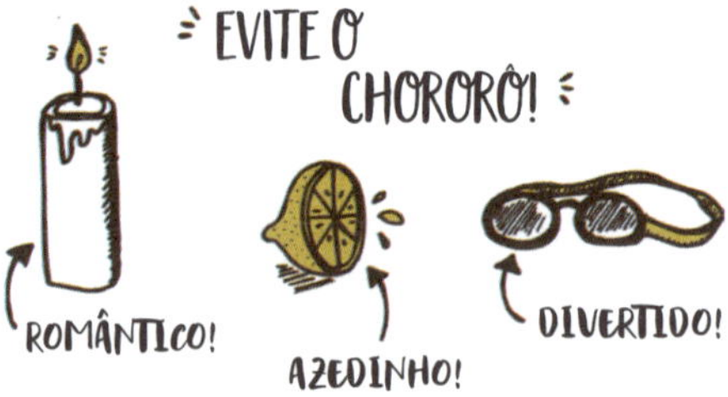

- Acenda uma vela no momento do corte. Esse gesto simples não só vai melhorar o seu humor como também vai ajudar a eliminar as enzimas que se transformam em ácido no momento do corte.
- Use óculos de natação ou de proteção. É meio bizarro, mas pelo menos seus olhos não vão arder.
- Esfregue uma fatia de limão na lâmina da faca antes de começar a cortar. Isso vai ajudar a evitar que as enzimas da cebola provoquem o ardor.
- Não remova a raiz da cebola no momento do corte. A maioria das enzimas estão na raiz, então, mantê-la intacta evita a sensação de ardor nos olhos.
- Mas lembre-se: se você estiver, por qualquer motivo, em um momento chororô, deixe as lágrimas rolarem. Ignore todas essas dicas.

PARA UMA CEBOLA BEM PICADINHA

1. Corte a pontinha da cebola, mas mantenha a raiz intacta (a não ser, claro, que esteja a fim de extravasar e deixar as lágrimas rolarem; nesse caso, corte a raiz e prepare o lenço).
2. Corte a cebola ao meio, na vertical.
3. Retire todas as camadas de folhas.
4. Coloque uma das metades da cebola em uma superfície plana e

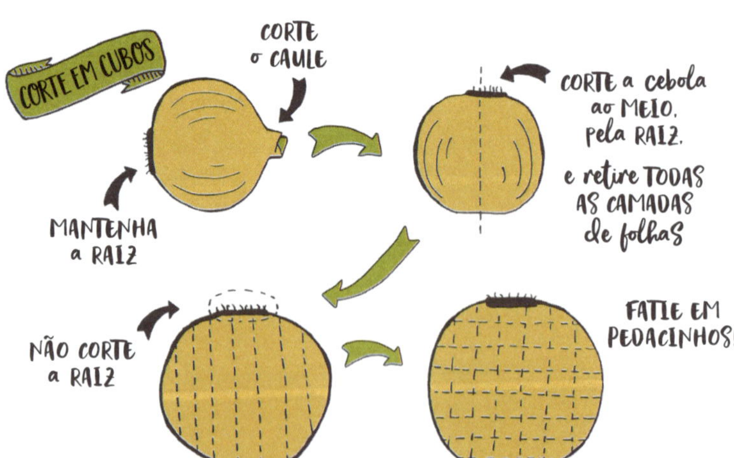

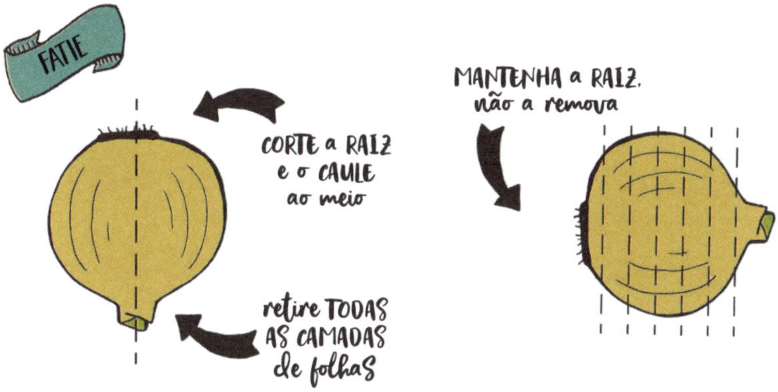

faça cortes uniformes. Tome cuidado para não cortar a raiz; deixe-a como apoio, em contato com a superfície.

5. Faça cortes perpendiculares para obter pedaços mais uniformes.

PARA FATIAR

1. Corte a cebola no meio, na direção do caule e da raiz.
2. Retire todas as camadas de folhas.
3. Comece a fatiar pelo caule, deixando a raiz intacta.

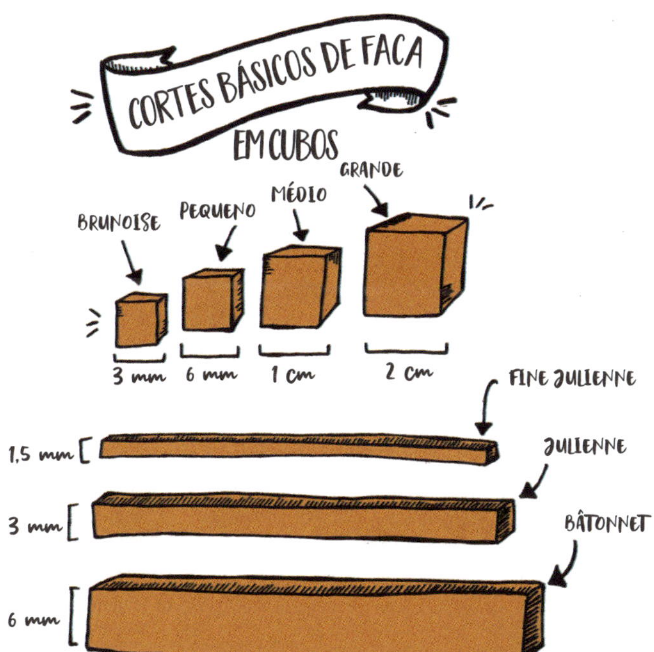

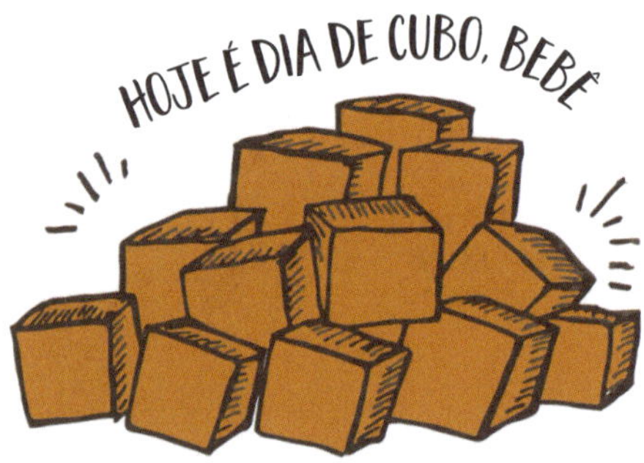

CUBO PEQUENO: 6 mm x 6 mm x 6 mm
CUBO MÉDIO: 1 cm x 1 cm x 1 cm
CUBO GRANDE: 2 cm x 2 cm x 2 cm

Como cortar um pimentão

CORTE 1

1. Com uma faca de chef, corte a parte de cima do pimentão, apenas o suficiente para remover o talo e deixar a parte de dentro exposta.
2. Segure o pimentão e corte toda a camada de sementes, até conseguir puxá-las completamente.
3. Corte a parte de baixo do pimentão e depois posicione-o na vertical, com a parte de cima (onde você fez o corte para remover o talo) virada para baixo. Agora, terá dois pedaços retangulares que podem ser fatiados à julienne ou em cubos.

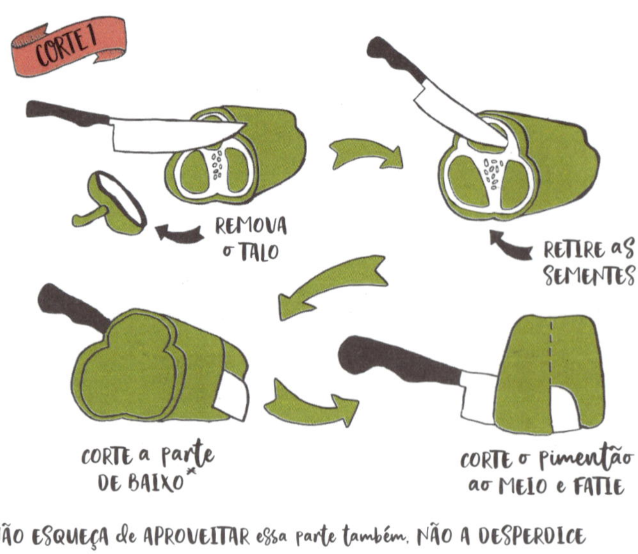

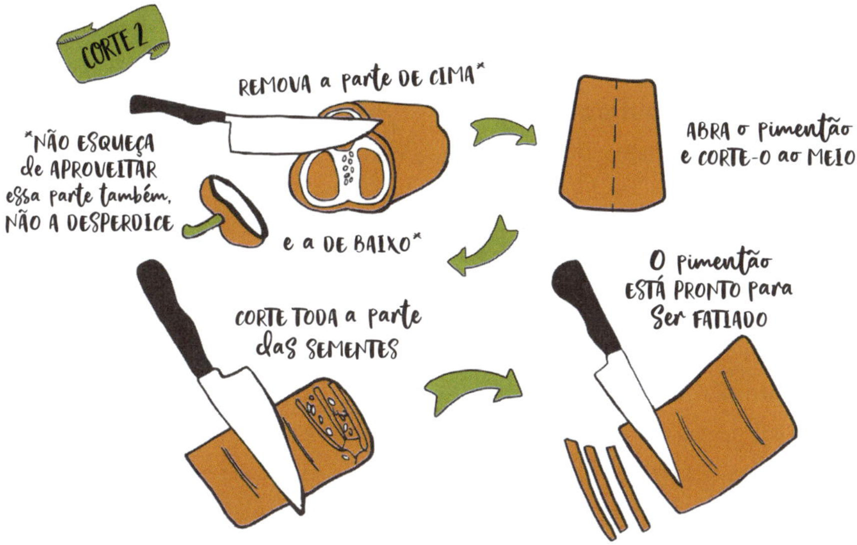
CORTE 2
REMOVA a parte DE CIMA*
*NÃO ESQUEÇA de APROVEITAR essa parte também, NÃO A DESPERDICE
e a DE BAIXO*
ABRA o pimentão e CORTE-O ao MEIO
CORTE TODA a parte das SEMENTES
O pimentão ESTÁ PRONTO para ser FATIADO

CORTE 2

1. Usando uma faca de chef, corte a parte superior do pimentão, apenas o suficiente para remover o talo e deixar a parte de dentro exposta.
2. Corte a parte de baixo do pimentão também, o suficiente para ver a parte interior.
3. Numa superfície, apoie o pimentão na vertical e use a faca para fazer um corte no meio.
4. Agora, coloque o pimentão deitado e use a faca para cortar a parte de dentro, deixando a lâmina da faca paralela ao pimentão e voltada para o lado oposto. Remova as sementes. O pimentão agora deve permanecer deitado na superfície.
5. Agora, é só escolher como quer cortar as fatias, se à julienne ou em cubos. Não esqueça de aproveitar tanto a parte de cima quanto a de baixo que você cortou antes de abrir o pimentão.

Como picar alho

1. Coloque um dente de alho em cima da tábua. Deite a lâmina da faca sobre ele, na vertical e pressione-a contra o dente de alho. A pressão vai ajudar a descascar o alho naturalmente e a realçar o sabor dele.
2. Corte o alho em tiras finas, da raiz até a ponta.
3. Gire o alho 90 °C e corte a outra parte.
4. Use a técnica de corte pivô para ir e voltar até que o alho fique picado na quantidade que você quer.

PS: Você também pode usar um espremedor de alho!

Dicas extras sobre cortes (porque estes aqui podem ser um pouquinho mais difíceis!)

COMO CORTAR UM ABACATE

1. Com a faca, faça um corte em torno do abacate no sentido do comprimento, até chegar ao caroço.
2. Com as mãos, dê uma leve torcida na fruta, até separar as duas partes.
3. Há duas maneiras de retirar o caroço:

Corte 1: use uma colher para removê-lo, deixando o abacate o mais intacto possível.

Corte 2: com a parte do meio da faca, dê uma batida de leve no caroço, apenas o suficiente para perfurá-lo; quando a faca estiver bem presa no caroço, você pode usá-la para puxá-lo.

COMO ABRIR UM COCO

Meu jeito preferido de abrir um coco é... não abri-lo. Simples assim. Falando sério, esse é um pouco mais complicado de abrir e pode requerer ferramentas mesmo como um martelo, por exemplo. E, quando você finalmente conseguir o feito, vai acabar detestando o pobre do coco. Mas se você é do tipo que adora um desafio e está procurando um meio de descarregar a raiva, vá em frente, tente abrir o coco. Pegue a caixa de ferramentas e mãos à obra.

1. Primeiro, retire toda a água de dentro. Localize o "olho" do coco e use um saca-rolhas para perfurar a fruta. Em seguida, basta deixar a água escoar.
2. Agora chegou aquele momento de extravasar e usar toda a força possível. Coloque o coco num saco plástico, uma sacola ou algo do gênero. Então, posicione-o numa superfície firme (o quintal, a calçada, qualquer coisa cimentada é uma boa!). O próximo passo é pegar o martelo e bater no coco até ele rachar.
3. Agora, pergunte-se: Por que eu resolvi fazer isso?

COMO CORTAR UMA MANGA

1. Faça um corte de cada lado da fruta, mantendo o caroço no centro.
2. No sentido vertical, fatie a polpa nos dois lados que você acabou de cortar da manga, sem atingir a casca.
3. Use uma colher para retirar as fatias.

COMO CORTAR UM ABACAXI

1. Coloque o abacaxi deitado numa superfície e corte a coroa.
2. Coloque-o em pé e, com cuidado, corte a pele de cima para baixo.
3. Agora, você pode fatiar a fruta do jeito que quiser (em tiras, cubos etc.).

PS: se a coroa sair com facilidade, significa que o abacaxi está maduro!

O que não pode faltar na cozinha

UTENSÍLIO	BENEFÍCIO
MORIM	Nunca se sabe quando você pode precisar de um. Use-o para peneirar o leite vegetal, bem como para preparar outras delícias como ricota e nhoque. Você pode usá-lo até como uma espécie de sachê para acondicionar ervas e dar mais sabor à sopa.
FACA DO CHEFE	Uma boa faca desse tipo vai ajudá-la a preparar praticamente todos os pratos que quiser. Trate esse utensílio com carinho e invista numa que já tenha experimentado e gostado de manusear.
TÁBUA DE CORTAR	Você é aquilo que corta! Então, além de uma faca de boa qualidade, é interessante também ter mais de uma opção de tábua. É importante que o tamanho dela esteja de acordo com o alimento que você vai cortar. Por exemplo, para cortar um limão, não precisa de uma tábua grande; já para uma berinjela, a tábua pequena não vai servir. PS: Não se esqueça de lubrificar a sua tábua de madeira com óleo mineral para mantê-la limpa e protegida!
PROCESSADOR DE ALIMENTOS	Em poucos minutos ou até mesmo segundos, você pode triturar/fatiar/moer e até liquefazer muitos alimentos. É perfeito para transformar grãos em farinha e preparar manteigas.
ESPREMEDOR DE ALHO	Nele, fica superfácil moer o alho.
TIGELA DE VIDRO	Use para misturar, bater e armazenar os alimentos. Tigelas de plástico muitas vezes contêm BPA e outros aditivos desagradáveis que penetram na comida, o que não acontece com o vidro.
LIQUIDIFICADOR DE ALTO DESEMPENHO	Esse utensílio é perfeito para preparar sopas, molhos, smoothies, cremes e muito mais. Os menores são ideais para quantidades pequenas e smoothies rápidos. Os maiores são ótimos para smoothies tamanho família, grandes quantidades de sopa e transformar grãos em farinha.
MIXER	Misture sopas e prepare purê de batatas rapidamente com esse utensílio. Ajuda a evitar a bagunça e facilita a limpeza da cozinha.
MANDOLINA	Corta com muita facilidade vegetais como cenoura, batata e pepino. Faz os pratos vegetarianos ganharem uma aparência única, o que torna o consumo de vegetais um momento de diversão.
PANELA ELÉTRICA DE ARROZ	Essa panela mudou a minha vida. Com ela, dá pra cozinhar qualquer tipo de grão, inclusive a aveia. Basta colocá-lo na panela e preparar o resto do almoço ou do jantar enquanto o arroz cozinha. Ela avisa quando o arroz fica pronto, então nem vai precisar se preocupar em ficar de olho.

UTENSÍLIO	BENEFÍCIO
SECADOR DE SALADA	Lave e seque alface, espinafre ou qualquer outra verdura de forma rápida e fácil.
CORTADOR DE LEGUMES EM ESPIRAL	Esse utensílio ajuda a preparar macarrão vegetal, como o de abobrinha ou de batata-doce de modo prático e rápido. Confira a receita de Macarrão de abobrinha na página 231.

Métodos de cocção

É importante conhecer os principais métodos culinários de cocção, assim, quando você vir algum tipo específico numa receita, vai saber exatamente do que se trata.

CALOR SECO

É o tipo de cozimento em que o calor é aplicado de modo direto ou indireto à comida, dourando o alimento por fora. Esse método inclui:

Grelhar: quando o calor é aplicado por baixo da comida como em grelhas ou na churrasqueira, por exemplo.

Assar: é a técnica em que o alimento é envolvido com calor seco em um ambiente fechado. É ideal para frutas, legumes, carnes e assados. A temperatura normalmente não ultrapassa os 190 °C.

Saltear: trata-se de uma transferência de calor usando uma pequena quantidade de gordura como manteiga ou óleo. É uma boa opção para legumes e proteínas.

Frigir: uma mistura entre o salteado e o frito. Utiliza-se uma quantidade maior de gordura que o saltear e, algumas vezes, a comida é coberta com massa ou farinha.

Fritar: quando o alimento fica imerso na gordura durante o aquecimento.

Tá estressada? Vai cozinhar!

Esse é meu lema porque, quando estou brava e vou para a cozinha, num piscar de olhos passo do estado de raiva para a calma.

CALOR ÚMIDO

Nesse método de cozimento, o calor é aplicado ao alimento, submergindo-o em líquido a diferentes temperaturas.

Pocher: a comida é cozida no líquido, normalmente a água, entre 70 e 80 °C. A água não chega a ferver, então não deve haver bolhas. Manter a temperatura certa é fundamental. O alimento tipicamente cozido por meio desse método é o ovo.

Ferver em fogo baixo: quando quiser deixar algum alimento mais macio, pode fervê-lo entre 85 e 95 °C, aproximadamente. Esse método pode impactar no sabor da comida porque é possível cozinhá-la com vários caldos e aromas.

Ferver em fogo alto: a comida é submersa em líquido quente e fervente para um cozimento mais rápido. Esse método é mais utilizado para cozinhar legumes e grãos.

Vapor: nesse método, a energia do vapor é transferida para a comida. Normalmente, a comida é posta em um recipiente acima da água fervente, o que ajuda os vegetais a ficarem mais macios, mantendo a maior parte das propriedades nutritivas.

CALOR MISTO

Alguns métodos de cocção requerem a combinação entre o calor seco e o úmido.

Brasear: normalmente utilizado para cozinhar pedaços grandes de carne. Acrescenta-se líquido suficiente para cobrir até a metade do alimento, que é levado ao fogão ou ao forno.

Ensopar: os alimentos são submersos em líquido e cozidos em temperatura mais baixa, em torno de 150 °C, até amaciar. Normalmente, os itens são fatiados em tamanhos menores e leva menos tempo do que para brasear.

Óleos de cozinha

Há uma tonelada de óleos por aí, por isso é importante saber para que serve cada um deles. A última coisa que você vai querer é ver a sua salada petrificada depois de temperá-la com óleo de coco e levá-la à geladeira. Segue uma lista com os óleos mais utilizados.

GORDURA/ ÓLEO	BENEFÍCIO PARA O HUMOR	CALOR ADEQUADO	COMO UTILIZAR
AZEITE EXTRAVIRGEM	Ajuda a manter o bom funcionamento do intestino e deixa o cabelo e a pele com um aspecto saudável!	Baixa temperatura.	No molho da salada ou em cozimento com fogo baixo.
ÓLEO DE COCO EXTRAVIRGEM	Pode acabar com a fermentação no intestino e dar uma turbinada no cérebro e na memória.	Fogo médio a alto.	Use para assados ou refogar legumes, panquecas, refogados, ovos e muito mais.
ÓLEO DE SEMENTE DE UVA	Anti-inflamatório e ajuda a reduzir o nível de açúcar no sangue.	Fogo médio a alto.	Use para assados ou refogar legumes, panquecas, refogados, ovos e muito mais!
ÓLEO DE GERGELIM	Ajuda a prevenir manchas na pele.	Fogo bem baixo.	Adicione a refogados e outros pratos típicos da Ásia. Também cai bem no molho da salada.
ÓLEO DE NOZ	Ajuda a melhorar a função cerebral e previne a fadiga.	Fogo baixo ou nenhum calor.	Utilize em saladas, legumes, pizzas, ou misture na aveia.
ÓLEO DE LINHAÇA	Ajuda a combater os sintomas da ansiedade.	Não deve ir ao fogo.	Utilize em saladas, legumes, pizzas, ou misture na aveia.
ÓLEO DE ABACATE	É uma gordura saudável que ajuda o corpo a absorver os nutrientes de frutas e legumes.	Fogo baixo ou nenhum calor.	Utilize em saladas, legumes, pizzas, ou misture na aveia.
MANTEIGA	Contém altos níveis de vitamina K2, que ajuda a manter a saúde do coração e dos ossos.	A qualquer temperatura.	Ótimo para assados e refogados.

ALGUMAS OBSERVAÇÕES SOBRE OS ÓLEOS DE COZINHA

1. Compre óleos que venham em garrafas de vidro escuro. As embalagens plásticas transparentes geralmente trazem misturadas de óleos e podem liberar elementos químicos no produto.
2. Mantenha-o longe do calor e da luz para ajudar a conservá-lo fresco.
3. Evite o óleo vegetal e o óleo de canola sempre que possível, pois são muito refinados e não contêm propriedades que vão ajudar no seu humor.

As traças adoram os grãos!

Para evitar uma infestação de traças na sua despensa, guarde os grãos no freezer. Assim, você mantém os alimentos longe de quaisquer insetos (inclusive das traças).

Cozinhando com grãos

Grãos integrais são um ingrediente básico para preparar pratos saudáveis de maneira rápida e fácil. A lista a seguir mostra os grãos mais ricos em nutrientes disponíveis no mercado, bem como a quantidade de água necessária para cozinhá-los e o tempo de preparo!

GRÃO	QUANTIDADE DE ÁGUA PARA CADA XÍCARA DE GRÃO	TEMPO DE COZIMENTO
CEVADA	2-3 xícaras	1 hora
ARROZ NEGRO	1 1/2-2 xícaras	1 hora
ARROZ INTEGRAL	2 xícaras	45-60 minutos
TRIGO-SARRACENO	2 xícaras	25-30 minutos
CUSCUZ MARROQUINO	1 xícara	5 minutos
FARRO	3 xícaras	30 minutos
FONIO	2 xícaras	3 minutos
FUBÁ	3 xícaras	20 minutos
QUINOA	2 xícaras	15 minutos
AVEIA EM FLOCOS	2 xícaras	20 minutos

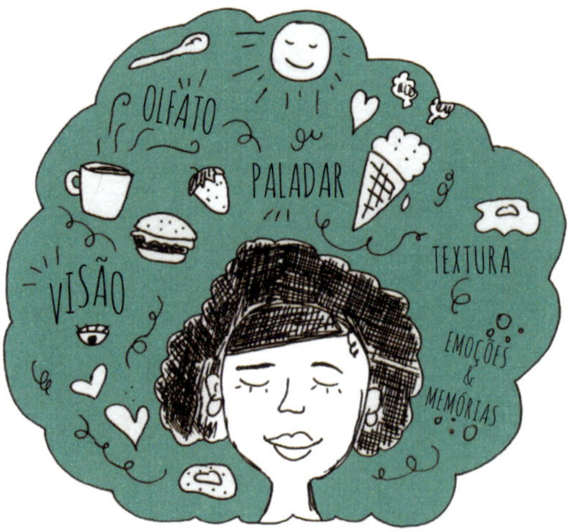

Sabor e humor: a combinação ideal

DESPERTE OS SEUS SENTIDOS

Quando você ingere a comida, cinco "sentidos" são despertados.

1. **Visão:** primeiro você come com os olhos. Quantas vezes você já pediu um prato no restaurante porque viu alguém comendo e ficou com vontade? A apresentação e a aparência do prato podem interferir na nossa vontade de comê-lo ou não.
2. **Olfato:** o aroma da comida é o suficiente para nos fazer escolher determinado prato ou restaurante. O olfato pode ficar mais aguçado quando você passa em frente a uma padaria e, de repente, sente aquela vontade enorme de comer um donut.
3. **Paladar:** quando se fala de cozinha e alimentação, há cinco tipos de paladares que experimentamos: doce, ácido, amargo, salgado e umami (uma palavra japonesa que se refere ao gosto apetitoso, ao sabor da carne ou das proteínas em geral). Com frequência, o paladar é despertado quando sentimos aquela vontade repentina, do tipo "preciso comer um doce agora".
4. **Textura:** provavelmente você já escutou alguém dizer "Ah, eu não gosto de comer isso, a textura é estranha". A textura é um fator decisivo na escolha de um prato. Algumas pessoas preferem alimentos mais cremosos e pastosos como sopas e purês, enquanto outras preferem algo mais forte e substancioso.
5. **Emoções e memórias:** um passeio pela nossa memória pode desencadear emoções profundas e despertar os sentidos. De repente, você sente vontade de comer determinado prato ou tipo de alimento que evoca uma lembrança específica da sua vida.

Ter consciência desses sentidos pode ajudar você a criar pratos que saciem a sua vontade ou que atinjam o objetivo que você quer alcançar.

COMBINE OS SABORES

Às vezes, sentimos o cheiro ou sabemos que gostamos de determinado tempero, mas quando o acrescentamos ao prato, descobrimos que a mistura de sabores não ficou boa.

Com base na culinária popular de diferentes culturas, a tabela a seguir vai ajudá-la a escolher o melhor tempero para cada prato.

PERFIL DO SABOR	ITALIANO	MEXICANO	JAPONÊS E CHINÊS	GREGO E LIBANÊS	TAILANDÊS	INDIANO	AFRICANO
TEMPEROS E ERVAS UTILIZADOS	• Manjericão; • Pimenta; • Alho; • Manjerona; • Cebola; • Orégano; • Salsinha; • Pimenta vermelha em flocos; • Alecrim; • Sálvia; • Tomilho; • Sal; • Pimenta.	• Coentro; • Canela; • Pimenta; • Semente de coentro; • Cominho; • Alho; • Cebola; • Páprica; • Salsinha; • Cúrcuma.	• Manjericão; • Cardamomo; • Pimenta; • Coentro; • Alho; • Gengibre; • Missô; • Cebolinha; • Wasabi.	• Coentro; • Canela; • Pimenta; • Cravo; • Endro; • Alho; • Manjerona; • Hortelã; • Orégano; • Salsinha; • Gergelim; • Sumagre; • Tomilho; • Zaatar.	• Manjericão; • Pimenta; • Coentro; • Semente de coentro; • Cominho; • Curry; • Gengibre; • Capim-limão; • Hortelã; • Tamarindo; • Cúrcuma; • Gergelim.	• Pimenta-do-reino; • Cardamomo; • Pimenta; • Canela; • Cravo; • Cominho; • Curry; • Garam masala; • Alho; • Gengibre; • Feno-grego; • Hortelã; • Mostarda; • Cebola; • Açafrão; • Gergelim; • Tamarindo; • Cúrcuma.	• Cardamomo; • Cravo; • Cebolinha; • Coentro; • Canela; • Semente de coentro; • Cominho; • Alho; • Gengibre; • Hortelã; • Cebola; • Açafrão; • Sálvia.
FRUTAS E VEGETAIS QUE MELHOR COMBINAM COM OS TEMPEROS	• Abacate; • Pimentão; • Brócolis; • Alcaparras; • Pepino; • Azeitona; • Espinafre; • Couve; • Limão; • Tomate.	• Abacate; • Milho; • Pimenta; • Jicama; • Limão; • Pimentão; • Tomate; • Abobrinha.	• Brócolis; • Pimentão; • Couve-chinesa; • Pepino; • Cenoura; • Limão; • Broto de feijão; • Algas marinhas; • Cogumelo; • Ervilha.	• Rúcula; • Pepino; • Berinjela; • Limão; • Azeitona; • Sementes de romã; • Espinafre; • Tomate.	• Cenoura; • Couve-flor; • Coco; • Ervilha; • Abóbora; • Batata; • Tomate; • Abobrinha.	• Pimentão; • Couve-flor; • Coco; • Berinjela; • Limão; • Espinafre; • Tomate.	• Pimentão; • Couve-flor; • Milho; • Berinjela; • Limão; • Melão; • Laranja; • Batata; • Tomate.

PERFIL DO SABOR	ITALIANO	MEXICANO	JAPONÊS E CHINÊS	GREGO E LIBANÊS	TAILANDÊS	INDIANO	AFRICANO
MELHORES FEIJÕES, LEGUMINOSAS E GRÃOS	• Arroz arbóreo; • Cevada; • Feijão-branco; • Feijão-fava; • Grão-de-bico.	• Feijão-preto; • Arroz integral; • Lentilha; • Feijão-carioca; • Feijão-vermelho.	• Feijão-azuki; • Cevada; • Arroz, incluindo negro, integral e basmati; • Feijão-preto; • Feijão-vermelho; • Edamame.	• Grão-de-bico; • Lentilha; • Cevada; • Arroz; • Quinoa; • Feijão-branco.	• Arroz, incluindo integral, marrom, jasmim e basmati.	• Arroz basmati; • Grão-de-bico; • Lentilha.	• Arroz basmat • Fonio; • Grão-de-bico; • Lentilha; • Painço; • Ervilha.
AS MELHORES OPÇÕES DE ÓLEO	• Azeite.	• Azeite.	• Óleo de gergelim.	• Azeite.	• Azeite ou óleo de coco.	• Azeite.	• Azeite ou óleo de coco.
EXEMPLOS DE RECEITAS	• Sopa de lasanha com espinafre (131); • Risoto de sálvia, batata-doce e aspargo (132); • Pizza de quinoa (137); • Banana com chocolate e pistache (152); • Espinafre cremoso (185); • Broinhas de pizza (229).	• Feijão + grão-de-bico + chili (132); • Pão de milho crocante (133); • "Queijo" nacho (134); • Salada de taco suculenta (141); • Guacamole (161); • Delícia gelada de chocolate e chia (202).	• Enroladinho fácil (139); • Refogado asiático (158); • Sorvete de matcha (126).	• Bruxelas da vovó (183); • Salada de couve-rábano (190); • Docinho de tâmara (202); • Homus de *pumpkin pie* (211); • Salada grega (215); • Copepino (213); • Hambúrguer de falafel (227); • Batata frita com zaatar (227); • Salmão com zaatar (234).	• Biscoito de gengibre (127); • Leite de coco (143); • Curry relaxa cuca (155); • Rolinho primavera + molhos (166); • Minimuffins de cenoura (223); • Macarrão com amendoim e abacaxi (232).	• Sopa picante de abóbora (162); • Limonada refrescante de cúrcuma (172); • Tônico de cúrcuma (172); • Sorvete de cúrcuma (124).	• Suco refrescante de laranja e cranberry (144); • Salada de quinoa (191); • Salada simples de feijão (193); • Salada de pera com canela (210); • Batata-doce frita (206); • Purê de couve-flor assada (212); • Enroladinho superpoderos (215).

E se você não estiver a fim de cozinhar... Peça o que realmente está com vontade de comer

DESAPONTAMENTO GASTRONÔMICO: ficar triste por ter escolhido o prato errado no restaurante.

Com frequência, quando saímos para comer, ou mesmo quando cozinhamos em casa, pedimos ou preparamos algo porque consideramos que é saudável e é melhor comer essa tal coisa do que aquilo de que realmente estamos com vontade. Por exemplo, você vai à pizzaria e, quando chega lá, pede uma salada porque acha que é mais saudável e melhor pra você. Na verdade, tudo o que você queria era pizza. Mas você insiste, pede a salada, come e fica insatisfeita. Repetindo, tudo-o-que-você-queria-era-comer-pizza.

E, geralmente, o que acontece pouco tempo depois é que o seu corpo tenta resolver esse desejo insatisfeito e você acaba comendo um monte de outras coisas para compensar. Então, em vez de comer dois pedaços de pizza, você come a salada com molho ranch, metade de um pacote de bolacha, algumas fatias de queijo, uns salgadinhos com um pouco de ketchup e um punhado de pretzels. Convenhamos, não era melhor ter comido a bendita pizza? Você não só se sentiria satisfeita, como não ficaria com fome mais tarde por não ter comido o que realmente teve vontade.

Da próxima vez que sair para comer, permita-se comer aquilo que realmente tiver vontade. E, enquanto come, saboreie e aproveite o prato com gosto. Observe o cheiro, o sabor e a textura do alimento. Mastigue devagar e cuidadosamente.

Depois, observe como se sentiu. Ficou satisfeita com a escolha? Comeu tudo ou sobrou alguma coisa no prato? Foi beliscar alguma coisa depois?

Faça essa experiência e observe como o seu corpo reage quando você decide "escutar o seu estômago" e quando resolve ignorá-lo.

É importante perceber como o seu corpo e sua mente se comportam em relação aos alimentos para se livrar daquela sensação de arrependimento que bate às vezes por ter comido isso ou aquilo, quando na verdade o que você fez foi saciar sua vontade.

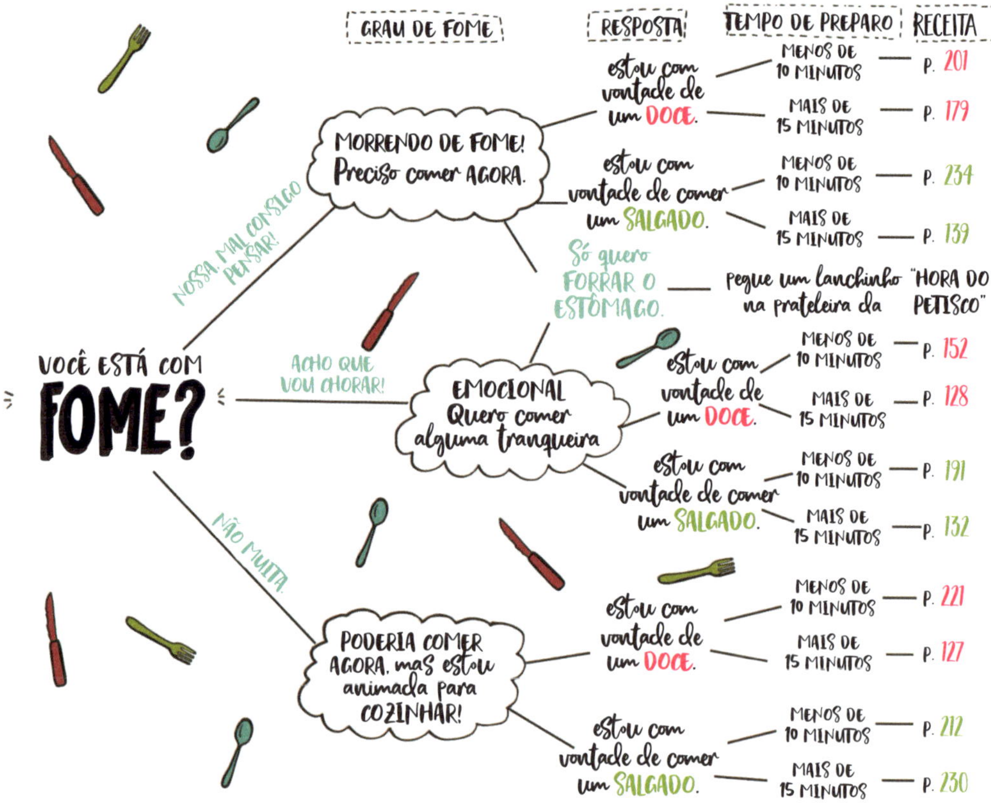

Cozinha intuitiva

Alguma vez já se perguntou como a sua avó conseguia ir para a cozinha e, sem receita nenhuma, preparar as melhores refeições e guloseimas que você já comeu na vida?

Você perguntava: "Mas, vó, cadê a receita?", e ela respondia simplesmente que não usava receita nenhuma.

E se você for como eu (uma pessoa de personalidade tipo A), devia se sentir em verdadeiro estado de pânico quando escutava isso porque não se imagina cozinhando sem uma receita. O simples fato de tentar criar algo sem uma estrutura prévia a deixa mais ansiosa do que o normal.

Mas a questão é que as nossas avós sabiam coisas sobre a comida de que muitas vezes nos esquecemos. Cozinhar é literalmente uma expressão da criatividade. Da maneira que cozinhamos e criamos receitas até o modo como servimos e apresentamos os nossos pratos, tudo envolve criatividade. É um gesto que envolve intuição, degustação, experimentação e muito sentimento para preparar

ALIMENTAÇÃO + MAPEAMENTO DE HUMOR

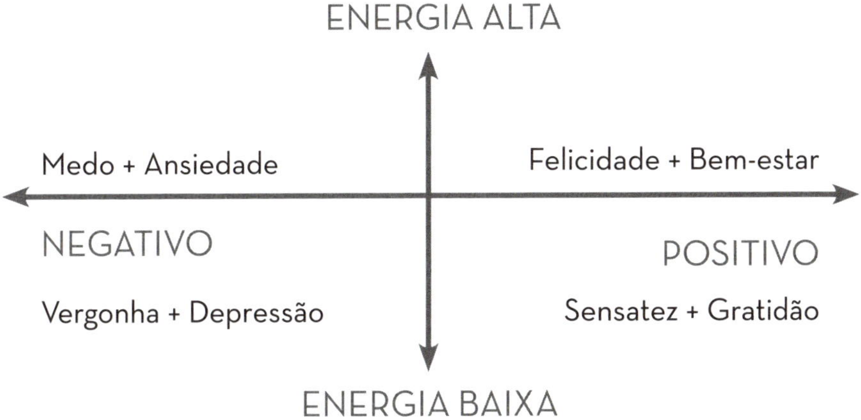

algo com amor que será compartilhado com outras pessoas.

Porém, com as tendências perfeccionistas e o aumento dos alimentos de conveniência, esquecemos que cozinhar é uma forma de arte e muitas vezes enxergamos a atividade como uma tarefa árdua.

Escolher enxergar o ato de cozinhar como uma aventura criativa pode ajudar você a virar a chave do "não consigo cozinhar nada" para o "hora de colocar a criatividade em prática!".

Para evitar ataques de ansiedade e treinar a habilidade de cozinhar "intuitivamente", comece seguindo uma estrutura. Isso significa partir de uma receita e segui-la à risca (pausa para o suspiro, sei que todas aquelas com personalidade tipo A estão se sentindo aliviadas agora!). Siga todas as instruções e meça cada ingrediente com precisão. Alguns dias depois, memorize a receita e repita-a. Faça isso algumas vezes, mas comece a trocar alguns ingredientes ou use um ou outro tempero diferente. Repita o procedimento com várias receitas e perceba como você começa a aprender sobre aromatizantes, combinações, texturas e sobre o que mais agrada o seu paladar.

Quando começar a se sentir mais confortável na cozinha, tente incluir um novo vegetal por semana ao seu prato. Se algum deles despertar a sua curiosidade no supermercado ou na feira, pegue-o e descubra o que pode cozinhar com ele. Comece aos poucos, salteando ou assando-o. Descubra o sabor que ele tem. Pode ser que você se pegue pensando: "Nossa, isso aqui vai ficar uma delícia refogado", ou "Uau, isso aqui vai dar um belo muffin!". Comece a confiar nos próprios instintos em relação aos alimentos. Quanto mais você escutar o seu corpo, mais apta e capacitada vai se sentir na cozinha.

E quanto mais empoderada você se sentir na cozinha, mais vai se sentir melhor em vários aspectos da sua vida, assim como também vai se alimentar melhor.

Quando se sentir mais confortável na cozinha, use esse mapeamento de alimentos para ajudá-la a criar os próprios pratos sem precisar de receitas.

Também é muito importante entender que todos os corpos são únicos e surpreendentes, e que mesmo as frutas, os vegetais e os alimentos saudáveis podem não cair bem para algumas pessoas.

Desenvolvi esse sistema de mapeamento do humor alimentar para que você possa criar um plano único que satisfaça o seu corpo. É importante que esse mapa seja preenchido a cada seis ou doze meses, já que o seu corpo muda e evolui constantemente. Às vezes, aquilo que nos fazia sentir bem, pode começar a fazer mal depois.

O mapa é uma forma de desenvolver um relacionamento íntimo com o próprio corpo. Depois de um tempo de prática, vai se familiarizar tanto com ele que, quando sentir vontade de comer alguma coisa ou quando ficar doente, muitas vezes vai saber identificar "como" e "por quê".

Ao experimentar pratos e alimentos diferentes, comece a observar como você se sente após a refeição. A partir disso, pode começar a categorizar os alimentos com base nessas respostas. Por exemplo, quais são os alimentos que a deixam mais disposta? Quais a deixam mais pra baixo? Que alimentos a deixam ansiosa? Comece a listar esses alimentos no sistema de mapeamento para entender melhor do que o seu corpo precisa para se sentir feliz, satisfeita, serena ou relaxada.

Diário da humoriana

Um dos passos para se tornar adepta à alimentação emocional é descobrir como você se sente em relação ao que come. Cada alimento pode, de diferentes maneiras, impactar no nosso humor, tal como o nosso humor pode influenciar naquilo que vamos comer. Mais ainda, quando está estressada, come algo saudável e, ainda assim, se sente um trapo, precisa investigar o motivo desse estresse antes de jogar a culpa na salada de couve. Geralmente, demora de uma a três horas para sentirmos os efeitos negativos dos alimentos no nosso corpo, mas, se estiver estressada, pode senti-los por horas a fio. Aprender a dança complexa que ocorre dentro do nosso próprio corpo pode ajudá-la a descobrir como se sentir melhor com seu corpo e mente. Alguns passos são fáceis de descobrir como o chá-chá-chá, outros podem ser mais capciosos como os do tango, por exemplo. Seja paciente consigo e permita que a trilha desse caminho seja algo único.

Utilize o diário na página seguinte para ajudar a identificar quais alimentos estão funcionando pra você e quais não. Preencha o quadro por sete dias e, ao final, faça uma análise. Investigue as reincidências e entre em sintonia com a sua alimentação e as suas emoções.

Crie mantras culinários

A energia que trazemos conosco quando começamos a cozinhar se transfere para o nosso prato. Não restam dúvidas de que o gosto da comida é melhor quando ela é feita com amor.

Experimente cozinhar com mantras criativos e insira em cada prato uma emoção única. Por exemplo, se quiser se sentir mais centrada, seu mantra enquanto cozinha deve ser "Minha cabeça está no aqui e no agora". Se quiser se sentir como a Gloria Steinem, diga "Sou uma feminista fodona" e vá cozinhar se sentindo como tal.

Se quiser se sentir como a Beyoncé, repita o mantra: "Sou perfeita".

Os mantras podem ser engraçados, bizarros, sem sentido, sérios, motivadores, enfim, eles podem representar qualquer emoção e/ou sentimento que você queira incutir na sua comida. Crie seus mantras para diferentes pratos e sinta-se livre para mudá-los de acordo com o seu humor.

O único ingrediente que não ensinam na escola de culinária

Há um ingrediente mágico capaz de melhorar o sabor dos alimentos sem que seja necessário aumentar o teor de açúcar, sal ou gordura. Esse ingrediente tem o poder de aumentar o valor nutricional de um prato sem comprometer o sabor da comida. Chama-se amor. Quando você incute amor e alegria no ato de cozinhar, esses sentimentos são transmitidos para as refeições e para aqueles que dela vão se servir.

Descubra que tipo de energia você quer transmitir para a sua refeição e cozinhe com essa energia. Você quer que a comida seja uma experiência relaxante, energizante, pacífica? Visualize o resultado final e transmita a cada porção, colher, mistura e mexida, a energia que quer extrair daquele momento.

Você tem a capacidade de transferir à comida sentimentos como amor,

DATA	O QUE COMI	COMO ME SENTI LOGO DEPOIS	COMO ME SENTI UMA HORA DEPOIS	COMO ME SENTI ALGUMAS HORAS DEPOIS	FATORES EXTERNOS (NÍVEL DE ESTRESSE, RELACIONAMENTOS ETC.)

CONCLUSÕES DEPOIS DE UMA SEMANA

Alimentos que me fizeram sentir bem:

Alimentos que devo deixar pra lá:

Maior aprendizado de todos:

Um motivo pelo qual o meu corpo é incrível:

gratidão e alegria. Dance enquanto estiver salteando algo na panela, cante enquanto mexe os ingredientes ou simplesmente ouça uma música enquanto cozinha e sorria! Não importa o que esteja cozinhando, seja um macarrão instantâneo ou uma comidinha mais caseira; independentemente do valor nutricional da comida, cozinhe com alegria e otimismo. Com isso, você não só vai se divertir mais na cozinha, como também vai apreciar o prato, digerir a comida melhor e até comer menos porque vai se sentir "saciada" por aquela energia.

Cozinhe com a melhor atitude possível e essa energia boa vai retornar para você.

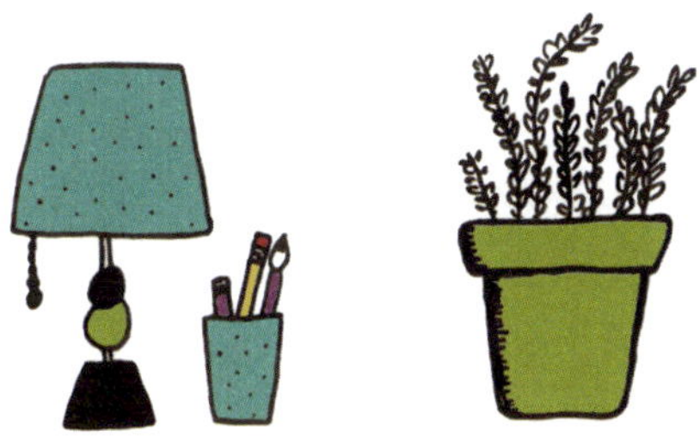

Construa um lar feliz

Como passamos a maior parte do tempo na nossa casa, esse deve ser o lugar que nos trará alegria e felicidade em vez de estresse e ansiedade. Modificar o ambiente de casa pode influenciar a saúde e as emoções.

Toda vez que entro em algum cômodo da minha casa, penso em como quero me sentir ali. E, então, me pergunto se aquele ambiente do modo como está me remete esse sentimento. Enumero aqui algumas dessas perguntas:

1. Meu escritório me motiva e inspira a minha criatividade?
2. A minha sala de estar é convidativa para os visitantes?
3. Me sinto motivada de preparar a comida na minha cozinha?
4. O ar aqui dentro está limpo?
5. Meu quarto transmite conforto e paz?
6. O meu banheiro está limpo? É um ambiente aconchegante?

Se a sua resposta for "não" para qualquer uma dessas perguntas, chegou a hora de se concentrar em um cômodo por vez e mudar o que for preciso para que você possa se sentir feliz naquele espaço. A seguir, listo alguns maneiras de decorar o espaço e se sentir como quer na sua própria casa.

Como você quer se sentir?

CONFORTÁVEL E FELIZ

As melhores cores para decorar o espaço

Rosa, marrom e tons de amarelo-claro

Dicas para a decoração

- Mantenha uma espécie de diário de gratidão noturna no criado-mudo. Todas as noites, antes de dormir, escreva de três a cinco coisas pelas quais se sente grata. Isso pode ajudá-la a dormir melhor e acordar se sentindo satisfeita;
- Crie um mural com obras de arte de que você gosta e/ou suas fotos e recordações favoritas;
- Adote o simples. Muitas vezes, queremos preencher o espaço com muita coisa para que o ambiente não pareça "vazio", mas a simplicidade é sempre melhor;
- Limpe a mesa de cabeceira. Ter um monte de papel, livros e velas empoeiradas do lado da cama só vai deixá-la mais estressada;
- Deixe a luz entrar nos quartos. Às vezes, tentamos encher o espaço com mobília e itens de decoração quando, na realidade, tudo o que o ambiente precisa é de luz, especialmente nos meses de inverno.

CALMA E CENTRADA

As melhores cores para decorar o espaço

Verde, azul e cinza

Dicas para a decoração

- Libere espaço. A ansiedade pode aumentar quando estamos num ambiente desorganizado, então, reserve um tempo para organizar os espaços que são mais incômodos para você;
- Arrume a cama todos os dias. Se há um lugar em que deve se sentir calma e centrada, é o seu quarto. Além disso, não há nada melhor do que deitar numa cama limpinha e arrumada, não é mesmo?;
- Reserve uma "zona de tecnologia" na sua casa. Diminua o tempo que passa de frente para a tela, separando um espaço para o computador e outros dispositivos ligados à tecnologia. Com isso, você consegue controlar o tempo em que passa de frente para a(s) tela(s);
- Crie um pequeno espaço na sua casa para meditação, com uma almofada ou um cobertor e para onde você irá sempre que quiser um momento de paz, tranquilidade e reflexão.

Como você quer se sentir?

ENERGIZADA

As melhores cores para decorar o espaço

Laranja e vermelho

Dicas para a decoração

- Acrescente alguns elementos vivos à sua casa, eles podem ajudá-la a se sentir mais energizada. Se você é como eu e tende a esquecer de colocar água nas plantas, opte por plantas aéreas ou suculentas, que demandam menos cuidados;
- Abra as portas e as janelas quando o tempo estiver bom para a entrada de ar fresco. Mesmo nos meses de inverno, sempre abra um pouco as janelas para permitir a troca de ar dentro dos cômodos;
- Passe sálvia nas áreas de sua casa que precisarem de uma limpeza extra. A sálvia é um excelente higienizador e ajuda a limpar as energias ruins, permitindo que a energia da sua casa se renove;
- Coloque uma música. É um estimulante natural do bom humor. E, se você escolher ouvir música no momento em que cozinha, melhor ainda!

CRIATIVA

As melhores cores para decorar o espaço

Tons de roxo e laranja

Dicas para a decoração

- Distribua óleos essenciais pelo espaço como de limão, toranja e laranja, que podem ajudar a estimular a energia criativa;
- Crie um mural com imagens, figuras, frases ou fotografias que contenham seus objetivos de vida. Ao longo do ano, acrescente o que desejar nele;
- Coloque frases inspiradoras na mesa ou nas paredes. Use-as como um lembrete naqueles dias em que estiver se sentindo para baixo;
- Tenha uma "caixa de criatividade". Se as crianças podem ter uma sala de jogos, os adultos têm o direito de ter pelo menos uma caixa de criatividade. Essa caixa pode conter livros de colorir para adultos, raquetes de tênis, ioiôs, bolas antiestresse, quebra-cabeças, jogos de cartas ou qualquer outro item com que você possa se divertir quando estiver se sentindo esgotada e estressada.

PURIFICADA

As melhores cores para decorar o espaço

Branco e azul

Dicas para a decoração

- As plantas são uma força vital fundamental que podem ajudar a desintoxicar o ar e a limpar o espaço. Plantas desintoxicantes e que exijam pouco cuidado ajudam a manter a qualidade do ar e trazem boas energias para a sua casa. A seguir, algumas das melhores plantas para cultivar em ambiente doméstico:
    - Clorofito;
    - Lírio-da-paz;
    - Samambaia-americana;
    - Palmeira de bambu;
    - Plantas aéreas;
    - Hera-inglesa.
- Difusores de óleos essenciais podem ajudar a purificar o espaço e até a mudar o seu estado de humor;
- Os purificadores de ar podem facilitar a respiração;
- Odorizantes para uso doméstico são vendidos em sprays e combatem naturalmente as bactérias ruins e as substituem por bactérias boas, o que pode reduzir alergias e aumentar a qualidade do ar;
- Purificadores de água são um ótimo meio não só de purificar a água em si, mas também de melhorar a sua saúde. Você pode optar por um sistema que purifique a água desde a caixa-d'água ou por um purificador menor, para a cozinha. Além de a água ficar mais limpa e cristalina com esses purificadores, você vai ingerir menos produtos químicos e, quanto menos química, melhor para a sua saúde;
- Produtos de limpeza ecológicos podem ajudar a diminuir a exposição a produtos tóxicos, além de deixar a sua casa com um cheirinho agradável. Quando estiver a fim de trocar os produtos de limpeza que costuma utilizar, sugiro que comece por um e vá descobrindo qual é o melhor para sua casa. Às vezes, é preciso tentar alguns produtos naturais para escolher um deles. Você também pode criar o seu usando ingredientes caseiros;
- Produtos ecologicamente corretos para cuidado com o corpo são outro modo de purificar não só o corpo mas também a sua casa. Tal como os produtos de limpeza, não é necessário

descartar tudo o que você tem e substituir por algo novo. Comece experimentando um por vez, até encontrar aquele com que se sinta melhor. Pode ser que leve um tempo para encontrar os produtos com os quais vai se identificar como creme dental, xampu e hidratante para o rosto. Você também pode tentar criar o seu e decidir qual cai melhor pra você.

Óleo essencial espanta-fome

1 frasco pequeno
Óleo de coco fracionado
5 a 7 gotas de óleo essencial de ylang-ylang
5 a 7 gotas de óleo essencial de laranja
5 a 7 gotas de óleo essencial de bergamota
5 a 7 gotas de óleo essencial de limão

1. Encha o frasco com aproximadamente 750 ml de óleo de coco fracionado.
2. Acrescente as respectivas gotas de óleos essenciais. Adicione algum outro óleo, caso queira, e tampe o frasco.
3. Rosqueie a tampa, agite a embalagem e espante toda a fome.

Pulverizador calmante de camomila para o travesseiro

Um copo alto ou um frasco de plástico com borrifador
Água destilada
30 gotas de óleo essencial de lavanda
20 gotas de óleo essencial de limão

1. Coloque 750 ml de água. destilada dentro do frasco.
2. Acrescente as respectivas gotas dos óleos essenciais.
3. Agite antes de usar.

Clareador dental à base de carvão

Frasco transparente
4 colheres de sopa de carvão ativado em pó
2 colheres de chá de sal marinho
5 gotas de óleo essencial de hortelã-pimenta

1. Misture todos os ingredientes num recipiente com tampa bem hermética.
2. Mergulhe a escova de dentes na água e, depois, na mistura. Escove e enxágue os dentes. Use um pano de cor escura para limpar possíveis respingos da pia.

Creme dental de óleo de coco ou clareador dental

Frasco transparente
1 colher de sopa de óleo de coco
2 gotas de óleo essencial de hortelã--pimenta

1. Num frasco pequeno, misture o óleo de coco e o óleo essencial.
2. Mergulhe a escova de dentes na mistura e escove os dentes, ou, se preferir, faça um bochecho de 10 minutos com a mistura.
3. Lave a boca com água e admire no espelho seus dentes branquinhos.

Um sopro para o seu humor (sem precisar comer!)

Embora a comida desempenhe um papel muito importante no nosso bem--estar físico e emocional, ela não é a única coisa que nos alimenta.

Compreender a relação entre humor e comida é também entender tudo aquilo que a nutre e que provavelmente não cabe num guisado de quinoa. Dentre essas coisas estão sua carreira, seus relacionamentos, sua vida espiritual, suas atividades físicas, suas questões financeiras e a sua criatividade.

Se você vive num relacionamento tóxico que sempre a deixa para baixo, é provável que seus níveis de estresse sejam altos e que seu corpo esteja constantemente em estado de luta ou fuga. Se você não admitir, resolver ou encarar a toxicidade desse relacionamento, seu corpo continuará sentindo o estresse e os efeitos colaterais disso, não importa quantas xícaras de chá de camomila beba.

É importante reconhecer as áreas da sua vida que estão causando tristeza, estresse, ansiedade ou até mesmo tédio e, em vez de preencher o vazio com alimentos, sejam eles saudáveis ou não, descubra de que modo pode saciar esses desejos que não estão relacionados com a comida.

Faça uma análise de todos os aspectos da sua vida. Observe aquilo que poderia ser melhor, o que está causando estresse e o que está caminhando muito bem e a faz sentir bem.

Seis

RECEITAS RÁPIDAS E FÁCEIS PARA TODO TIPO DE EMOÇÃO

Está triste, estressada ou com uma fome incontrolável? Para cada emoção, há um tipo de alimento.

Todo alimento atende uma necessidade. E quando digo "todo alimento", estou me referindo à comida em seu estado natural mesmo, ou seja, frutas, vegetais, grãos integrais e proteínas. E, confesso, também adoraria que aquele cheesebúrguer suculento e aquelas batatinhas fritas fossem considerados alimentos saudáveis. Infelizmente, não são.

Então, toda vez que se sentir triste, estressada, faminta (aquela fome incontrolável e fora de hora) ou chateada, procure a seção de receitas deste livro; lá, você vai encontrar um prato de acordo com o seu estado de humor.

Embora a maioria dessas receitas seja à base de plantas, também listo algumas opções nas quais você pode incluir várias proteínas de carne caso prefira. Se você é celíaca, pode substituir a farinha branca, xícara por xícara, por outro tipo de farinha. Como eu disse, há uma receita para cada tipo de pessoa, vegetarianos ou não, celíacos ou não.

O objetivo dessas receitas e as dicas de estilo de vida dessas seções é fazer com que você entre em contato com seu amor-próprio e com o lado mais feliz do seu eu.

E esteja você feliz, com fome etc., qualquer receita poderá satisfazê-la e aumentar a sua energia positiva.

RECEITAS

para
quando
estiver

TRISTE

EMOÇÃO: TRISTEZA

Independentemente dos alimentos que escolhemos, às vezes recorremos à comida para ter aquela sensação de conforto ou de alívio de que tanto precisamos. Porém, isso geralmente nos leva a uma montanha-russa de culpa. Quando estamos tristes, comemos tranqueiras – no meu caso, corro para o salgadinho sabor sal e vinagre –, mas, depois, começamos a sentir culpa por comer tanta besteira, e, aí, ficamos ainda mais tristes.

Embora a comida exerça um papel fundamental no modo como nos sentimos, é importante ter a consciência de que, por mais que você se entupa de tranqueira ou de alimentos saudáveis, a longo prazo o resultado não será nada bom. Em primeiro lugar, é preciso se permitir sentir-se triste, experimentar a tristeza ou a dor. Embora não seja algo agradável, é um exercício importante para aprendermos a lidar com os nossos problemas em vez de buscar a solução na comida.

Quando você aceita e encara seus sentimentos, começa a incluir na sua alimentação os melhores alimentos para a lidar com todos os possíveis estados de ânimo. Nesta seção, você vai encontrar os alimentos que combatem a depressão e a tristeza, acompanhados de receitas para todos os gostos e que

Crie uma experiência gastronômica visual

O ato de comer pode satisfazer tanto quanto a própria comida. Como você se sente comendo numa estação de metrô barulhenta e como se sente numa cafeteria tranquila? Qual é a sensação de comer em uma mesa cheia de papéis e livros e qual é a sensação de comer num lugar bonito, com uma mesa bem-posta e à luz de velas?

A organização e o ambiente em que você serve os pratos e faz as refeições podem influenciar positivamente o seu humor e fazer você se sentir feliz antes mesmo de começar a comer. Pense de que modo pode criar uma experiência criativa, única e feliz seja dentro de casa, seja na estrada ou no trabalho.

Em casa: experimente colocar alguns itens coloridos e chamativos à mesa e que façam você se sentir relaxada e feliz.

No trabalho: coloque umas flores frescas na copa e, se possível, coma no jardim ou na área externa quando o tempo permitir.

Na estrada: compre alguns utensílios práticos e divertidos ou pratos e talheres que sejam fáceis de carregar ou de manusear durante a viagem. Quando tiver a oportunidade, e se for possível, faça uma parada para descanso ao ar livre e aproveite sua refeição ou lanche.

incluem os ingredientes que impulsionam o bom humor.

Lágrimas nesta seção estão liberadas – e não só quando estiver cortando cebola.

SINAIS E SINTOMAS DE GULA POR TRISTEZA

- Você tem ouvido aquelas músicas tipo "fossa" repetidamente;
- Está chateada e a primeira coisa que pensa é "preciso urgentemente de um chocolate";
- Você se pega chorando enquanto toma um sorvete;
- Só o fato de pensar em cozinhar a deixa ainda mais para baixo;
- Donuts, pizza e sorvete soam como uma refeição completa;
- Não tem comida pronta em casa! Só os ingredientes, ou seja, você está mesmo numa *bad*.

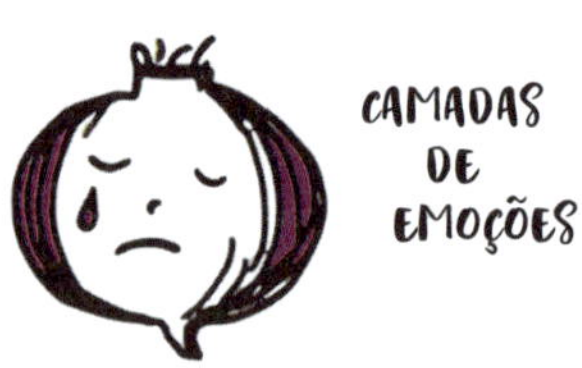

Se você começar a se debulhar em lágrimas diante de uma lista de ingredientes ou de um e-mail que o seu chefe mandou, é sinal de que o seu corpo realmente precisa liberar o estresse e a ansiedade que provocam essa vontade incontrolável de beliscar o tempo todo. O choro ajuda a estimular a produção de endorfinas, que são os hormônios que auxiliam a transpor o sentimento de tristeza para a alegria. Então, embora não seja nada legal começar a chorar no escritório, ou no meio daquela loja de departamentos, é o modo que o seu corpo encontra de dizer: "Não se preocupe, vai ficar tudo bem".

O QUE ESTÁ ACONTECENDO (DE VERDADE) COM O SEU CORPO?

Quer tenha consciência ou não, aquela vontade repentina de comer miojo quando está triste não tem praticamente nenhuma relação com um desejo físico ou uma possível falta de nutrientes por parte do seu corpo. Na verdade, esse desejo súbito tem a ver com a memória.

A comida evoca recordações, sejam elas boas ou ruins. Por exemplo, por muito tempo, eu não suportava nem pensar em comida indiana porque ela me lembrava de um cara. Sem contar que, me esqueci de dizer, não gosto de comida superpicante; bastam duas garfadas no prato para começar a escorrer meleca do meu nariz de tanto ardor que sinto.

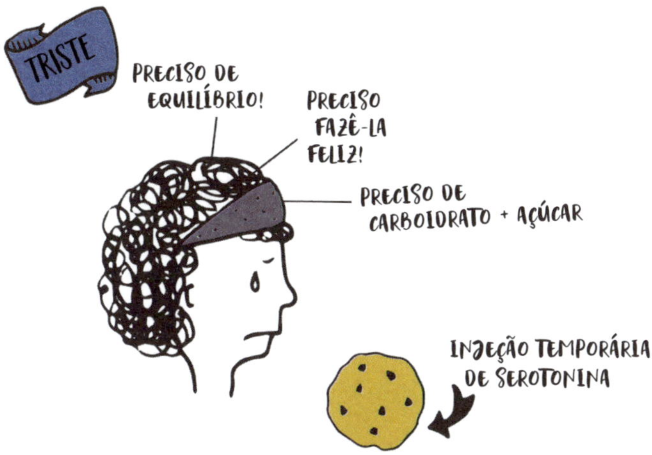
TRISTE
PRECISO DE EQUILÍBRIO!
PRECISO FAZÊ-LA FELIZ!
PRECISO DE CARBOIDRATO + AÇÚCAR
INJEÇÃO TEMPORÁRIA DE SEROTONINA

Deixando um pouco de lado os encontros românticos malsucedidos, a comida também provoca boas recordações. Quando era criança e ficava doente, talvez a sua mãe preparasse canja para você. Ou talvez, toda vez que ia à casa da sua avó, ela preparava aquela torta de pêssego gostosa. Essas lembranças moldam a nossa relação com os alimentos. Então, quando estamos tristes e precisando de um pouco de conforto, escolhemos aquilo que vai nos trazer alegria, segurança, calma. Normalmente, essas vontades súbitas pouco têm a ver com nutrientes ou calorias e estão mais relacionadas a memórias afetivas.

Porém, há algo físico que acontece com o seu corpo nessas circunstâncias. Apesar dessas recordações trazidas pela sua memória, o seu corpo está sempre tentando estabelecer o equilíbrio. Se está com fome, é porque quer se sentir satisfeita. Se quebrar algum osso, seu corpo vai reclamar e pedir a cura. Então, quando você está triste, seu corpo quer se sentir feliz e, por isso, espera encontrar nos alimentos os elementos químicos necessários para ajudá-la a se sentir bem. De forma geral, as pessoas costumam recorrer ao carboidrato e ao açúcar porque eles aumentam os níveis de serotonina. Porém, o efeito é temporário e logo você volta a se sentir triste e com aquela sensação de vazio.

Então, quando se trata de tristeza e da relação entre o seu humor e a sua alimentação, é importante que antes de tudo você identifique os seus sentimentos. Se está triste, não saia correndo para o bolo de chocolate para tentar se sentir melhor, mas reconheça que não há problema em se sentir assim. Num mesmo dia, podemos experimentar diferentes tipos de emoção e, às vezes, sentir-se triste é normal e completamente natural. Então, primeiro de tudo, reconheça seu estado de tristeza.

Depois que tiver de fato reconhecido os próprios sentimentos, pergunte-se do que o seu corpo realmente precisa. Se estiver com desejo de comer pizza ou macarrão com queijo, adapte uma das receitas estimuladoras do bom humor deste capítulo. Reviva boas recordações e abasteça o seu corpo com ingredientes que podem ajudá-la fisicamente a se sentir feliz.

OS MELHORES ALIMENTOS PARA COMBATER A TRISTEZA

- Abacate;
- Agrião;
- Aipo;
- Aspargo;
- Aveia;
- Banana;
- Cacau em pó;
- Cogumelo;
- Cúrcuma;
- Feijões;
- Frutas vermelhas;
- Laranja;
- Nectarina;
- Nozes;
- Quinoa;
- Repolho;
- Tomate;
- Toranja;
- Verduras.

Por que esses alimentos?

A maioria dos alimentados citados contém vitaminas e minerais que ajudam a prevenir e a aliviar o estado de tristeza. As principais vitaminas e minerais que eles contêm são:

Vitaminas B: essas vitaminas, especificamente a B5, a B6 e a B12 (sobretudo se combinadas a ácido fólico), podem ajudar a regular o humor e aliviar a depressão.

Ômega 3: a gordura que está na moda. Aquela obsessão pelos alimentos livres de gordura ficou para trás e finalmente podemos nos render às gorduras saudáveis. Elas ajudam a impulsionar a função cerebral, promovendo a renovação das células, o que também ajuda a combater a tristeza.

Triptofano: a maioria das pessoas associa essa substância ao peru, mas ela pode ser encontrada em muitos alimentos à base de plantas. O triptofano ajuda a estimular a produção de serotonina, o que também pode ajudá-la naqueles dias em que não acorda de bom humor.

Magnésio: tal como o triptofano, esse mineral ajuda a estimular a produção de serotonina, que é o neurotransmissor responsável pela sensação de bem-estar e que ajuda a aumentar o estado de alegria, bem como a expandir a função cerebral.

OUTROS TIPOS DE ALIMENTOS QUE VOCÊ DEVE INGERIR NESSES DIAS

Carboidratos complexos: grãos integrais, quinoa, arroz e batata-doce também podem estimular a produção de serotonina, o neurotransmissor do bem-estar.

Amigos do intestino: como o nosso estado de humor depende fortemente da saúde intestinal, alimentos mais nutritivos como os fermentados, os iogurtes com baixo teor de açúcar e itens que contenham probióticos também podem ajudá-la a se sentir mais feliz.

A ALIMENTAÇÃO COMO UM ESTILO DE VIDA

É importante reconhecer a conexão que a nossa memória tem com os alimentos e entender como "alimentar" as suas vontades e melhorar o estado de humor tem muito mais relação com o seu histórico de vida do que com a comida em si. Da próxima vez em que se sentir triste, tente incluir alguns destes hábitos na sua rotina:

- Registre o que está sentindo;
- Faça uma atividade que "abasteça" as suas recordações. Por exemplo, se estiver com vontade de comer a torta da sua avó, que tal brincar com um jogo de tabuleiro como costumava fazer com ela ou pensar em algum outro modo de honrar a memória da sua avó?;
- Saia para caminhar. Uma simples caminhada de dez minutos é suficiente para melhorar seu estado de humor e aumentar a sensação de bem-estar por até duas horas!;
- Compartilhe seus sentimentos com alguém próximo;
- Pratique um ato de gentileza. Quando você faz algo por alguém, a sua capacidade de empatia aumenta e isso a ajuda a valorizar as coisas boas que acontecem na sua vida;
- Tome um banho. Às vezes, a limpeza física pode ajudá-la a se sentir melhor emocionalmente também. Permita-se uma dança debaixo do chuveiro ou, se possível, prepare um banho de banheira relaxante – a opção que funcionar melhor para você.

O QUE FAZER SE VOCÊ SOFRE DE TRANSTORNO AFETIVO SAZONAL

No inverno

Você já ouviu falar de transtorno afetivo sazonal? Quando ouvimos esse termo, de imediato pensamos nos meses de inverno. É natural que o frio e a falta de sol causem a diminuição dos níveis de vitamina D e colaborem para um estado de desânimo.

Durante o inverno, é importante identificar se você pode estar sofrendo desse transtorno e o que pode fazer para se sentir melhor. Seguem algumas dicas rápidas para aliviar os sintomas decorrentes dessa época:

Vitamina D: você tem perguntado ao médico como estão seus níveis de vitamina D? A maioria dos norte-americanos tem carência dessa vitamina porque é quase impossível obter a quantidade adequada apenas com a alimentação. A exposição ao sol é a única maneira confiável de fazer o seu organismo gerar essa vitamina. Então, durante os meses de inverno, quando a luz do sol é mais escassa, nosso corpo tem mais dificuldade de produzir essa substância. A vitamina D pode ajudar a melhorar a depressão e, de modo natural, a aumentar a sensação de bem-estar, o que a torna ainda mais importante. Se você mora num lugar com pouca luz no inverno, é extremamente importante tomar um suplemento dessa vitamina, já que o corpo sozinho tem mais dificuldade de produzi-la nesses meses.

Luminária ou abajur solar: simuladores de energia solar e certas lâmpadas de abajur são capazes de simular a luz exterior. Pesquisadores acreditam que esse tipo de luz provoca uma alteração química no cérebro, capaz de elevar o humor e aliviar os sintomas do transtorno afetivo sazonal. Estudos mostram que pessoas expostas entre 15 e 30 minutos à essa luz se sentiram mais animadas e começaram o dia com o pé direito.

Movimento: mantenha-se ativa ao longo do dia. Se não tiver vontade de ir para a academia ou caminhar, experimente alguns exercícios simples para manter o seu corpo em funcionamento.

Decore o seu espaço: ilumine a casa acrescentando lâmpadas, dê mais cor aos quartos ou enfeite o ambiente com algumas plantas. Vou falar por mim: sou fã número um da babosa e do clorofito!

O QUE FAZER SE VOCÊ SOFRE DE TRANSTORNO AFETIVO SAZONAL

No verão

Durante o inverno, parece que todo mundo vive contando as horas para a chegada do verão. Às vezes, você ouve coisas do tipo: "Não vejo a hora de ir pra praia!", ou "Não vejo a hora de ver a cara do sol".

Embora a maioria das pessoas pense que o transtorno afetivo sazonal e o inverno caminhem lado a lado, os sintomas desse tipo de transtorno também acometem algumas pessoas durante o verão – quase 10% delas, para ser mais precisa.

Os motivos variam, mas entre eles estão a preocupação excessiva com a própria imagem, o calor excessivo, o medo exagerado de ficar por fora de algo (diante do grande número de atividade e eventos que ocorrem durante o verão), preocupações financeiras por causa dos gastos com as férias, casamentos, eventos e compromissos imprevisíveis. Seguem algumas dicas para evitar esse tipo de transtorno durante o verão:

Esfrie o motor: pense no seu corpo como um motor. Se você tem muita energia ou é mais propenso à ansiedade, o seu corpo é naturalmente quente; se é uma pessoa menos agitada e com pouca energia, seu corpo é naturalmente mais frio. No verão, quando você liga o carro e o motor já está quente, pode superaquecê-lo. O mesmo ocorre com o corpo, então durante o verão é importante resfriar o motor. Se trabalha em casa e não tem ar-condicionado, experimente ir trabalhar em uma cafeteria alguns dias da semana. Se possível, também é recomendável dar um mergulho na piscina ou tomar um banho gelado. Não está com vontade de fazer nada disso? Coloque os pés em uma bacia com água gelada. Isso ajuda o seu corpo a se resfriar naturalmente.

Mantenha-se hidratada: nossa, você deve estar pensando "Uau! Não me diga!". Sei que essa dica é superóbvia, mas, quando se sofre de transtorno afetivo sazonal no verão, muitas vezes o apetite desaparece e, com isso, a pessoa também acaba se esquecendo de beber água. Carregue uma garrafa d'água cheia com você para onde for, assim garante que vai se hidratar o dia inteiro. Beber água ajuda a manter o seu corpo fresco e o cérebro em bom funcionamento.

Faça planos: sei que nem todo mundo que sofre desse transtorno pode parar a vida no verão e esperar o outono. Porém, se tiver consciência do modo como seu corpo e sua mente funcionam nessa estação, pode se precaver e fazer planos para passar o verão mais tranquila ou terminar projetos grandes antes de o calor intenso começar. Se estiver planejando uma viagem de férias, pense em um lugar mais frio no verão em vez de ambientes com temperaturas muito elevadas.

DOCE

Sorvete de banana com amendoim

Porções: 2

- 1 banana descascada, cortada em pedaços e congelada
- 1/2 xícara de leite de amêndoas ou de coco
- 1 colher de sopa de manteiga de amendoim
- 1 colher de sopa de chocolate amargo ou lascas de chocolate sem lactose

1. Bata a banana, o leite e a manteiga de amendoim no liquidificador ou no processador até obter uma massa homogênea e cremosa.
2. A depender do seu grau de tristeza atual, use o chocolate como cobertura e sirva imediatamente, ou congele a massa e aguarde 30 minutos para obter um sorvete mais consistente.
3. Coloque seu filme favorito na TV e divirta-se.

Sorvete de cúrcuma

Porções: 2

- 1 banana descascada, cortada em pedaços e congelada
- 1/2 xícara de leite de coco
- 1/2 colher de sopa de cúrcuma
- 1 pitada de canela
- 1 pitada de pimenta-do-reino

1. Bata todos os ingredientes no liquidificador ou no processador até obter uma massa homogênea e cremosa.
2. Sirva-se imediatamente ou congele por 15 minutos se quiser uma consistência mais firme para o sorvete.

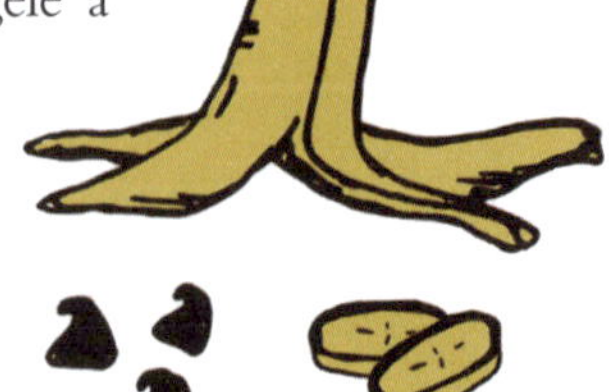

Sorvete para aquecer o coração?

Em praticamente toda cena de rompimento de uma relação nos filmes de hoje em dia, aparece uma mulher se debulhando em lágrimas enquanto devora um Ben & Jerry's.

Lamento ter de decepcioná-la, mas, quando você está triste, não significa que o seu corpo esteja precisando de sorvete.

Em vez disso, ele precisa de um pouco de carinho e afeto, o que dificilmente vai encontrar no fundo de um pote de sorvete. Esse doce é apenas uma dose temporária para saciar uma fome emocional que, infelizmente, nunca será saciada com bolas e mais bolas de sorvete de chocolate com brownie. E eu tenho de confessar que continuo sonhando com o dia em que vamos acordar e descobrir que sim, isso é possível!

Então, antes de correr para o sorvete, tente ligar para um amigo ou amiga. Às vezes, uma boa companhia e um ouvido atento podem lhe oferecer o que o sorvete é incapaz de fazer.

Se mesmo assim continuar com aquele desejo imenso de comer um doce, prepare você mesma o sorvete que não só vai matar a sua vontade como também vai equilibrar o seu estado emocional em vez de deixá-la arrasada como o sorvete da padaria ou do mercado faria.

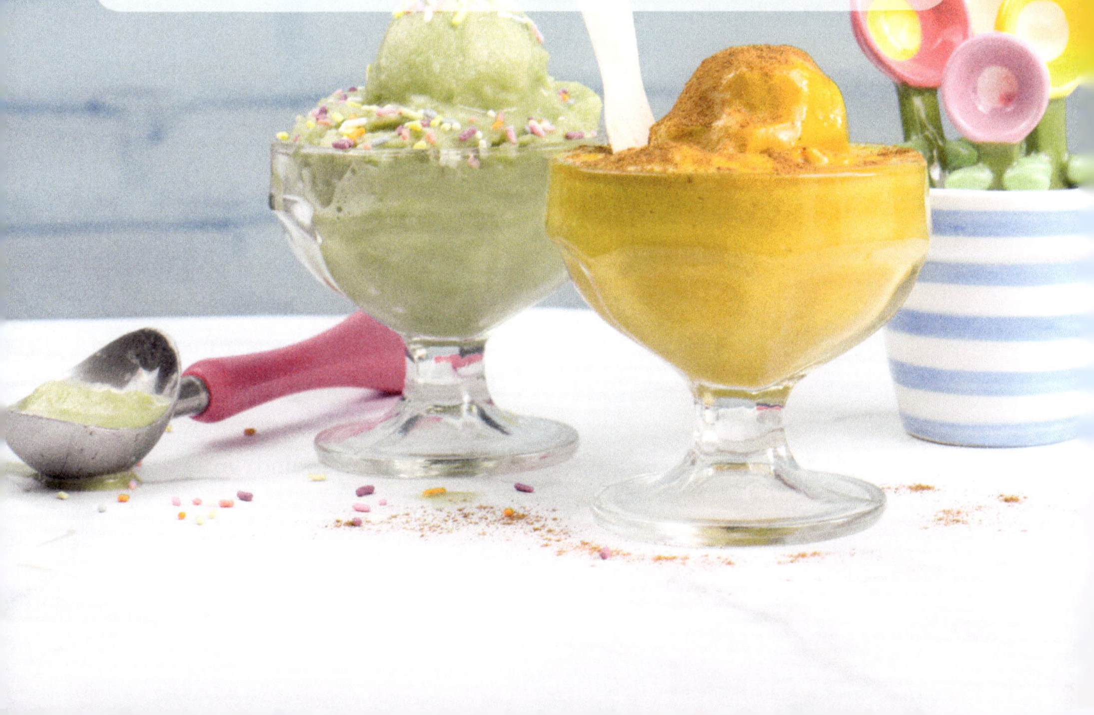

Sorvete de matcha

Porções: 2

1 banana descascada, cortada em pedaços e congelada
$^1/_2$ xícara de leite de amêndoas ou de coco
2 colheres de chá de matcha em pó

1. Bata todos os ingredientes no liquidificador ou no processador até obter uma massa homogênea e cremosa.
2. Está pronto para servir, mas se preferir, congele por 15 minutos para uma massa mais consistente de sorvete.

NÃO TEM MÁQUINA SORVETEIRA?
Sem problemas! Encha um saquinho plástico do tipo Ziploc com gelo e sal grosso. Em seguida, pegue outro saquinho de tamanho menor e adicione os ingredientes dentro dele. Coloque-o dentro do saco com gelo e sal grosso e chacoalhe. Dez minutos depois, seu sorvete cremoso estará pronto e você pode se servir ali mesmo, no saquinho.

DICA EXTRA: Se não quiser fazer o sorvete com banana, misture 1 ou 2 xícaras de leite, o matcha em pó e 2 colheres de sopa de xarope de bordo. Use a sorveteira para criar uma sobremesa docinha e cremosa.

Emoji de chocolate

$^1/_3$ de xícara de óleo de coco
$^1/_3$ de xícara de melado
1 colher de chá de extrato de baunilha
$^1/_3$ de xícara de cacau em pó

1. Bata o óleo de coco, o melado e a baunilha no liquidificador. Se o óleo de coco estiver sólido, coloque-o em banho-maria por alguns minutos para amolecer primeiro.
2. Adicione o cacau em pó à massa e bata até que fique homogênea.
3. Aos poucos, despeje a mistura em forminhas e congele até ficar sólida.
4. Sirva com os Pedacinhos de felicidade para ficar ainda mais de bem com a vida.

Biscoito de gengibre

Porções: 12 a 16

- 2 xícaras de farinha de amêndoas
- 1/2 xícara de açúcar de coco
- 1 colher de sopa de gengibre moído
- 1 colher de chá de canela
- 1 colher de chá de bicarbonato de sódio
- 1 pitada de sal marinho
- 2 ovos grandes
- 6 colheres de sopa de manteiga derretida ou óleo de coco
- 1 colher de chá de extrato de baunilha
- 1/2 xícara de chocolate amargo cortado em pedaços

1. Preaqueça o forno a 180 °C.
2. Em uma tigela grande, misture os ingredientes secos (exceto o chocolate) e misture. Em uma tigela pequena, misture os ingredientes líquidos.
3. Aos poucos, use a batedeira para misturar os ingredientes líquidos e secos. Adicione o chocolate e continue batendo a massa.
4. Numa assadeira levemente untada ou com uma folha de papel-manteiga, coloque uma por uma as porções da massa do biscoito (use uma colher daquelas de sorvete para moldar a massa).
5. Leve ao forno e deixe assar entre 10 e 15 minutos ou até que o fundo da massa fique dourado.
6. Sirva-se com um copo de leite de coco ou de amêndoas.

Pedacinhos de felicidade

Porções: 12 a 15

- 1/2 xícara de óleo de coco ou de manteiga
- 3/4 de xícara de xarope de bordo
- 1/4 de colher de chá de sal marinho
- 2 de colheres de chá de extrato de baunilha
- 1 xícara de coco seco e desidratado não acrescido de açúcar
- 2 xícaras de cacau em pó

1. Bata o óleo de coco, o xarope de bordo, o sal marinho e a baunilha no liquidificador. Se o óleo de coco estiver muito sólido, coloque-o em banho-maria por alguns minutos para amolecer primeiro.
2. Adicione metade da xícara do coco ralado na massa e misture, depois acrescente a outra metade e misture novamente até ficar homogêneo.
3. Transfira o líquido para uma tigela e adicione o cacau em pó aos poucos. Misture até obter uma massa macia e homogênea.
4. Leve à geladeira de 10 a 15 minutos para que a textura fique perfeita.
5. Quando a massa endurecer, pegue uma porção com uma colher de sopa.
6. Enrole com as mãos, cubra-a com nozes, sementes, coco ralado ou frutas secas e leve à geladeira.

Chocolate meio amargo + Brownie de sal marinho

Brownie é uma das sete maravilhas do mundo culinário. Ou quase isso.

Porções: 12 a 16

- 2 xícaras de farinha de amêndoas
- 1 1/2 xícara de cacau em pó
- 1/2 colher de chá de bicarbonato de sódio
- 1 1/2 xícara de xarope de bordo
- 1 xícara de molho de maçã
- 1/2 xícara de óleo de coco
- 3 ovos
- 2 colheres de chá de extrato de baunilha
- Sal marinho

1. Preaqueça o forno a 180 °C.
2. Em uma tigela grande, misture os ingredientes secos (exceto o sal marinho) e misture. Em uma tigela pequena, misture os ingredientes líquidos.
3. Aos poucos, adicione os ingredientes líquidos à massa dos ingredientes secos e use a batedeira para misturá-los (Se você leu esta última parte e se sentiu ainda mais triste por ter de usar a batedeira, relaxa, pode substituí-la por um batedor de ovos, um garfo ou até mesmo uma colher. Só preciso avisar que lágrimas não devem ser acrescentadas à receita).
4. Despeje a massa numa assadeira (30 × 20 cm ou 20 × 20 cm é a ideal) untada. Espalhe de maneira uniforme.
5. Leve ao forno e asse por 25 a 30 minutos ou até que o meio esteja totalmente cozido. Cubra com o sal marinho e deixe esfriar. Aprecie com um copo de leite de coco ou de amêndoas.

Dica: Se quiser um brownie menos adocicado, inverta as quantidades: utilize ½ xícara de xarope de bordo e 1½ xícara de óleo de coco

DICA EXTRA: Esse brownie combina muito bem com os sorvetes das páginas 124 e 126!

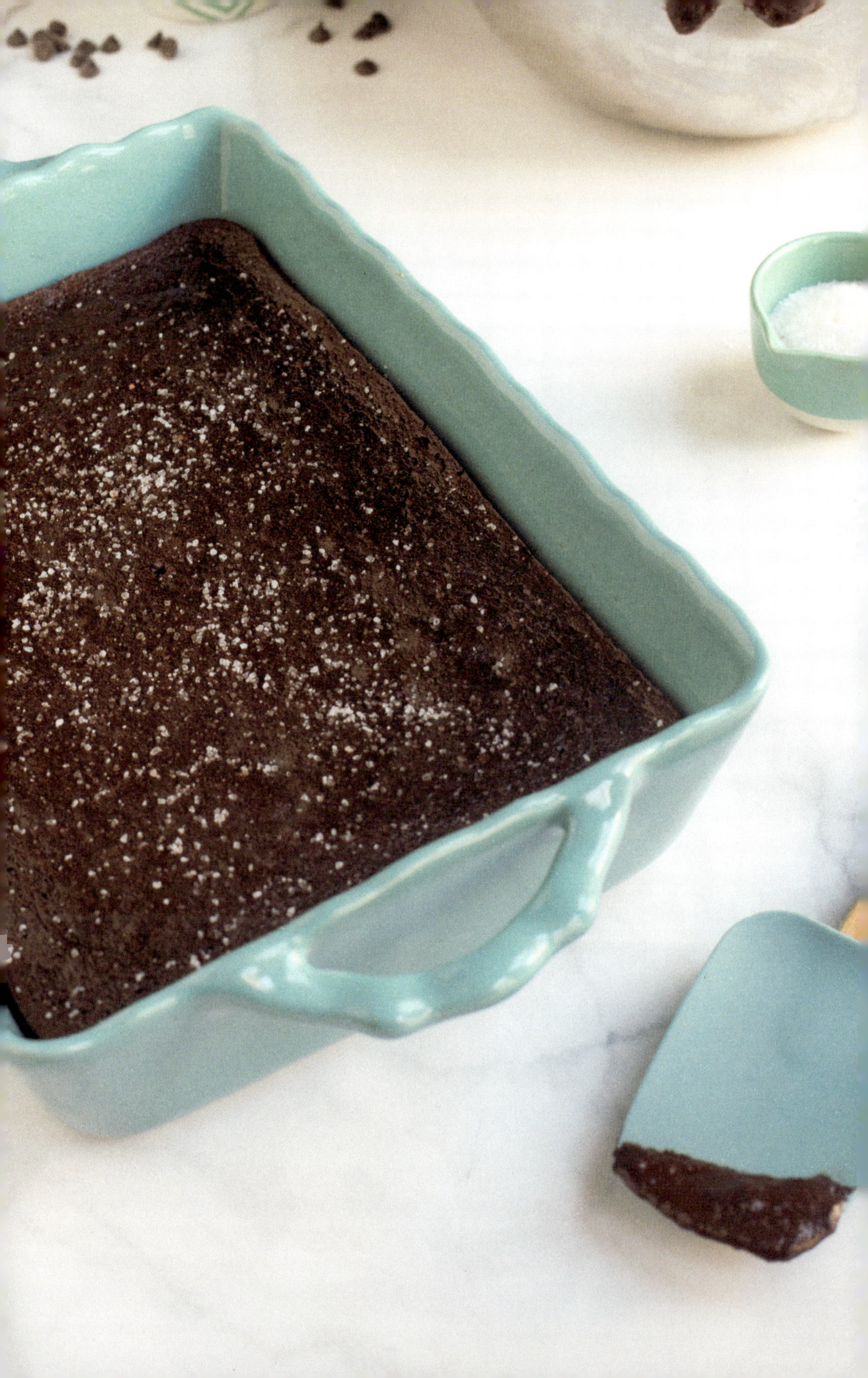

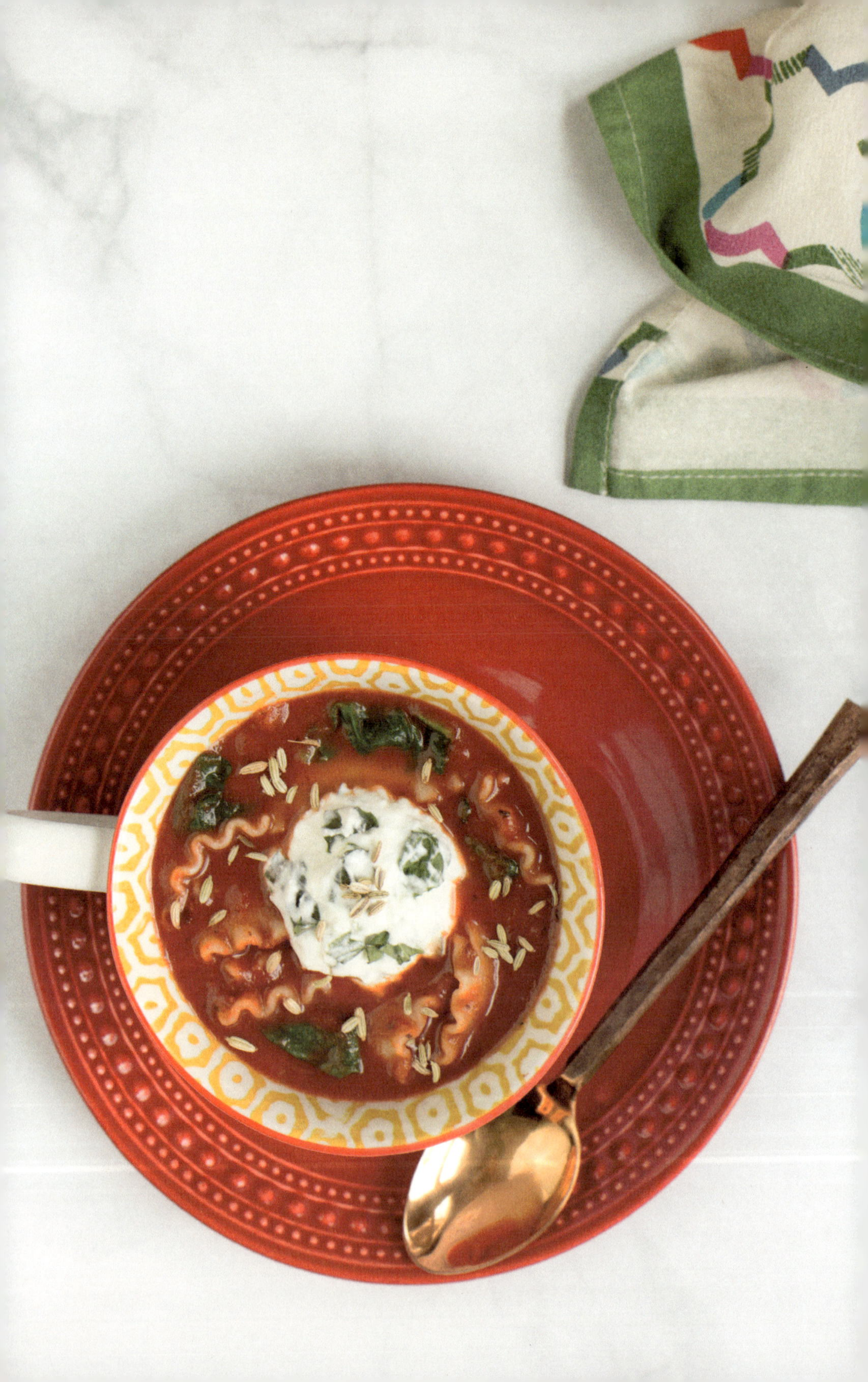

SALGADO

Sopa de lasanha com espinafre

Porções: 6 a 8

450 gramas de ricota
1 xícara de muçarela ralada
12 folhas de manjericão picadas
1 cebola grande picada
Azeite
1 colher de sopa de erva-doce
5 dentes de alho picados
1 pimentão verde picado
100 gramas de espinafre fresco (ou 3 punhados grandes)
850 ml de molho ou extrato de tomate
4 xícaras de caldo de legumes (aproximadamente 2 tabletes diluídos em 1 litro de água fervente)
1/8 de colher de chá de pimenta vermelha em flocos
6 folhas de massa de lasanha integral
Sal e pimenta a gosto

1. Para o molho branco, misture a ricota, a muçarela e o manjericão em uma tigela pequena e mexa. Deixe na geladeira até o prato ficar pronto.

2. Para o molho vermelho, numa panela grande, refogue a cebola com azeite em fogo médio por 5 minutos.

3. Adicione a erva-doce, o alho e refogue por mais 5 minutos.

4. Acrescente o pimentão verde e refogue por mais 5 minutos.

5. Adicione o espinafre e refogue até ele murchar.

6. Despeje o molho de tomate, o caldo de legumes e a pimenta em flocos na panela. Adicione sal e pimenta a gosto. Leve a mistura para ferver por 30 minutos. Mexa de vez em quando.

7. Quebre a massa da lasanha em pedaços de mais ou menos 2,5 cm e coloque no molho. Cozinhe por 10 ou 15 minutos ou até que a massa fique pronta.

8. Use uma concha para colocar numa tigela, cubra com o manjericão, o molho branco e lambuze-se!

PARA QUEM CURTE PROTEÍNA: carne moída e linguiça calabresa dão um sabor especial ao prato. Cozinhe-as separadamente e acrescente à mistura 5 ou 10 minutos antes de servir.

Risoto de sálvia, batata-doce e aspargo

Porções: 4 a 5

1 cebola média cortada em cubos
4 dentes de alho picados
1 xícara de arroz arbóreo
3 xícaras de caldo de legumes (aproximadamente 1,5 tablete diluído em 750 ml de água fervente)
6 folhas de sálvia picadas
2 batatas-doces pequenas, descascadas e cortadas em cubos
6 a 8 talos da espargos fatiados
Azeite
Sal e pimenta a gosto
$^1/_2$ xícara de queijo parmesão
$^1/_4$ de colher de chá de pimenta vermelha em flocos (opcional)
$^1/_3$ de xícara de sementes de abóbora cruas e sem casca (também conhecida como pepita)

1. Preaqueça o forno a 200 °C.

2. Em uma assadeira, coloque a batata-doce e os aspargos com algumas gotas de azeite. Tempere com sal e pimenta a gosto. Leve ao forno por cerca de 25 minutos, ou até dourar, mas retire a bandeja algumas vezes para virar.

3. Em uma frigideira grande, aqueça o azeite em fogo médio. Acrescente a cebola e mexa por 5 a 6 minutos, até refogar (deve ficar no ponto, nem crua nem dourada demais).

4. Adicione o alho e cozinhe por mais 1 minuto ou até sentir o cheirinho dele. Tempere com sal e pimenta.

5. Coloque o arroz na panela e misture por alguns minutos até ele começar a ficar translúcido. Adicione o caldo de legumes aos poucos, ¼ de xícara por vez e mexa até o líquido ser absorvido. Continue mexendo por aproximadamente 30 minutos, até que o arroz fique al dente.

6. Para finalizar o risoto, adicione a sálvia, a batata-doce, os aspargos e o queijo parmesão e mexa continuamente. Se quiser um prato um pouco mais picante, adicione os flocos de pimenta vermelha.

7. Salpique as sementes de abóbora no risoto, sirva e delicie-se!

Feijão + grão-de-bico + chili

Porções: 4

1 cebola grande cortada em cubos
Azeite
6 dentes de alho picados
1 pimentão vermelho cortado em cubos
2 latas de molho de tomate
400 g de feijão-preto, cozido e escorrido
400 g de grão-de-bico, cozido e escorrido
2 colheres de sopa de pimenta chili em pó

3 colheres de sopa de cominho

2 colheres de sopa de páprica defumada

$^1/_4$ de colher de chá de pimenta vermelha em flocos

1 xícara de caldo de legumes (aproximadamente $^1/_2$ tablete diluído em 250 ml de água fervente)

Sal e pimenta a gosto

1. Em uma panela grande, refogue a cebola com azeite em fogo médio por 5 minutos.

2. Acrescente o alho e cozinhe por mais 5 minutos.

3. Adicione o pimentão vermelho e refogue por mais 5 minutos.

4. Acrescente o molho de tomate, o feijão-preto, o grão-de-bico, a pimenta em pó, o cominho, a páprica defumada, a pimenta vermelha em flocos e o caldo de legumes. Adicione sal e pimenta a gosto. Deixe a mistura ferver por 30 minutos. Mexa de vez em quando.

5. Sirva com uma fatia de pão de milho crocante e aproveite!

PARA QUEM CURTE PROTEÍNA: carne moída e linguiça calabresa dão um sabor especial ao prato. Cozinhe-as separadamente e acrescente à mistura 5 ou 10 minutos antes de servir.

Pão de milho crocante

Porções: 6 a 8

1 xícara de farinha de amêndoas

1 xícara de fubá

$^1/_4$ de xícara de sementes de chia

2 colheres de chá de fermento em pó

$^1/_2$ colher de chá de sal marinho

$^1/_4$ de xícara de óleo de coco

5 ovos

2 colheres de sopa de xarope de bordo

$^1/_2$ xícara de milho enlatado ou fresco

1. Preaqueça o forno a 180 °C.

2. Em uma tigela pequena ou processador, misture a farinha de amêndoas, o fubá, as sementes de chia, o fermento em pó e o sal marinho.

3. Adicione o óleo de coco, os ovos e o xarope de bordo e misture até ficar homogêneo.

4. Acrescente o milho à mistura.

5. Transfira a massa para uma forma de pão untada com óleo de coco ou coberta por uma folha de papel-manteiga.

6. Leve ao forno por 25 a 30 minutos ou até dourar.

7. Deixe esfriar e sirva.

CREMOSO

Macarrão com "queijo"

Porções: 4 a 6

- 2 batatas descascadas e cortadas em cubos médios
- 1 cenoura grande, cortada em pedaços médios
- 1/2 cebola branca, cortada em pedaços grandes
- 1 pacote de macarrão caracol (prefiro as massas de quinoa ou milho!)
- 1/2 xícara de castanha de caju torrada
- 1 colher de sopa de alho em pó
- 1 colher de sopa de cebola em pó
- 2 colheres de chá de sal marinho
- 2 colheres de chá de pimenta-do-reino

1. Ferva água em uma panela grande. Acrescente as batatas e cozinhe por 2 a 3 minutos.

2. Acrescente a cenoura e cozinhe por mais 5 ou 6 minutos.

3. Coloque a cebola na panela e deixe cozinhar por mais 7 ou 8 minutos, tempo suficiente para que as batatas cozinhem e fiquem no ponto certo.

4. Enquanto os legumes estiverem cozinhando, pegue outra panela grande e coloque a massa do macarrão para ferver conforme instruções da embalagem.

5. Depois de cozidos, retire os legumes da água com uma escumadeira e coloque-os no liquidificador e bata em alta potência. Não jogue a água da panela fora!

6. Coloque a castanha de caju, o alho em pó, a cebola em pó, o sal, a pimenta e 1½ xícara da água dos legumes no liquidificador. Misture até obter uma consistência cremosa.

7. Acrescente o creme de legumes ao macarrão, misture e pronto. Sirva-se.

"Queijo" nacho

Porções: 2 a 4

- 2 batatas descascadas e cortadas em cubos médios
- 1 cenoura grande, cortada em cubos médios
- 1/2 cebola branca, picada em pedaços grandes
- 1/2 xícara de castanha de caju torrada
- 1 colher de sopa de alho em pó
- 1 colher de sopa de cebola em pó
- 1 colher de chá de pimenta caiena
- 2 colheres de chá de sal marinho
- 2 colheres de chá de pimenta-do-reino

1. Ferva água em uma panela grande. Acrescente as batatas e cozinhe por 2 a 3 minutos.

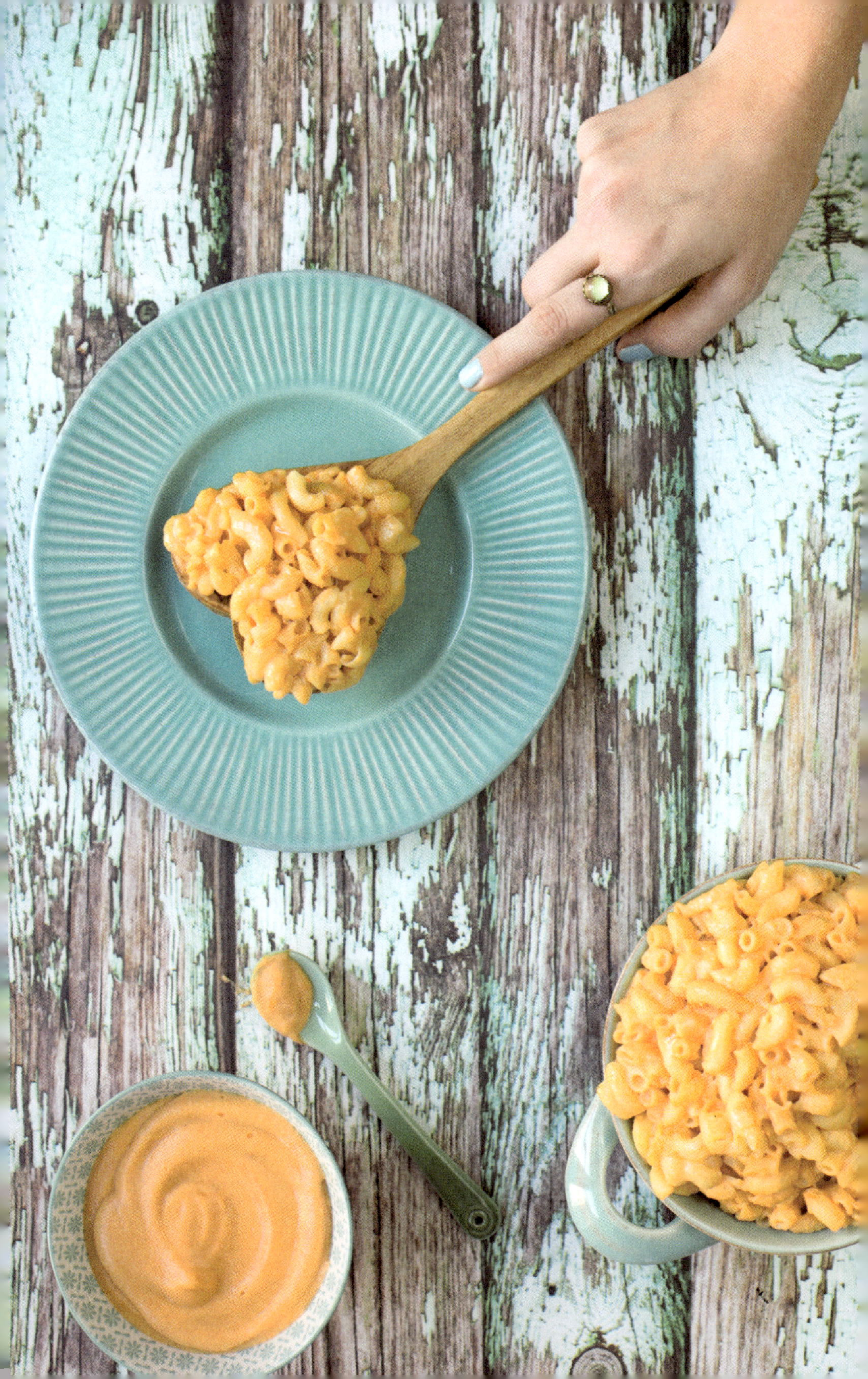

2. Acrescente a cenoura e cozinhe por mais 5 ou 6 minutos.

3. Coloque a cebola na panela e deixe cozinhar por mais 7 ou 8 minutos, tempo suficiente para que as batatas cozinhem e fiquem no ponto certo.

4. Depois de cozidos, retire os legumes da água com uma escumadeira, coloque-os no liquidificador e bata em alta potência. Não jogue a água da panela fora!

5. Coloque a castanha de caju, o alho em pó, a cebola em pó, a pimenta caiena, o sal, a pimenta-do-reino e 1½ xícara da água dos legumes no liquidificador. Misture até obter uma consistência cremosa.

6. Mergulhe sua tortilha predileta no molho e será capaz de jurar que está comendo queijo de verdade!

Cogumelo frito

Porções: 2 a 4

1 xícara de caldo de legumes (1/2 tablete diluído em 250 ml de água fervente)
1/2 xícara de quinoa
1 cebola roxa picada
Azeite
4 dentes de alho picados
8 a 10 couves-de-bruxelas cortadas em fatias bem finas
1/2 xícara de cogumelo shimeji-preto picado
Sal e pimenta a gosto
30 gramas de nozes picadas
30 gramas de cranberry desidratada
1/2 xícara de queijo Gruyère ralado

1. Preaqueça o forno a 220 °C.

2. Coloque o caldo de legumes para ferver. Adicione a quinoa, tampe e cozinhe em fogo baixo por 15 a 20 minutos ou até que a quinoa fique macia.

3. Em uma panela antiaderente grande, coloque um fio de azeite, acrescente a cebola e mexa por 4 minutos, até amolecer.

4. Acrescente o alho e mexa por 1 minuto ou até sentir o cheiro do tempero.

5. Coloque as couves-de-bruxelas na panela e misture por 6 a 7 minutos, até dourar levemente.

6. Acrescente os cogumelos e refogue por mais 5 ou 6 minutos. Tempere com sal e pimenta.

7. Quando a quinoa estiver pronta, jogue na panela e misture. Adicione as nozes, as cranberries e misture bem.

8. Polvilhe com o queijo Gruyère e asse por 5 ou 7 minutos ou até o queijo derreter e sirva!

PARA QUEM CURTE PROTEÍNA: se você não gosta de cogumelo ou quer algo mais substancial, substitua-o por frango.

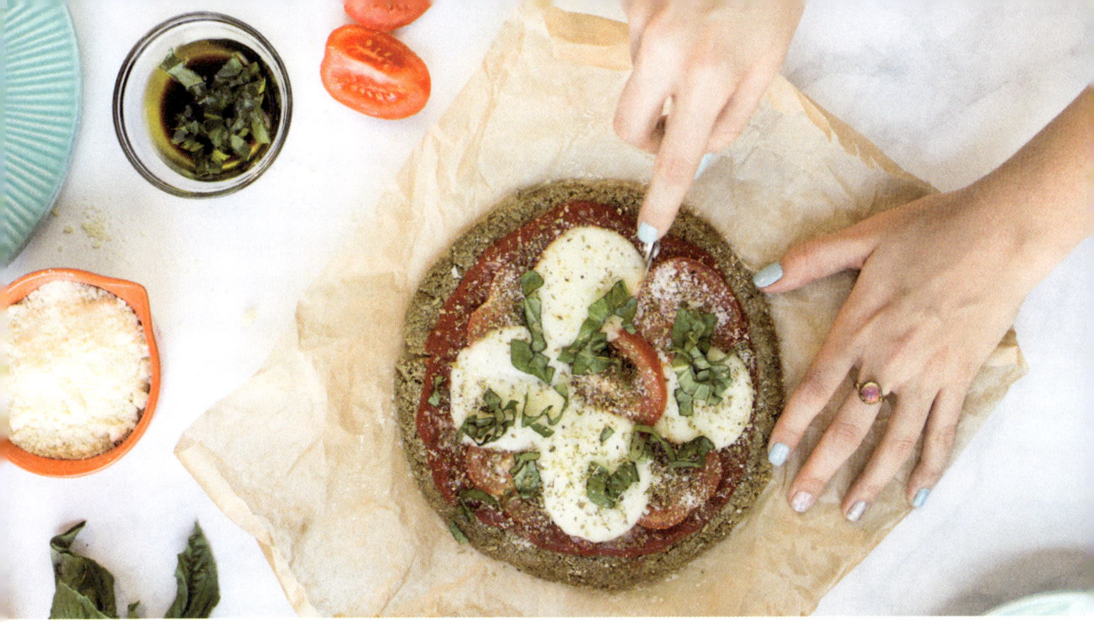

CROCANTE

Pizza de quinoa

Porções: 6

INGREDIENTES CROCANTES

1 xícara de quinoa deixada de molho por 5 horas
1 colher de sopa de orégano
1 colher de sopa de alho em pó
1/2 colher de sopa de cebola em pó
1 colher de sopa de erva-doce
Sal e pimenta a gosto

RECHEIO OPCIONAL PARA A PIZZA

Pesto + tomate seco + muçarela de búfala
Tomate + muçarela + orégano
Geleia de figo + queijo de cabra + rúcula

1. Preaqueça o forno a 180 °C.

2. No processador de alimentos, misture a quinoa, o orégano, o alho em pó, a cebola em pó, a erva-doce e uma pitada de sal e pimenta. Misture até ficar homogêneo e cremoso.

3. Forre uma forma redonda com papel-manteiga e espalhe a massa nela.

4. Leve ao forno por 12 a 14 minutos ou até perceber o fundo da massa dourar levemente.

5. Retire do forno, tire a massa da assadeira e coloque-a numa forma. Cubra com o seu recheio de pizza favorito.

6. Leve ao forno por mais 10 ou 15 minutos ou até o queijo dourar.

Torrada de abacate

Porção: 1

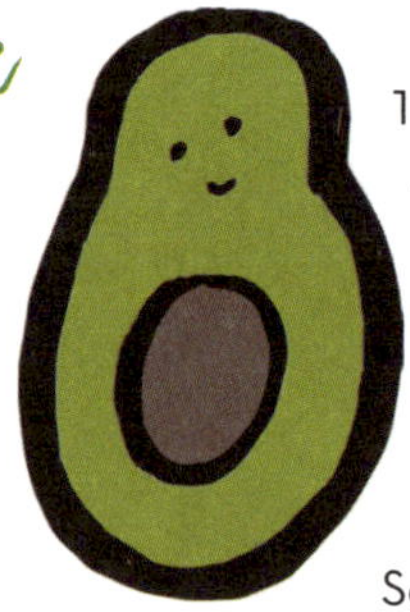

TRADICIONAL

1 ou 2 fatias de pão de fermentação natural
1 abacate
Sal e pimenta a gosto

1. Faça torradas no forno ou na torradeira. Espalhe o abacate por cima.
2. Tempere com sal e pimenta e saboreie!

DOCE

1 ou 2 fatias de pão de fermentação natural
1 abacate
$^{1}/_{2}$ tomate cortado em fatias finas
1 colher de sopa de mel
1 pitada de pimenta vermelha em flocos

1. Faça torradas no forno ou na torradeira. Espalhe o abacate por cima.
2. Acrescente o tomate, espalhe o mel e uma pitada de pimenta vermelha em flocos.
3. Por que você nunca pensou em fazer uma torrada de abacate antes?!

CROCANTE

1 ou 2 fatias de pão de fermentação natural
1 abacate
1 pitada de sementes de cânhamo ou gergelim
1 pitada de sementes de chia
Sal e pimenta a gosto

1. Faça torradas no forno ou na torradeira. Espalhe o abacate por cima.
2. Salpique as sementes de cânhamo e de chia, o sal e a pimenta.
3. Aproveite até a última mordida!

Muffin de omelete

Porções: 18 a 24

4 ovos
$^{1}/_{2}$ colher de sopa de sal marinho
$^{1}/_{2}$ colher de sopa de pimenta-do-reino moída
$^{1}/_{4}$ de xícara de cebola picada
$^{1}/_{4}$ de xícara de pimentão picado
$^{1}/_{4}$ de xícara de queijo feta
6 folhas de manjericão picadas em fatias bem fininhas
Óleo de coco

1. Preaqueça o forno a 180 °C.
2. Numa tigela média, bata os ovos e acrescente o sal e a pimenta-do-reino. Coloque a cebola, o pimentão, o queijo feta e o manjericão.

3. Despeje nas forminhas de muffin. Leve ao forno e deixe assar por 20 ou 25 minutos ou até os ovos cozinharem totalmente.

Dica: Você pode acrescentar à receita os legumes, os queijos e os temperos de sua preferência. Eu, particularmente, gosto de:

Tomate seco, queijo feta e manjericão
Cheddar e pimenta jalapenho
Coração de alcachofra e queijo feta
Batata e cheddar

Enroladinho fácil

Porções: 4

450 gramas de salmão (ou atum) enlatado e escorrido
1/2 limão espremido
Sal e pimenta a gosto
4 folhas de nori
1/2 pimentão vermelho cortado em fatias finas
1 cenoura cortada em fatias finas
1 abacate fatiado

INGREDIENTES EXTRAS

Molho teriyaki ou molho de soja
Gengibre em conserva
Wasabi

1. Em uma tigela pequena, coloque o salmão e tempere com o sal, a pimenta e o suco do limão.
2. Coloque uma folha de nori numa superfície plana e despeje ¼ do salmão no meio, fazendo uma linha fina. Adicione o pimentão, a cenoura, o abacate, o gengibre em conserva e o wasabi, se gostar. Enrole bem.
3. Mergulhe no molho e aproveite a refeição!

DICA PARA O SEU HUMOR:
Está sem nori? Sem problemas. Depois de cortar o abacate, guarde a casca para usar como "prato". Coloque todos os ingredientes numa tigela convencional pequena. Acrescente 1/2 xícara de cebola roxa picada, depois é só colocar a mistura na casca do abacate e servir!

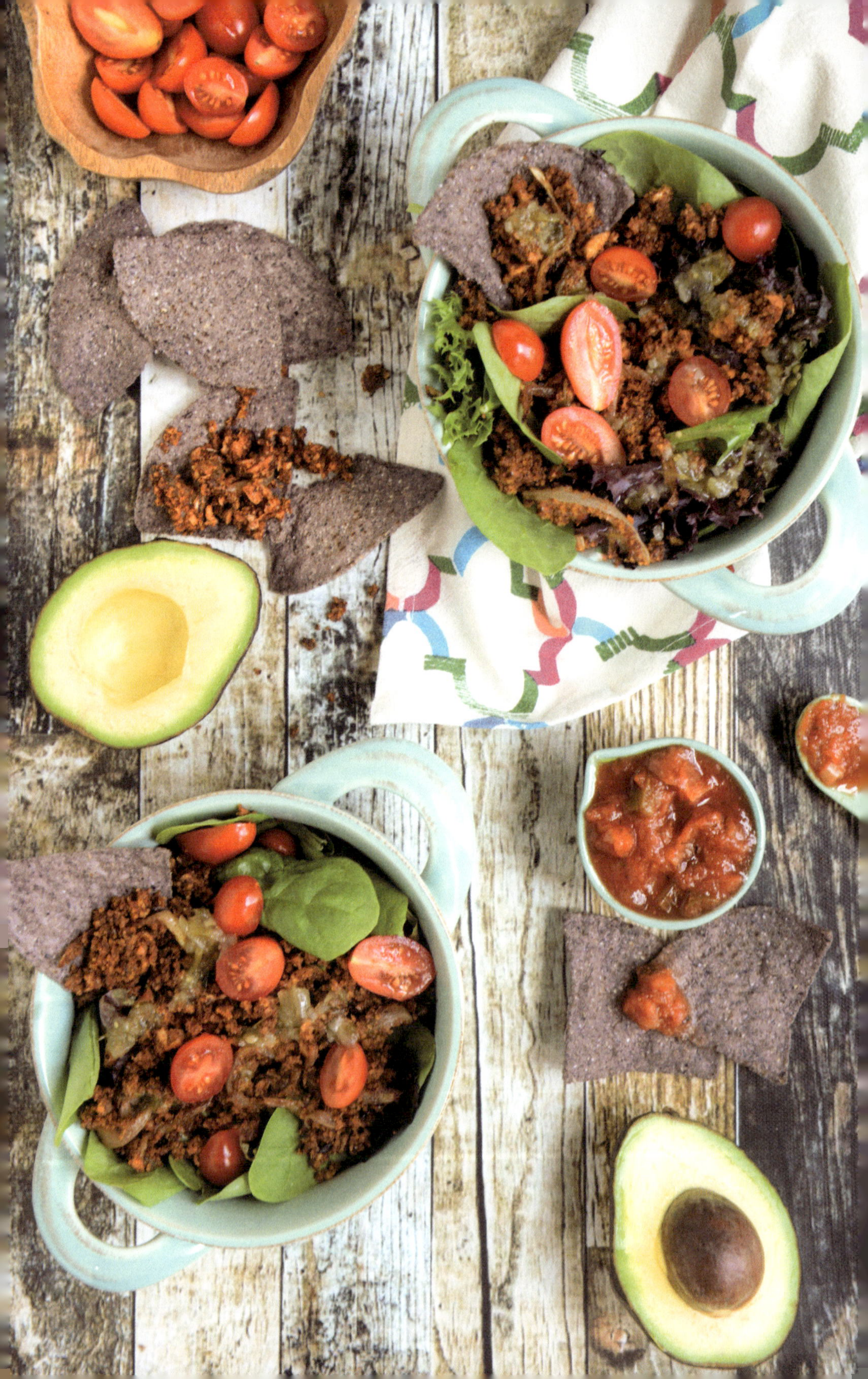

Salada de taco suculenta

Porções: 4 a 6

"CARNE" PARA TACO

1 cebola média fatiada
8 a 10 cogumelos shiitake
1 xícara de nozes
1 colher de sopa de cominho
1 colher de sopa de pimenta chili em pó
1 colher de sopa de páprica defumada
1/2 colher de sopa de alho em pó
1/2 colher de chá de sal
1/2 colher de chá de pimenta
1/2 colher de sopa de xarope de bordo ou açúcar de coco (opcional, se quiser um sabor mais adocicado)
1 pitada de pimenta caiena
1 fio de azeite

SUGESTÃO DE COMBO DE SALADA

Verduras da estação
Tomates
Abacate
Salsa
Tortilha do tipo Doritos (para deixar o prato crocante!)

1. Comece refogando a cebola. Para isso, coloque cerca de 2 colheres de sopa de azeite em uma panela média, adicione a cebola e mexa para garantir que todas as fatias estejam cobertas com azeite. Cozinhe em fogo médio ou baixo por 30 a 40 minutos, e continue mexendo a cada 5 ou 10 minutos. As fatias de cebola devem ficar bem douradinhas.

2. Enquanto a cebola refoga, em um processador de alimentos, coloque os cogumelos shiitake e triture levemente, até que fiquem picados. Ponha numa tigela e reserve.

3. Numa panela pequena untada com pouco azeite, torre as nozes por 4 ou 5 minutos, virando conforme necessário. Processe-as com os demais temperos e misture ao cogumelo.

4. Quando a cebola estiver no ponto, misture-a com os cogumelos. Cubra a mesma panela com uma camada fina de azeite e acrescente a "carne", mexendo a cada 4 ou 5 minutos, até que fique macia.

5. Crie sua própria salada! Comece com as verduras, adicione a "carne", cubra com o tomate, o abacate, a salsa e coloque a tortilha por cima.

Dica: Com a carne de taco desta receita também dá para preparar tacos grandes. Você pode até transformá-los em "bolinhos" e fritar.

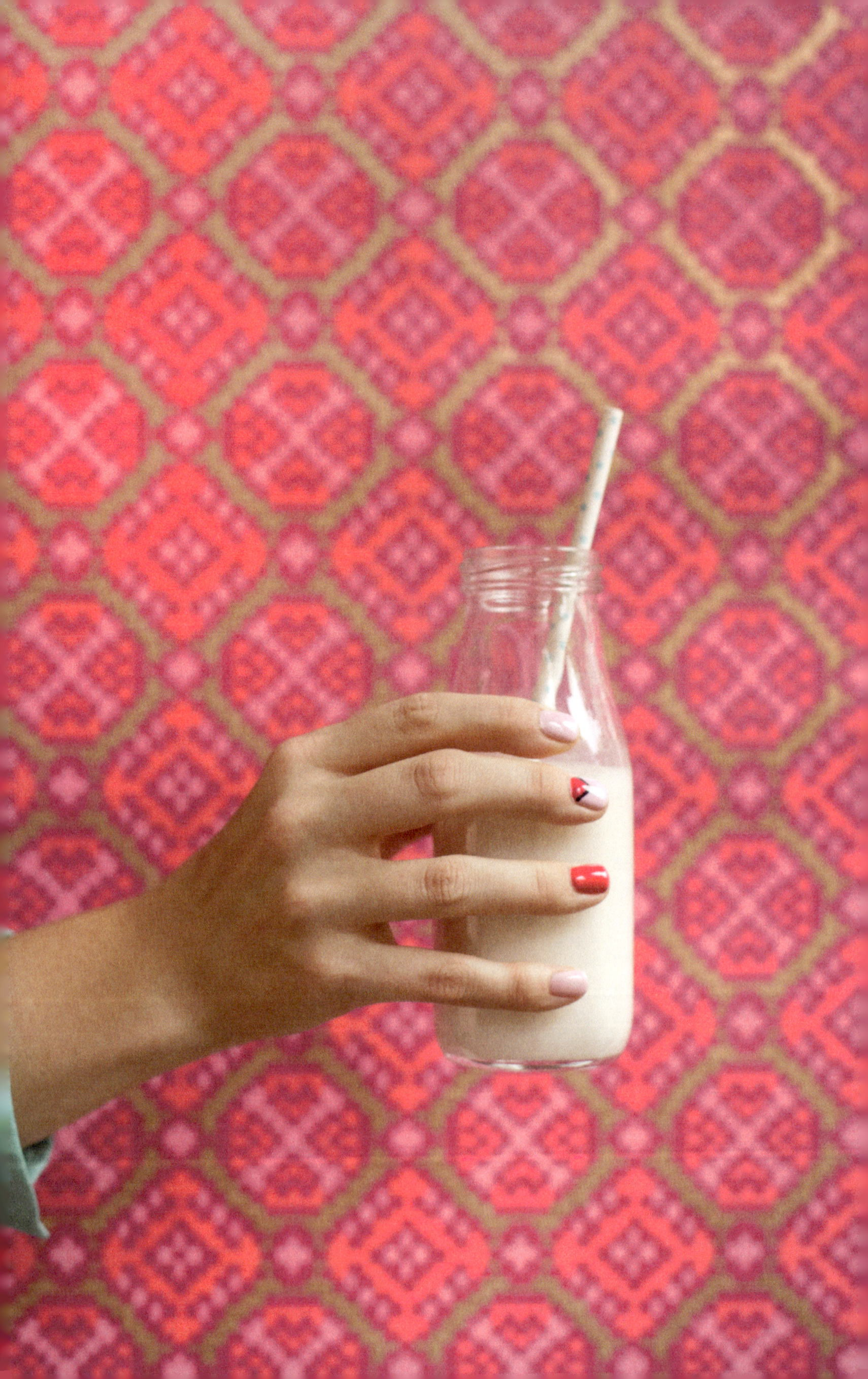

Leites vegetais

Porções: 4 a 6

Leite de coco

350 ml de leite de coco
3 xícaras de água
1 colher de chá de extrato de baunilha

Misture o leite de coco, a água e a baunilha em velocidade alta por 10 segundos.

Leite de avelã

1 xícara de avelãs
3 xícaras de água
1 colher de chá de extrato de baunilha
Morim

1. Deixe as avelãs de molho por 3 horas, escorra e lave.
2. Bata as avelãs, a água e a baunilha em um liquidificador em alta potência até ficar homogêneo.
3. Coloque o morim numa jarra aberta e prenda-o com um elástico.
4. Aos poucos, despeje a mistura no morim e peneire. Se ele ficar cheio, retire o elástico e esprema o morim para aproveitar o máximo de leite.
5. Conserve na geladeira por 3 a 4 dias!

Leite de amêndoas

1 xícara de amêndoas cruas
3 xícaras de água
1 colher de chá de extrato de baunilha
Morim

1. Deixe as amêndoas de molho por 3 horas, escorra e lave.
2. Bata as amêndoas, a água e a baunilha em um liquidificador em alta potência até ficar homogêneo.
3. Coloque o morim sobre uma jarra aberta e prenda-o com um elástico.
4. Aos poucos, despeje a mistura no morim e peneire. Se ele ficar cheio, retire o elástico e esprema o morim para aproveitar o máximo de leite.
5. Mantenha na geladeira por 3 a 4 dias!

Dica: Se você gosta de um leite mais espesso ou se está com preguiça, pode simplesmente bater no liquidificador e colocar direto num pote. Agite antes de cada utilização para misturar bem. Se for usar o leite para preparar um smoothie, melhor ainda, já que o líquido irá para o liquidificador de novo!

Vitamina alto-astral

Porção: 1

1 xícara de couve crua
1 xícara de mirtilos
30 ml de vinagre de maçã
1 colher de sopa de cacau em pó
1/2 xícara de água ou leite de amêndoas

Bata todos os ingredientes no liquidificador e lamba os beiços!

Dica: Se você prefere uma consistência mais leve, experimente acrescentar mais água ao smoothie. Já se prefere um líquido mais espesso, reduza a quantidade de água até obter a consistência perfeita pra você.

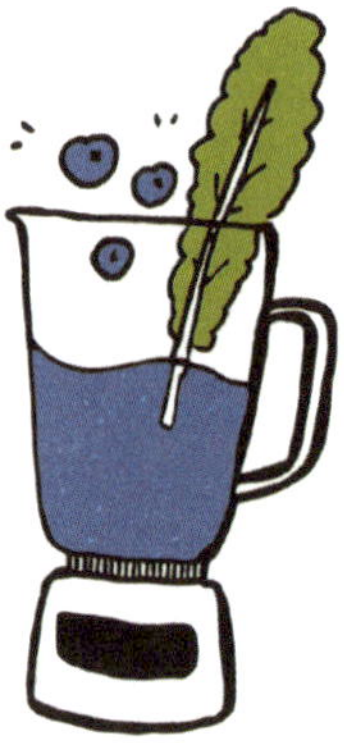

Suco refrescante de laranja e cranberry

Porção: 1

1 colher de sopa de suco concentrado de cranberry sem açúcar
Suco de 1 laranja
450 ml de água filtrada

1. Num copo com capacidade aproximada de 600 ml, misture o concentrado de cranberry e o suco de laranja e mexa.
2. Acrescente a água filtrada, mexa e refresque-se!

Dica: O simples cheiro da laranja é capaz de despertar bem-estar. Essa bebida tem uma utilidade dupla: traz benefícios tanto pelo aroma da fruta quanto pela ingestão do suco.

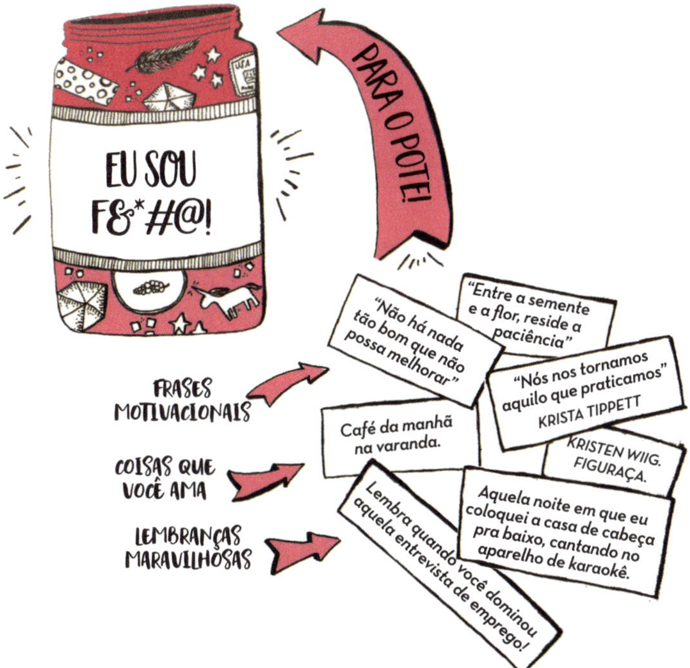

DICA DE ESTILO DE VIDA:
Faça seu próprio pote "Eu sou f&#@"!

Em vez de detonar um pote de Nutella de uma só vez, experimente pegar um frasco vazio e transformá-lo num tesouro só seu. Decore esse frasco com qualquer apetrecho que lhe faça bem: penas, adesivos de unicórnios, botões, glitter, flores, folhas ou fotos de cachorros fofinhos de internet. Solte-se! Quanto mais se divertir com o processo, maior a chance de liberar aquilo que lhe faz mal!

Quando terminar, escreva frases motivacionais para você, pode ser algo que a faz rir, alguma coisa que amigos ou colegas disseram sobre você e até coisas divertidas que curte fazer. Encha o pote o máximo que puder e acrescente novas frases a ele sempre que se sentir inspirada ou quando acontecer alguma coisa boa.

Mantenha o frasco na despensa e, da próxima vez que se sentir tentada a devorar um pote inteiro de Nutella para afogar as mágoas, recorra ao seu frasco. Às vezes, uma dose de amor-próprio e um lembrete do quanto você é f&#@ pode ajudá-la a erguer a cabeça e abrir um sorriso de orelha a orelha — e sem que você precise de comida.

RECEITAS

para quando estiver

ESTRESSADA

e

ANSIOSA

EMOÇÃO: ESTRESSE E ANSIEDADE

Nos Estados Unidos, a ansiedade ocupa o primeiro lugar na lista de doenças mentais e, por ano, afeta cerca de 40 milhões de norte-americanos. O estresse e a ansiedade podem impactar não só os hábitos que proporcionam o bem-estar como o sono e a energia, como também a capacidade de o indivíduo se locomover, de estar em público e prejudica os relacionamentos. O estresse e a ansiedade começam internamente, mas podem manifestar sintomas físicos e, quando sentimos o acúmulo dos dois em nossa vida, geralmente, a última coisa que queremos é ir ao supermercado e preparar comida.

Como seres humanos, nossa tendência é preferir o prazer a dor em qualquer circunstância, e é por isso que, quando sentimos o peso do estresse, queremos de imediato fazer algo para nos sentir bem. E tem coisa melhor do que aquela barra de chocolate que vende na máquina automática do escritório para deixá-la mais animadinha num piscar de olhos?

É uma reação típica recorrer à comida quando, na verdade, isso só aumenta os sintomas do estresse em vez de aliviá-los. Por exemplo, tomar uma xícara de café ao meio-dia pode nos deixar menos estressadas naquele momento, mas só vai aumentar o estresse e a ansiedade mais tarde. O mesmo vale quando recorremos ao doce, que dá aquela sensação de prazer momentânea, mas só piora o estresse.

Nesta seção, você vai encontrar receitas que podem ajudar a combater o estresse de maneira natural e acalmá-la para que possa tomar decisões com a mente tranquila e serena.

SINAIS E SINTOMAS DE QUE VOCÊ ESTÁ COMENDO POR ESTRESSE

- Você para na loja de conveniência do posto de gasolina mais próximo depois do trabalho para comprar um docinho.
- É como se a máquina de venda automática estivesse chamando por você.
- Você guarda um estoque enorme de chocolate na gaveta e é a única que sabe disso.
- Você sente uma necessidade enorme de mastigar alguma coisa e não sabe por quê.

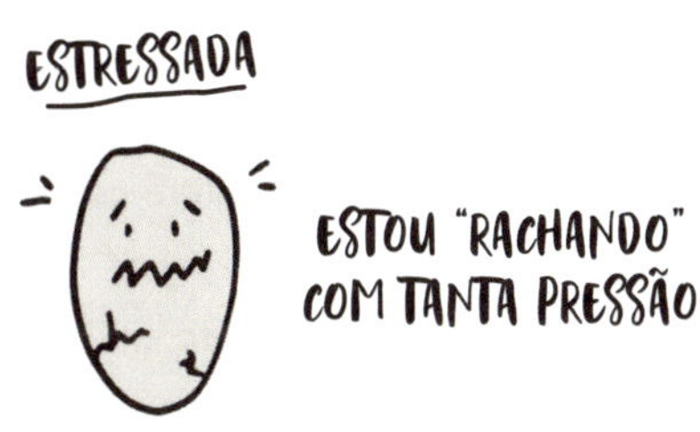

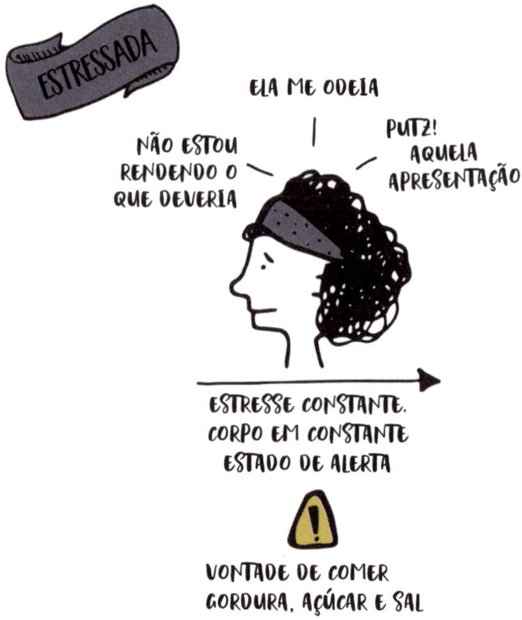

O QUE (REALMENTE) ESTÁ ACONTECENDO COM O SEU CORPO?

Quando você está estressada, seu corpo experimenta o mesmo mecanismo de luta ou fuga. Por exemplo, se alguém ameaça agredi-la fisicamente, seu corpo aciona essa reação fisiológica, ou seja, o sangue se desloca do estômago para a cabeça, as mãos e os pés porque, diante de uma situação em que a sua vida está em risco, precisa ser capaz de pensar e agir rapidamente, reagir ou fugir.

Provavelmente não enfrenta brigas físicas todos os dias, mas é bem provável que esteja numa luta constante com o seu eu interior. Coisas do tipo "Não estou fazendo o suficiente", "Meu chefe está bravo comigo", ou "Será que vão gostar da minha apresentação?" causam um tipo de estresse que é extremamente tóxico para o corpo porque, a longo prazo, induz a um nível constante de estresse. Então, em vez de encarar a situação como algo momentâneo, o que faz o seu corpo voltar ao estado "normal" muito rapidamente, o seu corpo pode permanecer num estado de alerta constante, incapaz de retornar ao modo normal.

E, quando isso acontece, você percebe que engordou, que tem sentido sintomas de indigestão e vontade de comer coisas que supostamente a devolveriam ao estado de equilíbrio como alimentos ricos em açúcar, sal e gordura, mas, na verdade, esses alimentos só contribuiriam para aumentar o estresse ao longo do dia.

Embora cada pessoa tenha seus gatilhos disparadores de estresse, é importante identificar primeiro as maiores causas de estresse na sua vida e avaliar se pode fazer algo para tentar aliviar o que lhe faz mal.

A vida é fluida e há dias em que situações estressantes e que não estão sob o seu controle acontecerão. Porém, se mantiver uma alimentação balanceada com alimentos redutores de estresse, adotar um modo de pensar saudável e utilizar técnicas que vão ajudar a acalmar o seu corpo, será capaz de lidar com qualquer fator estressante que surgir.

OS MELHORES ALIMENTOS PARA COMBATER O ESTRESSE

- Abacate;
- Abóbora;
- Alho-poró;
- Amêndoa;
- Aspargo;
- Aveia;
- Batata;
- Batata-doce;
- Beterraba;
- Camomila;
- Castanha de caju;
- Cebola;
- Cenoura;
- Coco;
- Cogumelo;
- Cúrcuma;
- Espinafre;
- Feijão-preto;
- Figo;
- Framboesa;
- Manteiga de amendoim;
- Maracujá;
- Melão-cantalupo;
- Ovo;
- Pastinaca;
- Peixe;
- Pêssego;
- Pimentão;
- Pistache;
- Quinoa;
- Rúcula;
- Tempeh.

Por que devo comer esses alimentos?

A maioria deles contém vitaminas e minerais que ajudam a combater os níveis de estresse, como:

Magnésio: essa vitamina ajuda naturalmente no funcionamento do cérebro em atividades do dia a dia, desde amarrar os cadarços até a manter a estabilidade dos batimentos cardíacos. A maioria das pessoas tem deficiência dessa vitamina, o que as deixa sobrecarregadas e estressadas.

GABA (ácido gama-aminobutírico): esse neurotransmissor especial é quem "interrompe" a atividade cerebral. Ele é um dos responsáveis por ajudar o seu cérebro a desligar para você adormecer.

OUTROS TIPOS DE ALIMENTOS RECOMENDADOS PARA REDUZIR O ESTRESSE

Plantas rasteiras e tubérculos: esses alimentos que crescem próximos ou dentro do solo podem ajudá-la a se sentir mais centrada e pé no chão.

ALIMENTE O CÉREBRO

Por mais que beba muito chá de camomila e que coma toda a batata-doce do mundo, se estiver sob um estado constante de estresse, vai precisar de algo além disso. Listo algumas práticas, ou "alimentos para o cérebro" que deve passar a "consumir":

- Faça uma caminhada de dez minutos para oxigenar a mente;
- Compre um livro de colorir para adultos e pinte a sua figura favorita;
- Comece um diário de gratidão e todos os dias anote de três a cinco coisas pelas quais você se sente grata;
- Pratique o hábito de dizer "não". Se você tiver aquela sensação de "NÃO, ISSO NÃO VAI ME FAZER BEM", simplesmente abra mão;
- Leia um livro por prazer;
- Coloque uma música de meditação para tocar e fique cinco minutos consigo mesma, meditando.

DOCE

Muffin de banana com manteiga de amendoim

Porções: 12 a 14

2 bananas grandes e maduras
$^{1}/_{3}$ de xícara de óleo de coco
$^{1}/_{3}$ de xícara de xarope de bordo
$^{1}/_{3}$ de xícara de manteiga de amendoim
1 colher de chá de extrato de baunilha puro
1 ovo
1 $^{1}/_{4}$ xícara de farinha de nozes, farinha sem glúten ou farinha integral peneirada
1 pitada de sal marinho
Gotas de chocolate a gosto (para mim, quanto menos chocolate nesta sobremesa, melhor. Estranho, né? Eu sei!)

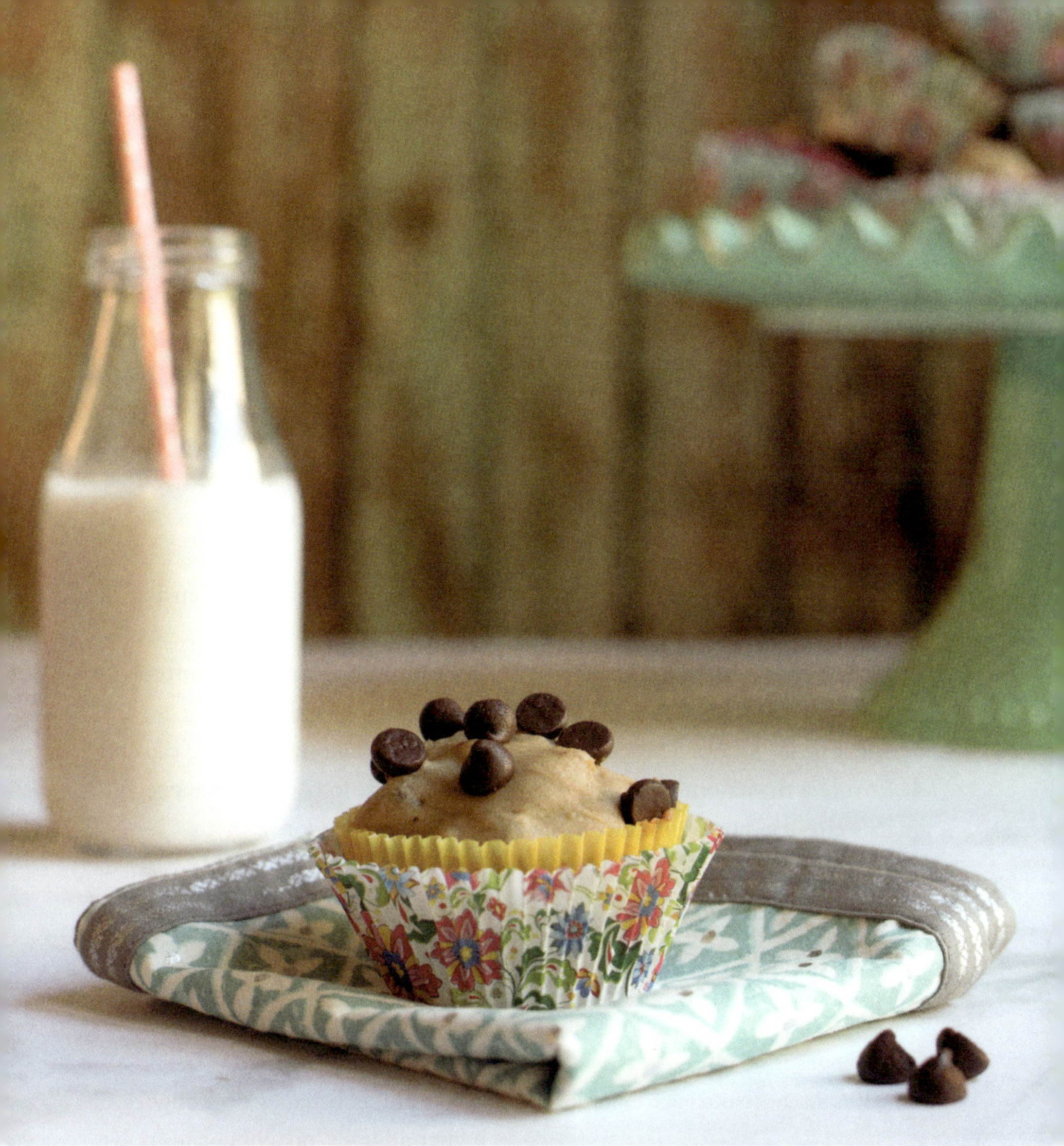

1. Preaqueça o forno a 180 °C.

2. Num processador de alimentos ou no liquidificador, misture a banana, o óleo de coco, o xarope de bordo, a manteiga de amendoim, o extrato de baunilha e o ovo. Misture até ficar homogêneo.

3. Numa tigela grande, mexa a farinha e o sal e coloque-os na parte líquida até ficar bem homogêneo.

4. Despeje as gotas de chocolate na mistura.

5. Coloque a massa em forminhas de muffin.

6. Leve ao forno por 12 a 15 minutos, até dourar. Sirva após esfriar.

Bolinho com gotas de chocolate

Porções: 12 a 16

$^{1}/_{2}$ xícara de manteiga de amêndoas
$^{1}/_{3}$ de xícara de mel ou xarope de bordo
1 xícara de farinha de amêndoas ou de castanhas de caju
$^{1}/_{4}$ de xícara de gotas de chocolate

1. Misture a farinha de amêndoas, o mel ou o xarope de bordo.
2. Acrescente a farinha e misture até formar uma massa.
3. Adicione as gotas de chocolate.
4. Enrole a massa em bolinhas pequenas e resfrie por 30 minutos, está pronto para comer!

Chocoframbo

Porções: 6

6 framboesas
6 gotas de chocolate meio amargo

1. Lave e seque as framboesas.
2. Coloque uma gota de chocolate na abertura de cada framboesa.
3. Pronto. É só saborear esse doce simples e maravilhoso.

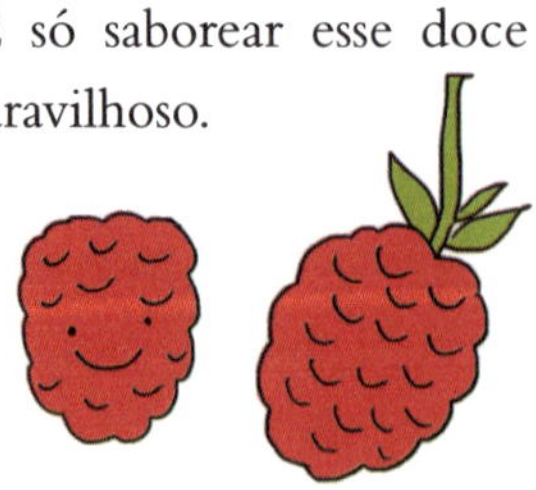

Banana com chocolate e pistache

Porções: 6

3 bananas
6 palitos de picolé ou de churrasco
Óleo de coco
$^{1}/_{2}$ xícara de chocolate amargo
$^{1}/_{2}$ xícara de pistache moído

1. Forre uma assadeira com papel-manteiga.
2. Descasque as bananas e corte-as ao meio, na transversal.
3. Enfic o palito no meio de cada banana (veja a foto na página a seguir). Leve ao congelador.
4. Coloque um pouco de óleo de coco em uma panela pequena, leve ao fogo em temperatura baixa ou média e acrescente o chocolate. Mexa até derreter, mas fique de olho para não queimar.
5. Retire as bananas do congelador e mergulhe-as no chocolate, polvilhando pistache por cima.
6. Congele por no mínimo 30 minutos antes de servir.

DICA: Não tem chocolate em barra em casa? Sem problemas! Use a receita Emoji de chocolate na página 126 para substituir o chocolate derretido!

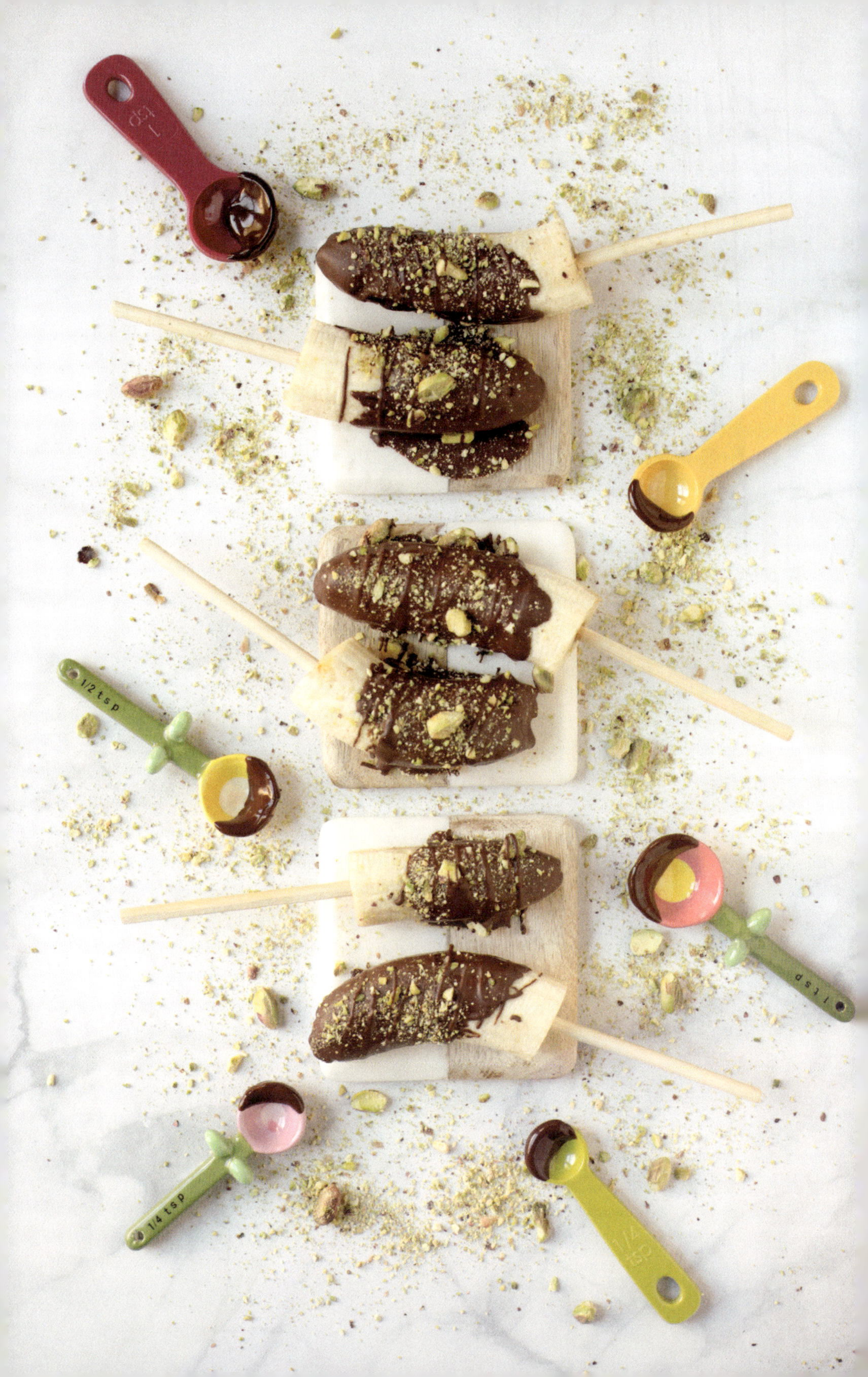
1/2 tsp
1 tsp
1/4 tsp

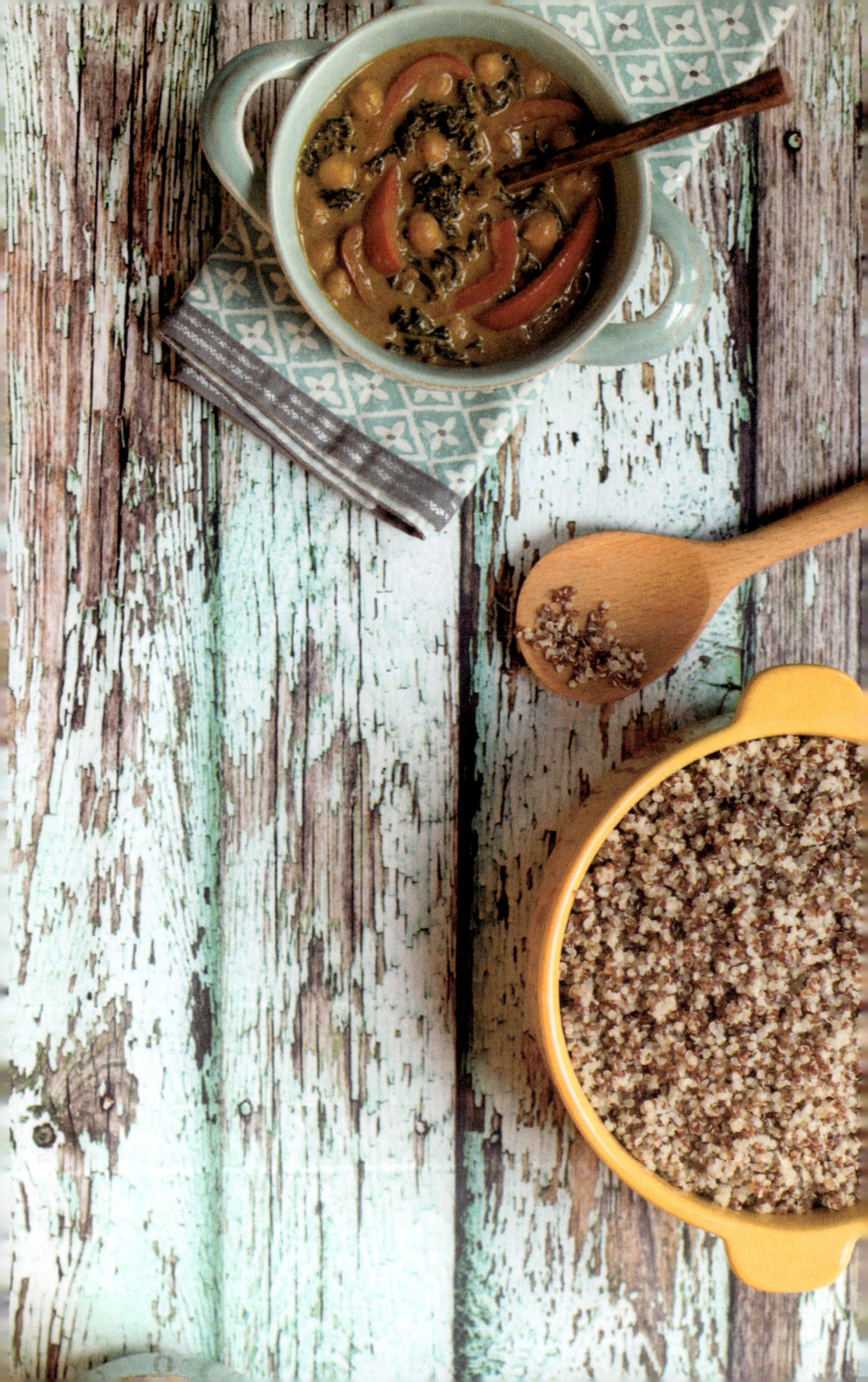

SALGADO

Curry relaxa cuca

Porções: 6

Azeite
1 cebola roxa picada
Sal e pimenta a gosto
6 dentes de alho triturados
1 pé de couve (de 6 a 8 talos aproximadamente) cortado bem fininho
4 colheres de sopa de curry em pó
1 colher de chá de cúrcuma
1 colher de sopa de páprica defumada
400 ml de leite de coco
1 xícara de caldo de legumes (1/2 tablete diluído em 250 ml de água fervente)
450 g de grão-de-bico cozido e escorrido
1 pimentão vermelho cortado em fatias finas
5 tâmaras picadas

1. Unte levemente uma frigideira e coloque a cebola. Acrescente um pouco de sal e pimenta e refogue até a cebola dourar.

2. Adicione o alho e misture por aproximadamente 30 segundos ou até sentir o cheirinho dele na panela.

3. Acrescente a couve e cozinhe até ela murchar.

PARA QUEM CURTE PROTEÍNA: acrescente tofu refogado 5 minutos antes de servir.

4. Coloque o curry, a cúrcuma e a páprica na panela e misture até que a couve e a cebola estejam totalmente cobertas.

5. Adicione o leite de coco e o caldo de legumes. Deixe ferver em fogo baixo por 10 minutos.

6. Acrescente o grão-de-bico e o pimentão e deixe cozinhar por 10 a 15 minutos.

7. Coloque as tâmaras e mexa. Deixe cozinhar por mais 10 minutos.

8. Sirva com arroz, quinoa ou o seu grão favorito!

Diminua o ritmo

Quantas vezes você se pega correndo na hora da refeição e, em vez de comer, engole a comida? Quando foi a última vez que parou para mastigar de verdade? A mastigação é o primeiro passo do processo digestivo e é fundamental para você aproveitar bem todos os nutrientes, dar tempo necessário ao trato digestivo e sentir-se mais completa e satisfeita.

Faça uma experiência. Durante uma semana, pratique a arte de mastigar. Tente mastigar até que os alimentos fiquem pastosos. Observe como você diminui o ritmo da mastigação, como o seu corpo faz a digestão e o quanto se sente saciada.

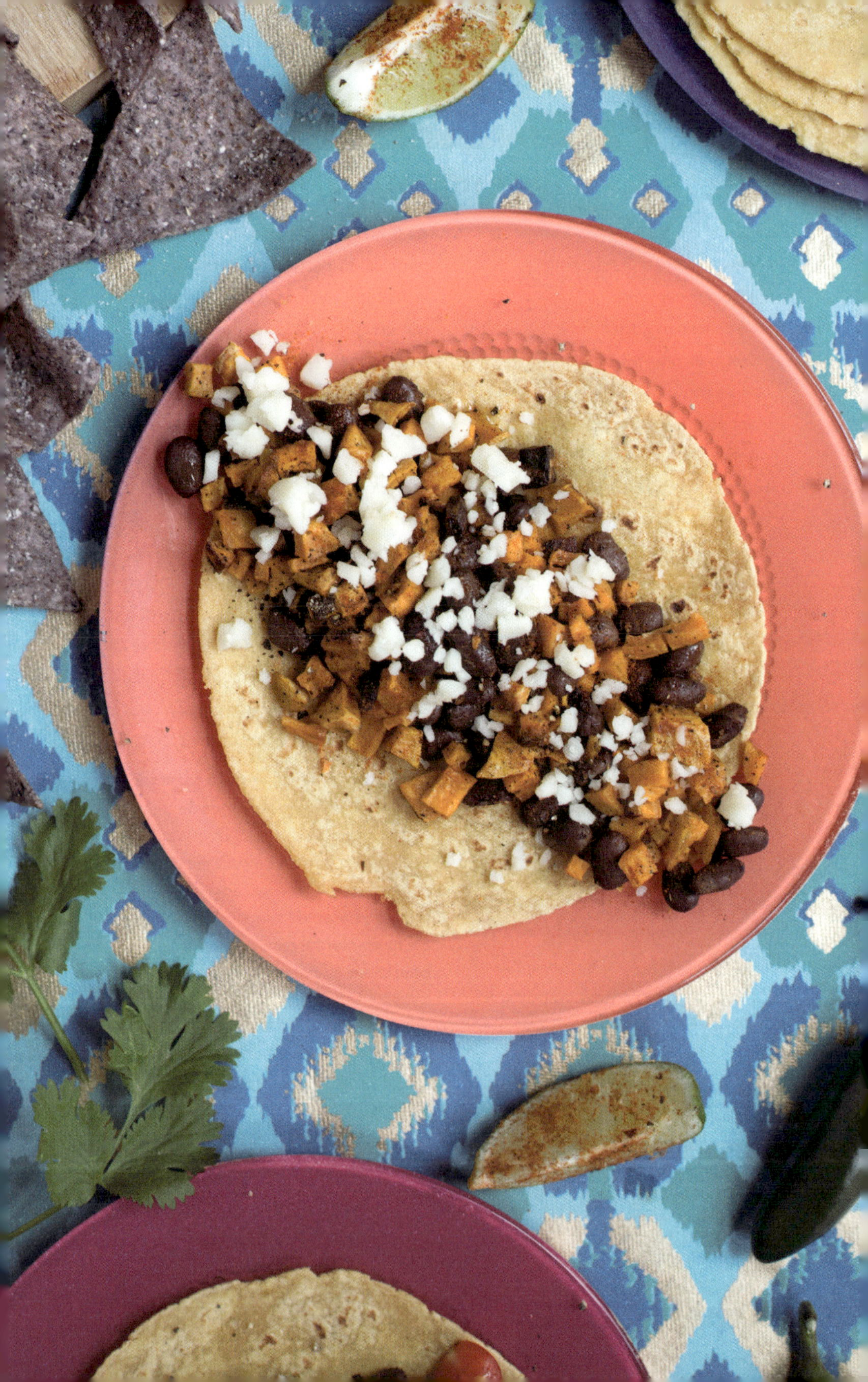

Batata-doce e tacos de feijão-preto

Porções: 6

2 batatas-doces, descascadas e picadas em cubos pequenos
Azeite
2 colheres de sopa de mel
1 colher de chá de cominho
1 colher de chá de pimenta chili em pó
1/2 colher de chá de canela
1/8 de colher de chá de pimenta vermelha em flocos
500 g de feijão-preto cozido e escorrido
6 tortilhas para taco

COBERTURAS OPCIONAIS

Queijo feta
Salsa
Coentro
Guacamole (página 161)
Salsamole (página 212)

1. Preaqueça o forno a 180 °C.
2. Forre uma assadeira com papel-manteiga e coloque as batatas-doces. Tempere com um pouco de azeite e mel.
3. Misture o cominho, a pimenta chili em pó, a canela e a pimenta vermelha em flocos em uma tigela pequena. Em seguida, tempere levemente a batata-doce com a mistura e mexa.
4. Leve ao forno por 10 a 15 minutos ou até que a batata asse a seu gosto. Enquanto a assadeira estiver no forno, abra-o para virar de vez em quando e garantir o cozimento de ambos os lados.
5. Em uma frigideira média, aqueça o feijão-preto por alguns minutos, o suficiente apenas para esquentar.
6. Numa tigela média, misture a batata-doce assada e o feijão-preto e acrescente sal e pimenta a gosto.
7. Com uma colher, coloque a mistura nas tortilhas com a cobertura de sua preferência e saboreie!

PARA QUEM CURTE PROTEÍNA: acrescente um pouco de carne cozida se quiser um taco mais substancial. Evite a carne de frango porque ela pode deixá-la mais ansiosa.

PREPARE UM TOSTADO!

Se está enjoada de tacos (embora eu considere essa possibilidade muito pouco provável), pode transformar essa receita num tostado. Basta pegar a tortilha e aquecê-la diretamente na boca do fogão (ou no forno elétrico). Comece usando o fogo baixo e, com um pegador, vire de um lado para o outro até que a massa fique durinha e crocante. Depois, é só rechear o seu tostado com a massa e cobri-lo com seus temperos prediletos.

Refogado asiático

Porções: 4

1 xícara de quinoa crua
Azeite
1 cebola picada em cubinhos
3 dentes de alho triturados
1 pimentão vermelho cortado em fatias finas
2 cenouras raladas
1 brócolis pequeno picado
1/4 de colher de chá de pimenta vermelha em flocos
2 xícaras de espinafre
4 colheres de sopa de molho de soja
1 colher de sopa de óleo de gergelim
Sal e pimenta a gosto
4 ovos (opcional)

PREPARANDO A QUINOA

Use a panela elétrica de arroz para preparar a quinoa. Você vai precisar de 2 xícaras de água para cada xícara do grão. Se você não tiver panela elétrica, coloque 2 xícaras de água para ferver. Quando começar a fervura, acrescente algumas gotas de azeite, coloque 1 xícara de quinoa e reduza o fogo. Cubra a panela e deixe no fogo por 15 minutos ou até que esteja cozida.

PREPARANDO O REFOGADO

1. Coloque algumas gotas de azeite na frigideira e aqueça-a em fogo médio.

2. Acrescente a cebola e cozinhe por 5 minutos ou até que ela fique translúcida.

3. Adicione o alho e cozinhe por 2 minutos ou até sentir o cheirinho do tempero.

4. Coloque a pimenta, a cenoura e o brócolis na frigideira. Misture todos os ingredientes e cozinhe por aproximadamente 10 minutos.

5. Tempere com o sal, o pimentão e a pimenta vermelha em flocos e mexa.

6. Acrescente o espinafre e cozinhe até ele murchar.

7. Aumente a temperatura do fogo para médio-alto e misture a quinoa cozida.

8. Coloque o molho de soja e continue mexendo.

9. Abaixe o fogo e regue a mistura com o óleo de gergelim.

10. Se quiser um prato mais substancial, sirva com um ovo frito por cima.

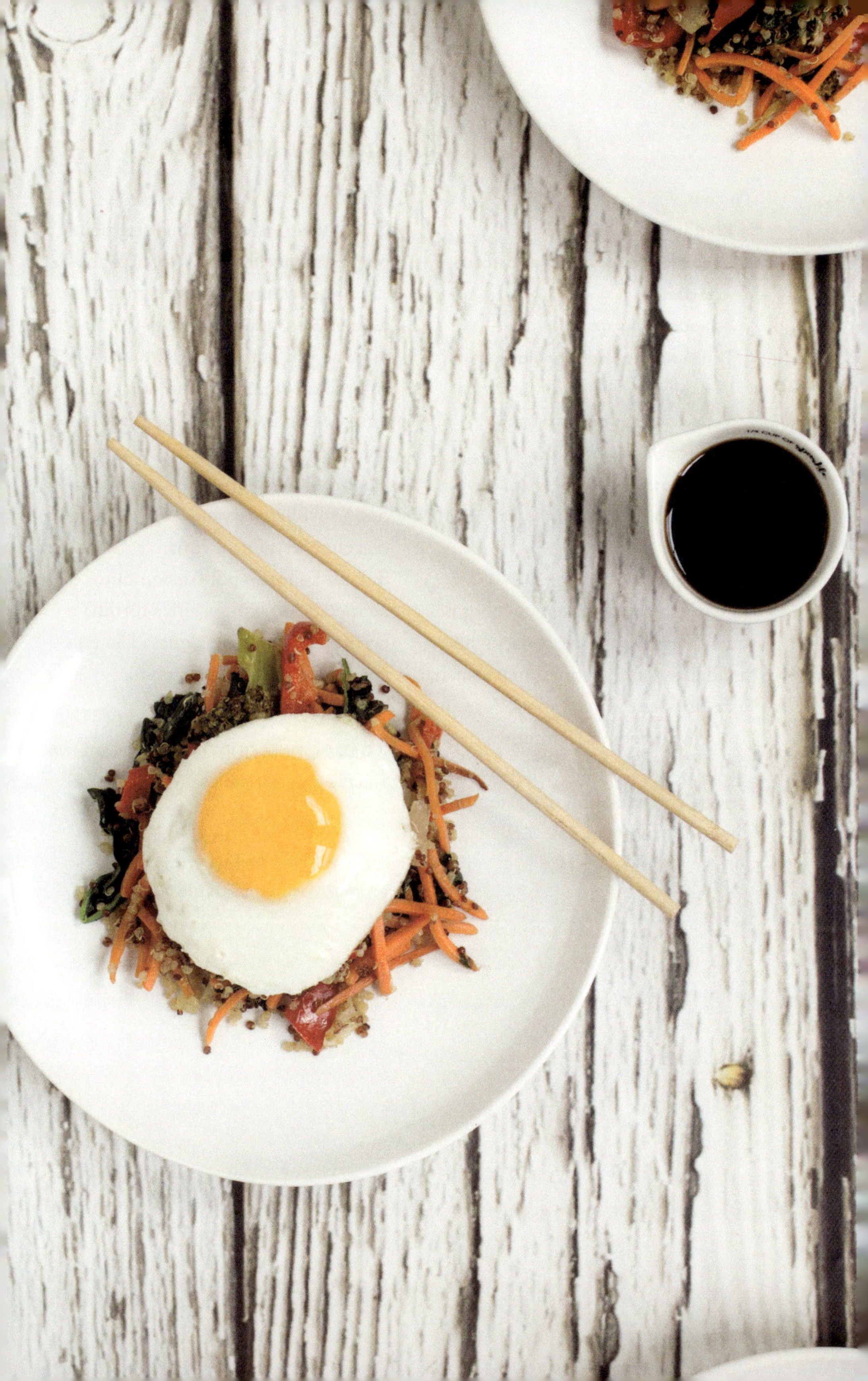

Quesadilla de batata-doce

Porções: 2

1 batata-doce pequena
2 colheres de sopa de óleo de coco ou azeite
1 pitada de sal marinho
1 colher de sopa de canela em pó
1/4 de xícara de feijão-preto cozido
1/4 de xícara de abacaxi fresco cortado em cubos
2 tortilhas sem glúten
1/4 de xícara de queijo cheddar

1. Preaqueça o forno a 200 °C.
2. Corte a batata-doce em cubos pequenos e coloque os pedaços numa assadeira. Cubra com uma camada leve de azeite, sal e canela. Asse por aproximadamente 15 minutos ou até ficar macia. Quando as batatas estiverem cozidas, aumente a temperatura do forno para 230 °C.
3. Enquanto isso, em uma frigideira pequena, misture o feijão e o abacaxi. Aqueça no fogo por aproximadamente 5 minutos.
4. Passe um pouco de azeite de cada lado da tortilha e coloque uma delas numa assadeira. Cubra-a com a batata-doce, a mistura do abacaxi com feijão-preto e o queijo. Tampe com a outra tortilha, deixando o lado com o azeite virado para cima.
5. Leve ao forno por 6 a 8 minutos e, na metade do tempo, vire a tortilha e certifique-se de que a quesadilla está crocante e o queijo, derretido.

PARA QUEM CURTE PROTEÍNA: acrescente um pouco de carne cozida ou tofu salteado se quiser uma quesadilla mais substancial. Evite a carne de frango porque ela pode deixá-la mais ansiosa.

CREMOSO

Guacamole

Porções: 3 a 4

3 abacates do tipo avocado maduros
1/2 cebola cortada em cubos
1/2 pimentão vermelho picado
Suco de 1 limão
Sal e pimenta a gosto

1. Numa tigela média, amasse o abacate com um garfo.

DICA EXTRA: Se quiser dar um gostinho especial, acrescente sementes de romã ao prato.

2. Adicione a cebola e o pimentão.

3. Acrescente o suco de limão, o sal e a pimenta.

4. Hummm. Mergulhe nessa delícia!

IMPORTANTE!

Para manter a sua guacamole saborosa e verdinha o dia inteiro antes de servir, guarde os caroços dos abacates e coloque-os no molho, assim você evita que fique marrom. Remova os caroços dos abacates antes de servir e ninguém vai perceber.

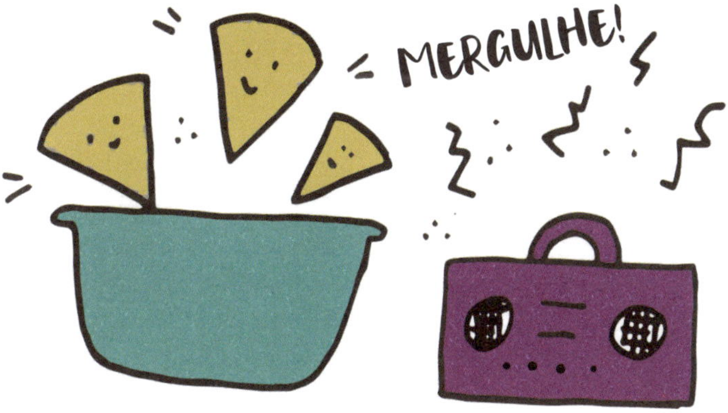

Sopa picante de abóbora

Porções: 4 a 6

1 abóbora manteiga
Azeite
Sal e pimenta a gosto
1 cebola picada
1 cenoura grande picada
2 talos de aipo picados
2 a 3 dentes de alho triturados
2 xícaras de caldo de legumes (1 tablete diluído em 500 ml de água fervente)
$^{1}/_{4}$ de colher de chá de pimenta vermelha em flocos
$^{1}/_{2}$ colher de chá de sálvia moída
1 colher de chá de canela em pó
Sementes de cânhamo

1. Preaqueça o forno a 180 °C.
2. Depois, corte a abóbora ao meio e coloque-a na assadeira. Cubra-a com azeite e polvilhe sal e pimenta. Leve ao forno. Asse de 50 a 60 minutos ou até que ela fique macia.
3. Enquanto a abóbora assa, prepare a base da sopa. Coloque um pouco de azeite numa frigideira grande e refogue a cebola por 5 minutos ou até dourar levemente.
4. Acrescente a cenoura e o aipo e refogue por mais 10 minutos. Mexa de vez em quando.
5. Acrescente o alho, o sal e a pimenta e refogue por mais alguns minutos.
6. Adicione o caldo de legumes, ferva por 35 a 40 minutos.
7. Coloque a pimenta em flocos, a sálvia e a canela na panela.
8. Assim que a abóbora estiver pronta, retire-a do forno e deixe esfriar por alguns minutos.
9. Retire toda a polpa da abóbora, coloque na frigideira e mexa bem.
10. Num liquidificador, ponha a mistura da sopa e bata em alta potência até obter uma textura homogênea e cremosa.
11. Coloque numa tigela, cubra com as sementes de cânhamo e aproveite!

Dica: Esta sopa tem uma consistência mais espessa. Se você gosta de uma textura mais leve, ao levar os ingredientes para o liquidificador acrescente mais 1 xícara de caldo de legumes antes de bater. Esse prato combina muito bem com o Pão de chia e amêndoas da página 215.

Aipo ou aspargo ressuscitado!

Nada fede mais do que um vegetal murcho. Sem falar que é jogar dinheiro e nutrientes fora. Mas dá pra SALVAR alguns deles. Se o aipo ou o aspargo estiverem começando a murchar, basta cortar ambas as pontas e colocá-lo num copo de água gelada. Isso vai fazer com que voltem a ficar crocantes.

Macarrão de abóbora

Porções: 4 a 6

- 1 abóbora manteiga picada
- Azeite
- Sal e pimenta a gosto
- 1 cebola picada
- 3 dentes de alho triturados
- 1 colher de chá de pimenta vermelha em flocos
- 1 colher de chá de páprica defumada
- 1 colher de chá de sálvia
- 1 xícara de caldo de legumes (1/2 tablete diluído em 250 ml de água fervente)
- 1 caixa ou pacote de sua massa favorita (adoro macarrão de quinoa com feijão!)
- 1 xícara de acelga

1. Preaqueça o forno a 200 °C.

2. Cubra a abóbora cortada ao meio com uma camada fina de azeite, tempere com sal e pimenta e asse por 30 minutos ou até ficar macia.

3. Numa frigideira grande, aqueça o azeite em fogo médio, coloque a cebola e mexa por 5 ou 6 minutos.

4. Acrescente o alho e mexa por mais um minuto ou até sentir o cheirinho dele. Desligue o fogo e cubra a panela.

5. Quando a abóbora estiver pronta, coloque-a numa frigideira grande junto com a cebola, em fogo médio, e acrescente a pimenta vermelha em flocos, a páprica defumada, a sálvia, o sal, a pimenta e o caldo de legumes. Deixe ferver por aproximadamente 10 minutos.

6. Prepare a massa de acordo com as instruções da embalagem.

7. Em um liquidificador de copo grande, coloque a mistura da abóbora e bata. Ainda na mesma panela, acrescente um pouco de azeite e refogue a acelga por alguns minutos.

8. Acrescente a mistura da abóbora e a massa à frigideira. Mexa bem e tempere com sal e pimenta.

Delícia de aveia e amêndoas

Porção: 1

- 1/2 xícara de aveia em flocos
- 1 xícara de leite de amêndoas
- 2 colheres de sopa de manteiga de amêndoas
- 1 colher de sopa de cacau em pó
- 1 filete de xarope de bordo
- 1 pitada de sal marinho

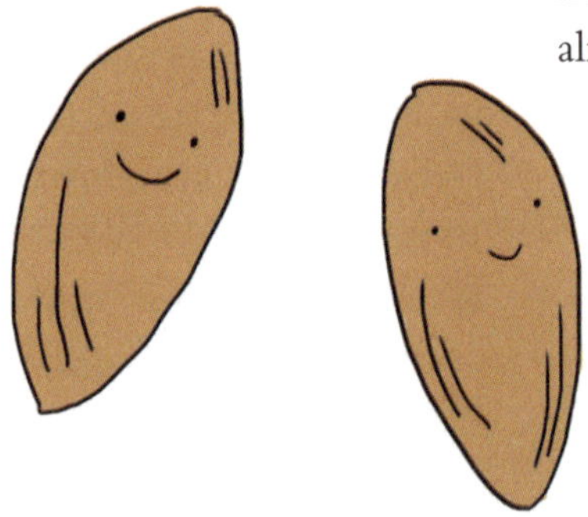

1. Prepare a aveia conforme indicado na embalagem, exceto pelo leite: substitua-o por 1 xícara de água.

2. Coloque a aveia em uma tigela pequena e cubra-a com manteiga de amêndoas ou cacau em pó. Espalhe o xarope de bordo por cima e finalize com uma pitada de sal marinho.

3. Você pode saborear essa delícia no café da manhã ou até mesmo no almoço.

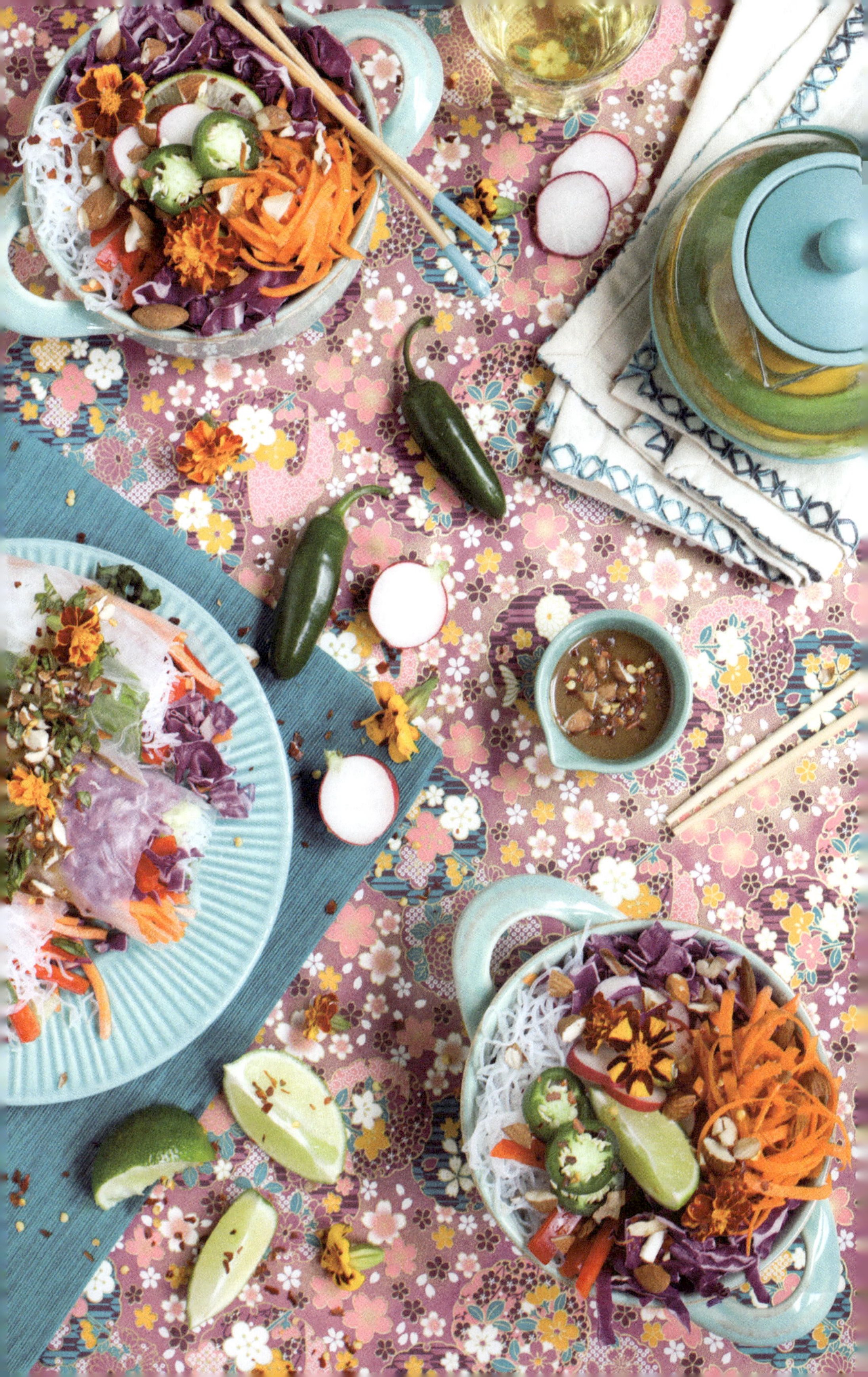

CROCANTE

Rolinho primavera + molhos

Rolinho primavera com molho de amêndoas e pimenta chili

Porções: 4

INGREDIENTES DO ROLINHO PRIMAVERA

4 folhas de arroz para rolinho primavera
1/4 de repolho roxo pequeno, picado
1 pimentão vermelho, cortado em tiras finas
1 cenoura, cortada em tiras finas
Coentro ou manjericão

INGREDIENTES DO MOLHO

1/4 de xícara de manteiga de amêndoas
1 colher de chá de óleo de gergelim
1 dente de alho picado
2,5 cm (aproximadamente) de gengibre descascado e picado
2 colheres de sopa de molho de soja
1 colher de sopa de suco de limão
1/4 de colher de chá de pimenta vermelha em flocos, amassada
Amêndoas trituradas, para polvilhar

1. Mergulhe as folhas de arroz na água quente de 10 a 20 segundos. Retire da água e coloque numa superfície lisa.

2. Coloque na folha o repolho, o pimentão, a cenoura, o coentro ou o manjericão. Tome cuidado para não encher demais. Segure as duas extremidades do mesmo lado da folha e enrole.

3. Coloque o enroladinho no prato com o lado da "costura" virado para cima e deixe descansar por alguns minutos para vedar bem.

4. Misture todos os ingredientes do molho em uma tigela pequena e pronto. É só saborear com os rolinhos primavera!

Dica: Fique à vontade se quiser acrescentar vegetais, abacate, macarrão de arroz ou qualquer outra proteína como o tempeh ao rolinho. Esses adicionais tornam o lanche ainda mais potente para melhorar o seu humor, além de deixar o prato mais saboroso.

Tigela primavera com molho de amêndoas picante

Saboreie seu rolinho primavera do avesso com esta divertida "tigela primavera".

Porções: 2

INGREDIENTES DA TIGELA PRIMAVERA

1/2 xícara de macarrão de arroz cozido
1/4 de repolho roxo pequeno e picado
1 pimentão vermelho cortado em tiras finas
1 cenoura cortada em tiras finas

COBERTURAS OPCIONAIS

Jalapenhos (se você curte um tempero adicional)
Amêndoas trituradas
Coentro ou manjericão

PARA QUEM CURTE PROTEÍNA: acrescente tofu ou camarão se quiser deixar o prato mais substancioso.

INGREDIENTES DO MOLHO

3 colheres de sopa de manteiga de amêndoas
1/2 colher de chá de molho de soja
1 colher de sopa de azeite ou óleo de gergelim
1 pitada de pimenta vermelha em flocos
1/4 de colher de chá de alho em pó
Sal

1. Coloque todos os ingredientes numa tigela pequena.
2. Cubra com as jalapenhos, as amêndoas trituradas e o coentro ou manjericão, o que preferir.
3. Misture todos os ingredientes numa tigela pequena e curta com os rolinhos primavera!

Abóbora spaghetti assada

Porções: 2

- 1 abóbora spaghetti
- Azeite
- Sal e pimenta a gosto
- 700 g de molho de tomate ou 180 g de molho pesto
- Queijo parmesão (opcional)
- Pinoli (opcional)

1. Preaqueça o forno a 180 °C.

2. Corte a abóbora ao meio e tire as sementes.

3. Regue a abóbora com o azeite e tempere com sal e pimenta.

4. Coloque as duas metades da abóbora com o lado cortado para baixo na assadeira. Acrescente uma ou duas colheres de sopa de água à assadeira.

5. Leve ao forno por 35 a 45 minutos ou até a abóbora ficar macia.

6. Use um garfo para raspar a polpa da abóbora; isso vai formar fios semelhantes aos de spaghetti.

7. Agora, é só misturar os fios com molho de tomate e parmesão ou pesto e pinoli. Bom apetite!

PARA QUEM CURTE PROTEÍNA: se quiser um prato mais substancioso, acrescente carne cozida. Evite a carne de frango porque ela pode deixá-la ainda mais ansiosa.

Chips de batata-doce

Porções: 1 a 2

- 1 batata-doce cortada em fatias bem finas
- Azeite
- Sal marinho

1. Preaqueça o forno a 180 °C.

2. Cubra levemente as fatias de batata-doce com azeite e tempere com o sal marinho. Coloque as fatias uma a uma numa assadeira forrada com papel-manteiga, formando uma fileira.

3. Leve ao forno por aproximadamente 1h30 e vire de vez em quando.

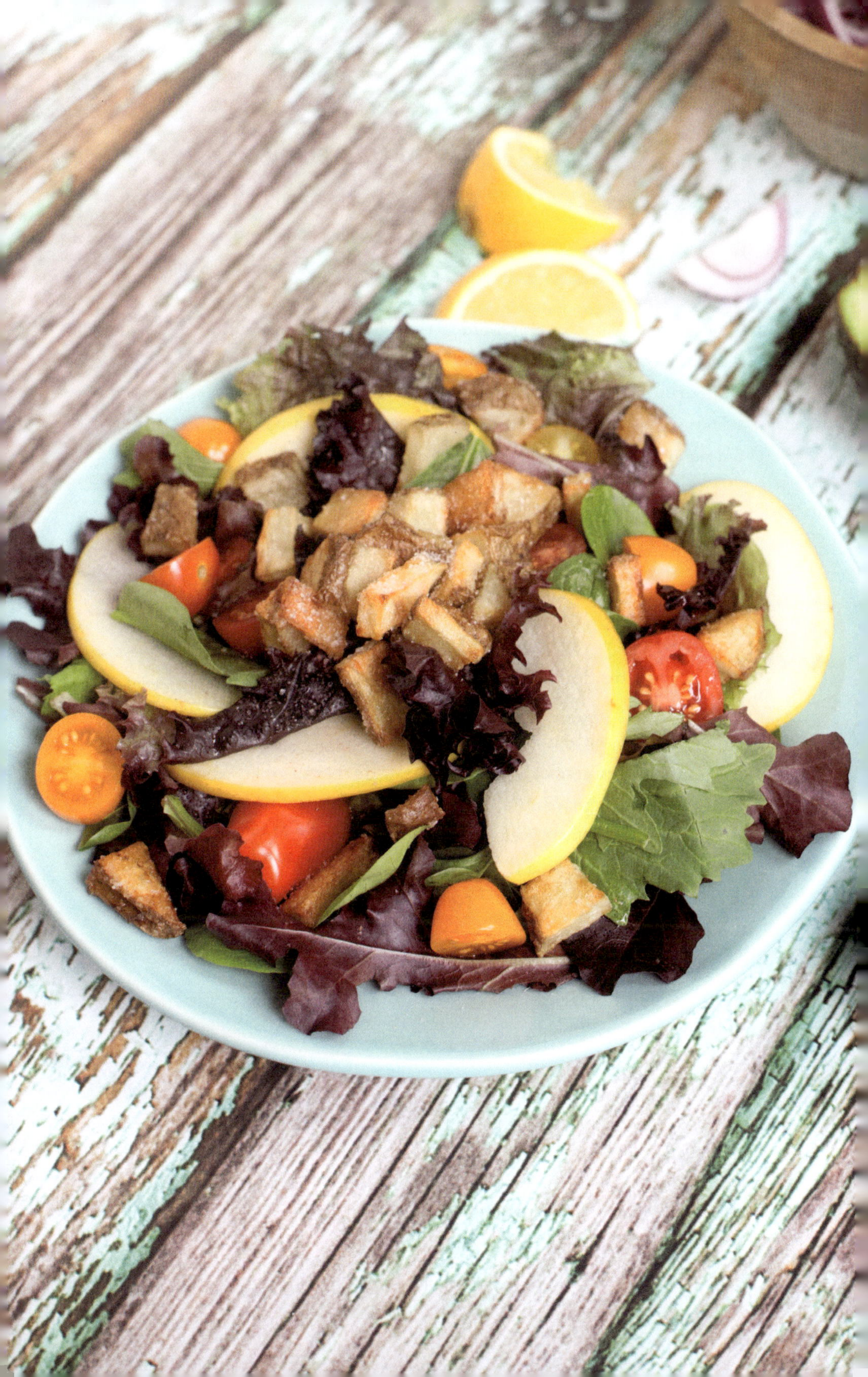

Salada balsâmica crocante

Porções: 1

1 batata descascada e picada em cubos
Azeite
2 punhados de verduras primavera
4 tomates cereja cortados ao meio
1/2 pera ou maçã cortada em fatias finas
Sal marinho

1. Preaqueça o forno a 200 °C.
2. Coloque algumas gotas de azeite na batata e leve ao forno por 20 a 25 minutos ou até que a batata fique no ponto ideal pra você (eu particularmente gosto quando ela fica supercrocante).
3. Prepare sua salada misturando as folhas, os tomates cereja, a pera (ou maçã) numa tigela média.
4. Assim que a batata estiver pronta, retire-a e coloque-a numa tigela forrada com papel toalha. Tempere com sal marinho.
5. Arremate polvilhando o prato com alguns "croutons" de batata e tempere com o molho balsâmico.

MOLHO BALSÂMICO

3 colheres de sopa de azeite
1 colher de sopa de vinagre balsâmico
Sal e pimenta a gosto

Misture todos os ingredientes numa tigela ou frasco pequeno. Agite antes de usar.

Dica: Se quiser fazer um pouco mais de molho, use 3 colheres de sopa de azeite para cada colher de sopa de vinagre balsâmico.

PARA QUEM CURTE PROTEÍNA: se quiser um pouco mais de proteína, acrescente um filé de salmão grelhado, camarão grelhado, tofu grelhado ou tempeh e se sentirá mais satisfeita ao longo do dia.

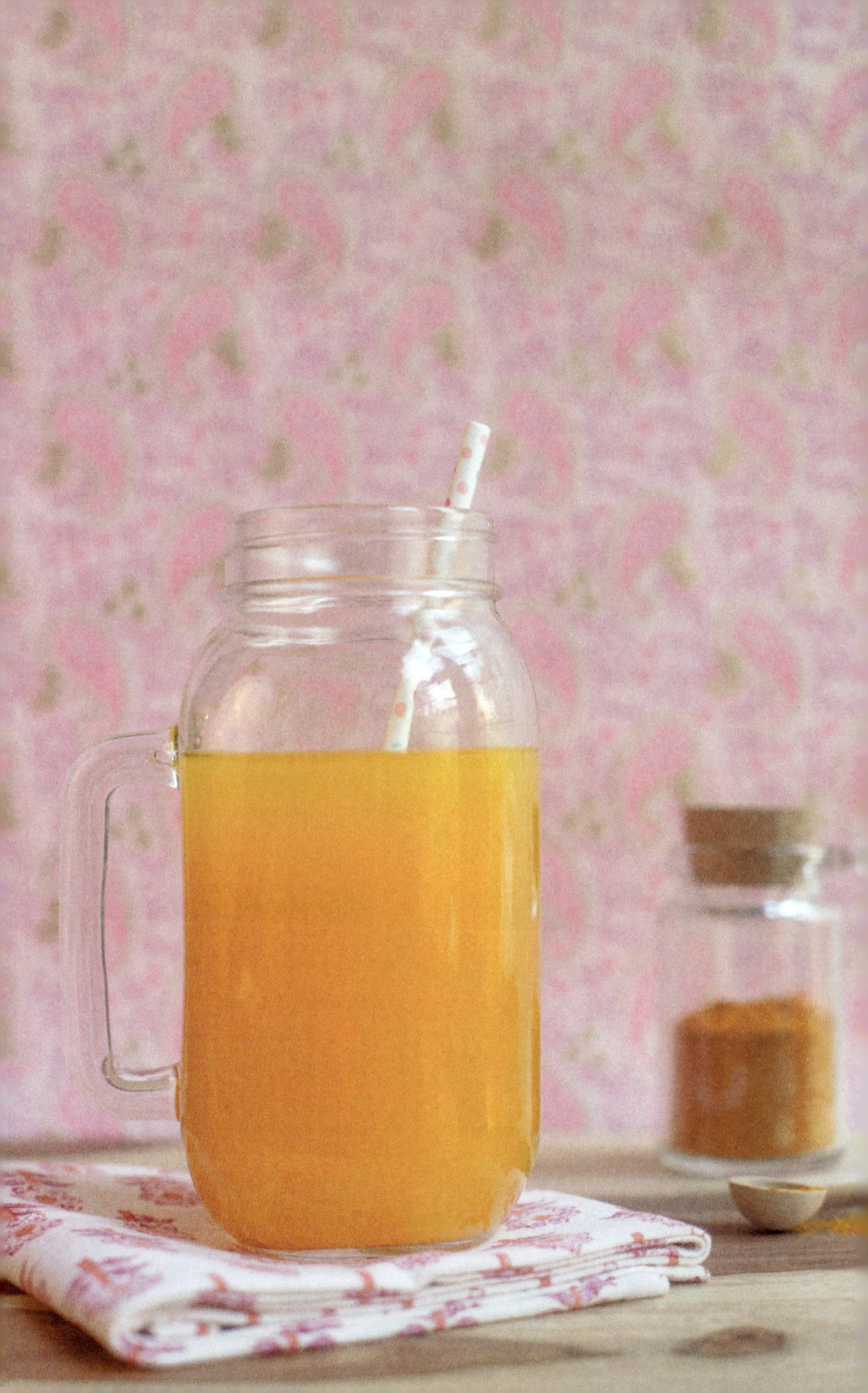

BEBIDAS

Limonada refrescante de cúrcuma

Porções: 4

1 litro de água filtrada
1 colher de sopa de cúrcuma
Suco de 2 limões-sicilianos
1 ou 2 colheres de sopa de xarope de bordo (dependendo do quanto você deseja adoçar)

1. Em uma jarra grande, misture a água, a cúrcuma, o suco de limão e o xarope de bordo. Mexa bem até a cúrcuma dissolver por completo.
2. Coloque num copo e sirva com um canudo bem colorido!

Chá calmante de camomila

Porção: 1

1 colher de chá de passiflora ou maracujá
1 colher de chá de camomila
1/2 colher de chá de lavanda

1. Misture todos os ingredientes e acrescente água quente.
2. Deixe repousar por 5 minutos e sirva coado!

Tônico de cúrcuma

Porções: 1

1 xícara de leite de coco ou de amêndoas
1 colher de chá de cúrcuma
Algumas fatias finas de gengibre
1 pitada de pimenta-do-reino moída
1 colher de chá de xarope de bordo (opcional)

1. Misture todos os ingredientes numa panela pequena e leve ao fogo baixo.
2. Mexa até ficar espumoso e quente.
3. Coloque o conteúdo num copo e use o coador para remover o gengibre, se quiser.
4. Relaxe e saboreie essa delícia. Ideal para começar o dia com o pé direito.

Milk-shake de canela

Porção: 1

1 banana congelada
1 xícara de leite de amêndoas
1/2 xícara de aveia em flocos
1/2 colher de chá de canela
1 colher de chá de extrato de baunilha

Bata todos os ingredientes no liquidificador e delicie-se!

RECEITAS

para quando estiver se sentindo

CANSADA

ou

EXAUSTA

EMOÇÃO: CANSAÇO/EXAUSTÃO

Quando estamos cansadas ou exaustas, a tendência é procurar por aqueles alimentos que vão trazer uma "solução rápida". A última coisa que você quer fazer quando está cansada é cozinhar ou preparar alguma coisa para comer.

Porém, quanto mais você procura coisas como cafeína e açúcar para superar a exaustão, mais estragos elas causam no seu corpo, até que chega o ponto em que essas soluções rápidas já não funcionam mais.

O objetivo é abastecer o corpo com alimentos que durante o dia manterão você disposta de forma natural em vez de procurar por soluções mágicas que a farão se sentir bem temporariamente, mas pior depois.

Nesta seção, você vai encontrar alimentos que podem fazer parte da sua alimentação diária e que vão ajudar a manter a energia em alta de modo natural. Embora haja algumas receitas rápidas que podem ajudá-la momentaneamente, a maioria apenas mantém o nível da sua energia estável por um curto tempo, em vez de mantê-la revigorada.

E fique tranquila porque você pode continuar tomando seu cafezinho sem problema nenhum.

SINAIS E SINTOMAS DE QUE VOCÊ ESTÁ COMENDO PORQUE ESTÁ CANSADA

- Boceja enquanto bebe o seu café com leite.
- Adormece durante o treinamento da empresa e tenta acordar comendo todos os doces da mesa que montaram para o café.
- Você não sente mais aquela descarga de energia quando toma café.
- Assim que chega em casa, à noite, cozinhar é a coisa mais desagradável do mundo.
- Belisca um monte de coisa, mesmo não estando com fome, tudo na esperança de se manter acordada.
- Sente um desejo incontrolável de comer alimentos ricos em gordura e carboidrato.

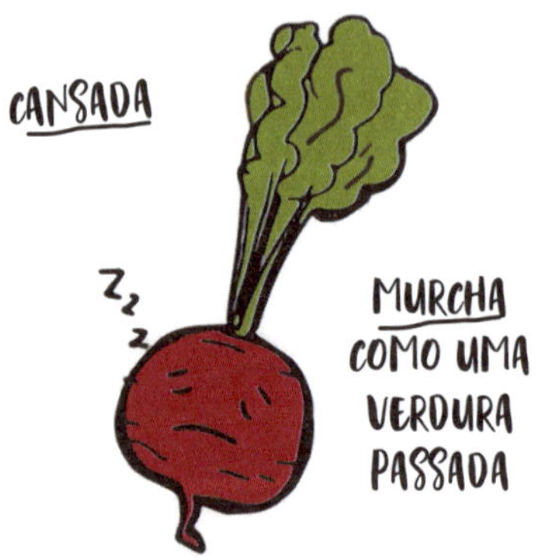

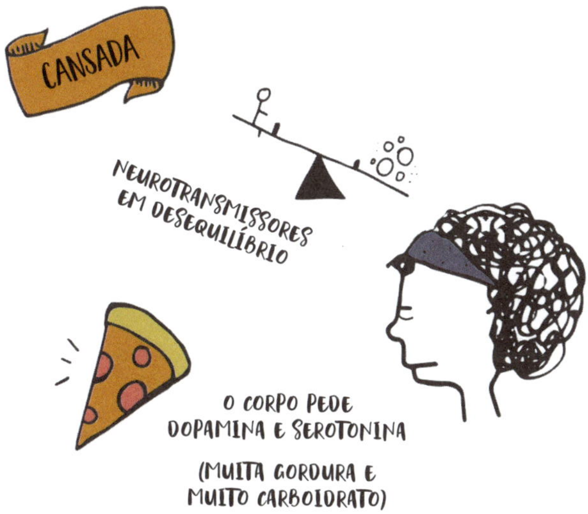
CANSADA
NEUROTRANSMISSORES EM DESEQUILÍBRIO
O CORPO PEDE DOPAMINA E SEROTONINA
(MUITA GORDURA E MUITO CARBOIDRATO)

O QUE (REALMENTE) ESTÁ ACONTECENDO COM O SEU CORPO?

Sentir-se cansada o tempo todo não é normal. Numa sociedade cada vez mais acelerada, não é difícil cair na armadilha do imediatismo. A vida se resume basicamente a uma lista de tarefas enorme. Tem sempre alguma coisa que esquecemos de fazer ou de acrescentar à lista dos compromissos e não raramente passamos a maior parte do tempo nos preocupando com todas as nossas tarefas do que com a execução delas propriamente.

Para muitos, o esgotamento físico é motivo de orgulho, pois traz aquela sensação de que estão fazendo a diferença no mundo ou que são bem-sucedidos. Afinal de contas, se você está se sentindo exausta, é sinal de que está trabalhando duro. Infelizmente, a exaustão física não é algo de que devemos nos orgulhar ou nos esforçar para alcançar porque tem suas consequências a curto e a longo prazo que não podem ser corrigidas por uma promoção no emprego ou um tapinha nas costas.

Quando você trabalha demais e o seu corpo se sente fisicamente esgotado, fica doente com mais facilidade, engorda com mais facilidade e se torna mais suscetível a desenvolver transtornos mentais como a ansiedade e a depressão.

Nessas circunstâncias, também é comum procurar por alimentos gordurosos e pelos carboidratos – quando, por exemplo, você troca a salada de quinoa e abacate por pizza ou alguma massa. Quando você se sente exausta, os neurotransmissores estão em desequilíbrio e, para recuperar o estado normal, seu corpo procura dopamina e serotonina, que podem ser encontradas em alimentos ricos em gordura e carboidratos. Na maior parte das vezes, queremos comer besteira, o que só aumenta a sensação de exaustão e a deixa deprimida, letárgica e com dificuldade para dormir.

ALIMENTOS MAIS INDICADOS PARA QUANDO VOCÊ PRECISA DE UMA DOSE DE ENERGIA

- Abacate;
- Abacaxi;
- Água;
- Azeitona;
- Banana;
- Brócolis;
- Carne de boi criado solto no pasto (não confinado);
- Couve-de-bruxelas;
- Couve-rábano;
- Frutas críticas;
- Frutas vermelhas;
- Gengibre;
- Limão;
- Maçã;
- Manga;
- Matcha;
- Nozes e sementes;
- Quinoa;
- Verduras escuras.

E por que esses alimentos?

Água: manter o corpo bem hidratado é essencial para a energia. Às vezes, optamos pela cafeína porque queremos um resultado rápido, mas, na realidade, nosso corpo precisa da boa e velha H_2O – ou, como costuma dizer o meu marido: "Água – o energético original e verdadeiro".

Eletrólitos: consumir alimentos e bebidas que contenham essa substância pode ajudar as suas células a obter a energia necessária para mantê-la em movimento.

Vitamina C: alimentos ricos em vitamina C ajudam a transformar a gordura em energia e também fornecem uma dose rápida de energia.

Fibra: alimentos ricos em fibra podem ajudar a equilibrar os níveis de açúcar e a manter a energia do corpo estável ao longo do dia.

Vitaminas B: ajudam a transformar os carboidratos em glicose, o que a deixa saciada muito rapidamente.

Ferro: a falta de ferro pode causar fadiga crônica, tonturas e fraqueza no corpo. Certifique-se de que está ingerindo a quantidade suficiente dessa substância para manter a energia do corpo estável.

Gordura saudável: não, a gordura não engorda. Na verdade, a gordura saudável a ajuda a manter o bom funcionamento do cérebro e os níveis de energia altos. Como a maior parte do cérebro é composta de gordura, ele precisa dela para manter a clareza mental e funcionar em capacidade máxima.

OUTROS TIPOS DE ALIMENTOS QUE VOCÊ DEVE INGERIR

Alimentos picantes: tendem a despertar os sentidos e oferecem uma ótima dose de energia.

Alimentos fermentados: como esse tipo de alimento contém probióticos naturais, os fermentados são considerados os amigos do intestino e, portanto, de fácil digestão. Quanto menos energia o seu corpo gastar para digerir os alimentos, mais energia você terá no seu dia a dia! (Já se perguntou por que se sente letárgica depois da ceia de Natal? O organismo leva bastante tempo para digerir todas aquelas carnes e carboidratos e é por isso que se sente tão devagar).

ALIMENTE O CÉREBRO

- Descanse bastante. O sono é um "superalimento", então programe-se para ir dormir cedo durante algumas noites seguidas. Desligue o celular e os outros dispositivos eletrônicos uma hora antes de dormir.
- Faça uma lista do que não quer fazer. Inclua todas as coisas com as quais se comprometerá a NÃO fazer se alguém lhe pedir. Faça de si uma prioridade!
- Alongue-se. Faça algumas posturas práticas da ioga como a do gato, a da vaca ou a do cachorro olhando para baixo, para renovar as energias do corpo. Não se preocupe com a perfeição – pense simples!
- Beba água. Muitas vezes, quando nos sentidos fatigados, é um sinal de que o nosso corpo está desidratado. Quando isso acontecer, beba água para se reenergizar. Acrescente algumas gotas de limão à bebida se quiser deixá-la ainda mais refrescante.
- Tome sol. Poucos minutos ao sol são suficientes para aumentar a energia e o bem-estar. Seja sentada na varanda, no quintal, na calçada por alguns minutos ou saindo para caminhar, o contato com o sol é capaz de fazer maravilhas pelo corpo e pela alma.

DOCE

Barrinha energética

Porções: 12 a 16

- 1/2 xícara de castanhas de caju picadas
- 1/2 xícara de amêndoas picadas
- 1/2 xícara de amendoins crus picados
- 1/2 xícara de sementes de girassol picadas
- 1/2 xícara de manteiga de amendoim ou manteiga de amêndoas derretida
- 1/3 de xícara de xarope de arroz integral ou de mel não industrializado, derretido

1. Forre uma assadeira quadrada de 20 cm com papel-manteiga ou papel parafinado.
2. Numa tigela média, misture a castanha de caju, as amêndoas, os amendoins e as sementes de girassol. Aos poucos, coloque a manteiga de amendoim ou de amêndoas, o xarope de arroz ou o mel. Mexa até formar uma massa bem sólida.
3. Coloque o conteúdo na assadeira devidamente forrada. Deixe na geladeira por 60 minutos e, depois, corte a massa em 12 quadrados. Enrole as barrinhas individualmente em papel filme ou guarde em um recipiente bem fechado e coloque de novo na geladeira.

Quinoa na tigela

Porção: 1

- 1/2 xícara de quinoa cozida (quente)
- 1 colher de chá de canela em pó
- 2 colheres de sopa de manteiga de amêndoas
- 1/4 de xícara de mirtilos frescos
- Mel não industrializado
- Leite de amêndoas

1. Em uma tigela pequena, misture a quinoa quente com a canela e a manteiga de amêndoas.
2. Cubra com os mirtilos, acrescente o mel e o leite de amêndoas para incrementar o sabor.

Sorvete preto

Porções: 2

- 1 xícara de leite de nozes
- 1 colher de chá de carvão ativado em pó
- 1 colher de chá de gengibre fresco e ralado
- Suco de 1 limão
- 1 colher de sopa de xarope de bordo (ou a quantidade que desejar para adoçar o seu sorvete)

1. Coloque todos os ingredientes em uma sorveteira.
2. Saboreie esse sorvete quando sentir dor de estômago ou quando estiver a fim de algo para refrescar.

Carvão ativado para aliviar a dor de estômago (e clarear os dentes)

Se for viajar ou precisar comer cada dia num restaurante diferente, leve um pouco de carvão ativado para prevenir problemas estomacais. Essa substância absorve as bactérias ruins, além de deixar o estômago relaxado. E tem mais: você também pode usar o carvão para escovar os dentes e clareá-los!

Biscoito de chá

Porções: 12 a 14

- 2 xícaras de farinha (eu uso farinha sem glúten, mas você pode usar a que preferir)
- 2 colheres de sopa de chá Earl Grey (também pode usar chá de camomila, chá verde ou seu sabor favorito)
- 1 pitada de sal
- Raspas de limão
- 1 xícara de óleo de coco
- 1/2 xícara de mel
- 1/2 colher de chá de extrato de baunilha

1. Em uma tigela grande, misture todos os ingredientes secos e mexa.
2. Acrescente todos os ingredientes líquidos e mexa até começar a formar uma bola.
3. Leve à geladeira por 30 minutos. Preaqueça o forno a 180 °C.
4. Corte a massa no formato de sua preferência para moldar os biscoitos.
5. Leve ao forno de 12 a 14 minutos.
6. Deixe os biscoitos esfriarem totalmente e sirva.

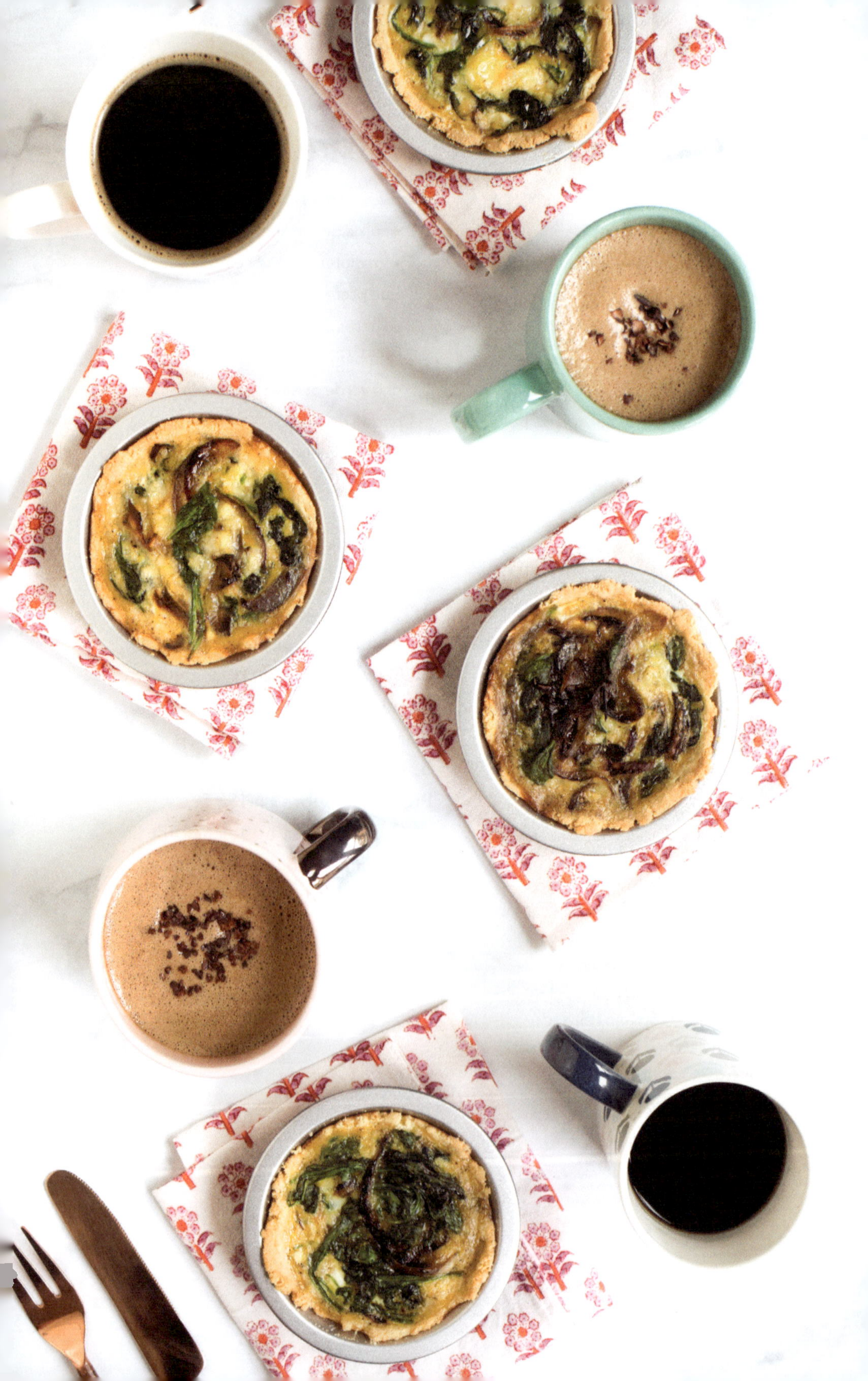

SALGADO

Miniquiches

Porções: 4

INGREDIENTES DA MASSA CROCANTE

1 $^{1}/_{2}$ xícara de farinha de amêndoas

$^{1}/_{2}$ xícara de queijo parmesão

1 colher de chá de fermento em pó

1 ovo

1 colher de sopa de azeite

4 forminhas para torta

1. Misture todos os ingredientes em uma tigela média e mexa até a massa ficar firme e grumosa. Em seguida, use as mãos para transformar a massa numa bola sólida.

2. Divida a massa em quatro partes iguais e coloque-as nas forminhas. Leve à geladeira por tempo suficiente para a massa gelar.

INGREDIENTES DO RECHEIO

Azeite

$^{1}/_{2}$ cebola picada

$^{1}/_{2}$ pimentão vermelho picado

2 maços de couve sem o talo picados

Sal e pimenta a gosto

4 ovos

$^{1}/_{3}$ de xícara de queijo Gouda ralado

1. Em uma frigideira média untada com azeite e em fogo médio, refogue a cebola por 5 minutos ou até dourar levemente.

2. Acrescente o pimentão e refogue por mais 5 minutos.

3. Adicione a couve e cozinhe até murchar. Tempere com sal e pimenta. Apague o fogo.

4. Numa tigela, bata os ovos. Acrescente os vegetais refogados e o queijo, mexa e despeje nas forminhas, tomando cuidado para que a mistura não ultrapasse a borda da massa.

5. Leve ao forno por 15 a 20 minutos ou até que a parte de cima fique dourada.

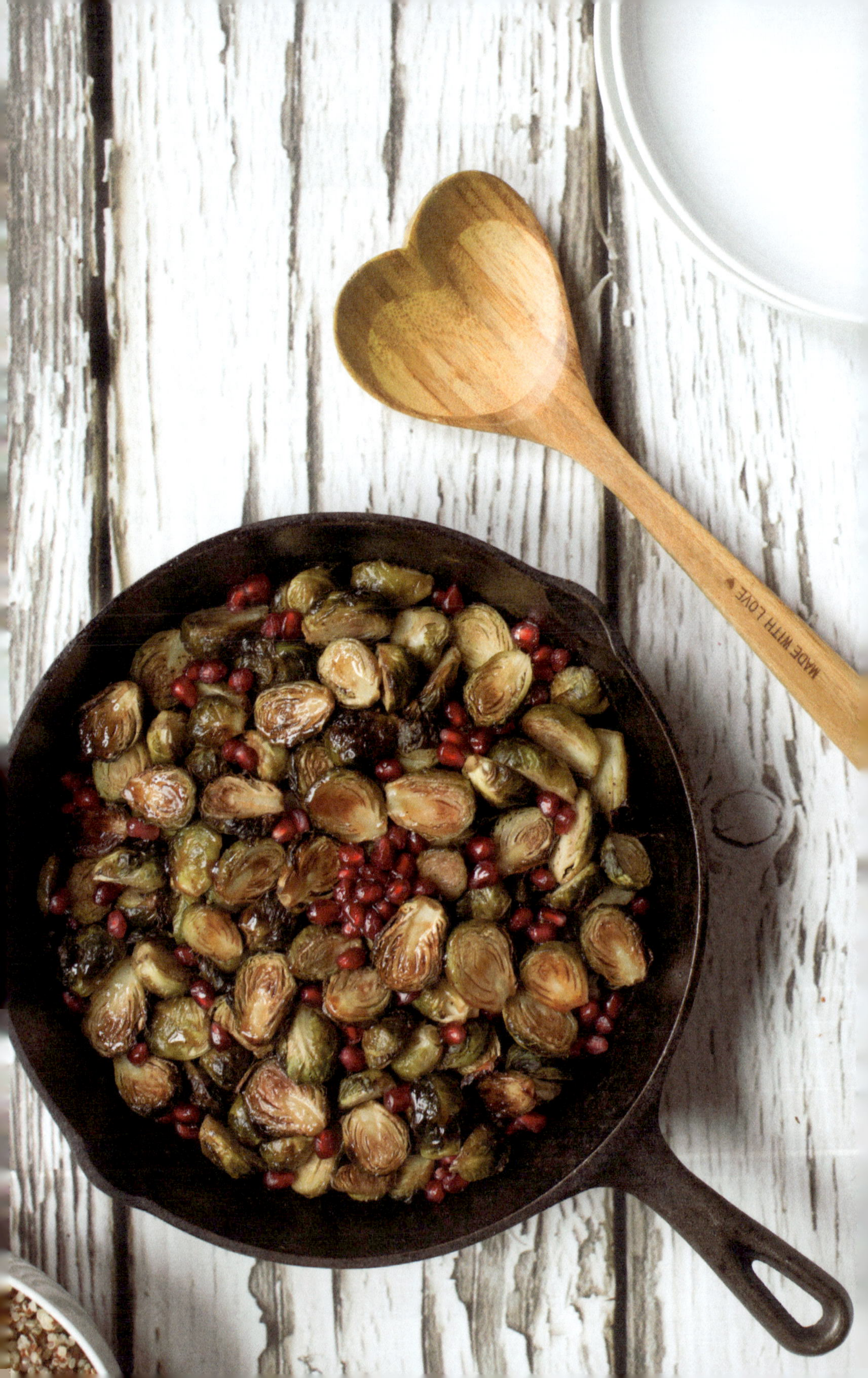
MADE WITH LOVE

Bruxelas da vovó

Porções: 4 a 6

2 xícaras de couves-de-bruxelas
Azeite
Sal e pimenta a gosto
$^{1}/_{2}$ xícara de sementes de romã
Vinagre balsâmico

1. Preaqueça o forno a 180 °C.
2. Corte cada couve-de-bruxelas ao meio e coloque numa tigela média.
3. Regue com vinagre balsâmico e o azeite e misture até distribuir a couve uniformemente na panela. Tempere com sal e pimenta.
4. Coloque as couves-de-bruxelas numa assadeira ou numa forma retangular e leve ao forno por 25 a 30 minutos ou até ficar crocante.
5. Retire do forno e deixe esfriar por 5 minutos. Cubra com as sementes de romã e sirva!

COMA COM AMOR

Couve? Experimente cada mordida com muito amor!

Cupcake? Aproveite cada pedacinho!

Seja uma couve ou um cupcake, saboreie cada garfada com o coração cheio de amor e gratidão. Pare para apreciar a experiência que a comida proporciona. Pense em como os ingredientes chegaram ao seu prato, como o cozinheiro preparou com carinho e permita-se sentir a alegria que a experiência da nutrição lhe traz. Às vezes, sentimos tanta vergonha daquilo que estamos comendo que nos repreendemos por essa vontade de querer comer "tranqueira". Outras vezes, nos alimentamos sem pensar, com pressa e mal percebemos se estamos com fome ou satisfeitas. Quando colocamos energia e emoção negativas no nosso prato, ela se transforma também num sentimento negativo, falta de disposição e baixa autoestima.

Então, na sua próxima refeição, seja ela fast-food ou comida convencional, olhe para o prato com carinho, gratidão e satisfação. Você não só vai digerir melhor os alimentos, como também vai se sentir muito bem enquanto mastiga e engole. A longo prazo, essa mudança de atitude transformará o sentimento de culpa em amor pela comida.

Pimentão recheado

Porções: 4

1 pimentão verde pequeno
+ 4 pimentões verdes grandes
1 colher de sopa de azeite
3 dentes de alho amassados
1 cebola picada
1 1/2 xícara de quinoa cozida
450 g de tomates pelados em cubos
400 g de grão-de-bico
Sal marinho e pimenta-do-reino moída

1. Preaqueça o forno a 180 °C.
2. Corte o topo dos pimentões grandes. Retire as sementes e a membrana branca interna, tomando cuidado para não perfurar a pele dos pimentões. Reserve. Pique o pimentão pequeno e o topo dos pimentões grandes (descarte apenas as hastes).
3. Aqueça o azeite em uma frigideira grande, usando fogo médio. Coloque o pimentão picado, o alho, a cebola e cozinhe por 3 minutos ou até amolecer. Apague o fogo e coloque na frigideira a quinoa, os tomates e o grão-de-bico.
4. Encha os pimentões grandes com a mistura da quinoa. Coloque-os em pé numa assadeira. Acrescente um dedo de água na assadeira para ajudar no cozimento; cubra-a com papel-alumínio e leve ao forno por 45 minutos ou até os pimentões ficarem macios. Tempere com sal e pimenta a gosto.

PARA QUEM CURTE PROTEÍNA:
Acrescente carne ou frango cozido se quiser um pimentão mais substancial.

CREMOSO

Espinafre cremoso

Porções: 2

1 pacote de espinafre congelado
1 ou 2 colheres de sopa de manteiga
1/2 colher de sopa de vinagre de maçã
Sal e pimenta a gosto
Sementes de cânhamo, a gosto

1. Ferva a água numa panela média, adicione o espinafre e abaixe o fogo. Aqueça de 5 a 7 minutos ou até o espinafre murchar. Retire-o de dentro da panela.
2. Bata no liquidificador o espinafre, a manteiga, o vinagre de maçã, o sal e a pimenta, até ficar homogêneo e cremoso.
3. Polvilhe com algumas sementes de cânhamo e saboreie!

> *Verduras como acompanhamento*
>
> Quando for comer fora, sempre que possível peça verduras cozidas como acompanhamento. Além de lhe oferecer uma dose extra de energia, elas ajudam a manter o bom funcionamento do intestino. Com isso, você garante também a ingestão diária de vegetais.

Mousse de chococate

Porções: 2

1 abacate
1 banana (preferencialmente congelada)
1/2 xícara de leite de amêndoas ou de arroz
1 colher de sopa de cacau em pó
1/2 colher de sopa de mel ou xarope de bordo (ou mais, se você curtir doce!)
Pedras de gelo (se quiser)

1. No liquidificador, misture o abacate, a banana, o leite de amêndoas ou de arroz, o cacau em pó e o mel ou o xarope de bordo até ficar homogêneo. Acrescente o gelo se preferir uma textura mais espessa.
2. Sirva imediatamente.

Sopa de tomate com croutons de queijo

Porções: 6 a 8

15 tomates italianos cortados ao meio (na vertical)
Azeite
Sal e pimenta a gosto
1 cebola grande picada
8 dentes de alho triturados

$^1/_4$ de colher de chá de pimenta vermelha em flocos
2 latas de tomates pelados
20 g de manjericão
1 litro de caldo de legumes (2 tabletes diluídos em 1 L de água fervente)

1. Preaqueça o forno a 200 °C.
2. Em uma assadeira grande, coloque os tomates e regue com o azeite. Tempere com sal e pimenta. Leve ao forno por 45 minutos.
3. Numa panela grande e em fogo médio, coloque o azeite e refogue a cebola por 2 a 3 minutos. Acrescente o alho e a pimenta em flocos e cozinhe por mais 7 ou 8 minutos ou até a cebola começar a dourar.
4. Acrescente os tomates em pedaços, o manjericão e o caldo de legumes.
5. Quando os tomates estiverem assados, coloque-os na panela com todo o líquido que tenha sobrado.
6. Tempere com sal e pimenta, deixe ferver, reduza a temperatura do fogo e deixe cozinhar por 30 a 40 minutos.
7. Retire do fogo, transfira o caldo para o liquidificador e bata em alta potência, até obter uma consistência bem líquida. Polvilhe com os Croutons de queijo e sirva imediatamente.

CROUTONS DE QUEIJO

4 fatias de pão (de sua preferência)
2 colheres de sopa de manteiga sem sal
100 g de queijo Gruyère ralado

1. Unte com a manteiga um lado das fatias de pão.
2. Pegue duas dessas fatias e polvilhe o queijo ralado no lado que está sem manteiga.
3. Coloque as outras duas fatias que restaram por cima das que estão com o queijo, deixando o lado que está com a manteiga virado para cima.
4. Em uma panela média, grelhe cada lado dos sanduíches por aproximadamente 4 minutos ou até dourar.
5. Corte em cubos pequenos e use para polvilhar o caldo de tomate!

Dica: Também dá para usar uma sanduicheira para preparar os croutons! Se quiser um prato mais saudável, use o Pão de chia e amêndoas da página 215. Basta acrescentar um pouco de manteiga, cobrir com queijo e deixar na torradeira até atingir a textura que você quer.

Brocólis + Barquinho de batata-doce com cheddar

Porções: 2

1 brócolis picado em pedaços pequenos
Azeite

Sal marinho e pimenta a gosto
2 batatas-doces cortadas ao meio na vertical
2 colheres de sopa de iogurte grego
1/4 de xícara de queijo cheddar

1. Preaqueça o forno a 180 °C.
2. Coloque o brócolis em uma assadeira grande, regue com azeite e mexa até besuntá-lo por inteiro. Tempere com sal marinho. Regue a parte plana das batatas-doces com azeite e vire-as, deixando esse lado voltado para baixo na assadeira.
3. Leve o brócolis ao forno de 15 a 20 minutos ou até que ele fique crocante. Depois, retire-o da assadeira e reserve.
4. Asse as batatas por mais 10 ou 15 minutos ou até que fiquem totalmente cozidas.
5. Assim que as batatas ficarem prontas, deixe esfriar por uns 10 minutos. Em seguida, retire a polpa e coloque a pele de volta na assadeira.
6. Em um processador de alimentos, misture a polpa da batata-doce com o iogurte, o sal marinho e a pimenta.
7. Quando a mistura estiver homogênea, acrescente o brócolis e mexa com uma colher.
8. Coloque o recheio das batatas nas respectivas cascas que você deixou na assadeira, cubra com queijo cheddar e leve ao forno por 7 ou 8 minutos ou até o queijo derreter totalmente.
9. Ótima opção de aperitivo ou para aquele lanchinho da tarde no fim de semana!

Purê fácil de maçã

Porções: 8 a 12

12 a 15 maçãs (eu escolho de diferentes tipos, não precisa ser de uma única variedade)
1 xícara de água
2 colheres de sopa de suco de limão
3 colheres de chá de canela em pó
Cravo moído, noz-moscada moída e canela em pau (esta última, opcional)

1. Descasque as maçãs, retire o miolo e as sementes e corte-as em cubos.
2. Coloque-as em uma panela pequena, em fogo baixo, junto com a água e o suco de limão. Acrescente a canela em pó, a noz-moscada e, se desejar, a canela em pau. Mexa bem e tampe.
3. Cozinhe em fogo baixo por 1 a 2 horas, verificando a consistência a cada 15 minutos. Para engrossar o molho da maçã, cozinhe sem a tampa por meia hora.
4. Retire a canela em pau da panela (se optou por ela). Com um batedor ou um mixer, misture bem o molho de maçã. Sirva quente ou frio.

"Acordei assim"

Você acorda todo dia se sentindo a pessoa mais perfeita do mundo ou feito um monstro rabugento que nem sabe em que dia está?

Apesar de subestimado, o sono é um "nutriente" poderoso, sobretudo para manter um estilo de vida saudável. O sono é, sem a menor sombra de dúvida, um dos mecanismos de cura mais poderosos que temos. Todas as noites, enquanto você dorme, uma equipe de limpeza interna entra em ação para preparar o seu corpo para o dia seguinte. Essas horas em que não está acordada ajudam a reequilibrar os hormônios, a desintoxicar as células e a recarregar o seu corpo. A falta de sono retarda esse processo e, com o tempo, seu corpo reclama. Precisamos romper com o hábito de tratar o sono como instrumento de luxo e passar a reconhecê-lo como uma parte essencial da nossa vida. Comece a considerar o sono um nutriente vital ou um superalimento que pode afetar muito a sua saúde e o seu bem-estar geral.

Aqui vão algumas dicas para estimular o seu sono e fazê-la acordar todos os dias se sentindo a pessoa mais perfeita do mundo:

1. **Apague as luzes.** Desligue todos os aparelhos eletrônicos uma hora antes de ir para a cama. Isso vai ajudá-la a desacelerar o cérebro, a relaxar os olhos e a preparar o corpo para uma boa noite de sono.
2. **Livre-se do que lhe causa desconforto.** Para algumas pessoas, qualquer feixe de luz, por menor que seja, pode acionar todos os sentidos e manter o corpo acordado. Prefira cortinas que bloqueiam a luz e coloque fitas adesivas nos componentes eletrônicos que tenham pontos de luz vermelhos ou verdes e que possam causar incômodo. Além disso, um quarto bagunçado ou desorganizado também pode inibir o seu sono; faça desse espaço o seu oásis de conforto para garantir a melhor noite de sono possível.
3. **Reserve um tempo para relaxar.** Às vezes, criamos o hábito de ir para a cama depois que esgotamos todas as formas de entretenimento, mas é preciso reservar um momento para desacelerar antes de pegar no sono propriamente. E isso quer dizer não fazer absolutamente nada: não assistir TV, mexer no celular, falar com amigos e muito menos trabalhar. Tente ir para a cama 30 minutos antes de começar a dormir para dar ao seu corpo tempo para desacelerar e descontrair.
4. **Tire um cochilo sempre que necessário.** Já sentiu uma dor de cabeça bem no meio do dia? Você pode pensar que deve estar desidratada ou estressada, mas também pode ser pura falta de sono. Quanto melhor a qualidade do sono, mais fico capaz de reconhecer quando meu corpo ainda não dormiu o suficiente. Quando bate aquela dor de cabeça, no mesmo momento reconheço que é consequência da falta de sono e sei como resolver: tirando uma soneca. Se você está se sentindo cansada e fatigada, um cochilo breve de 15 minutos pode ser o suficiente para renovar suas energias e deixá-la revigorada pelo resto do dia.

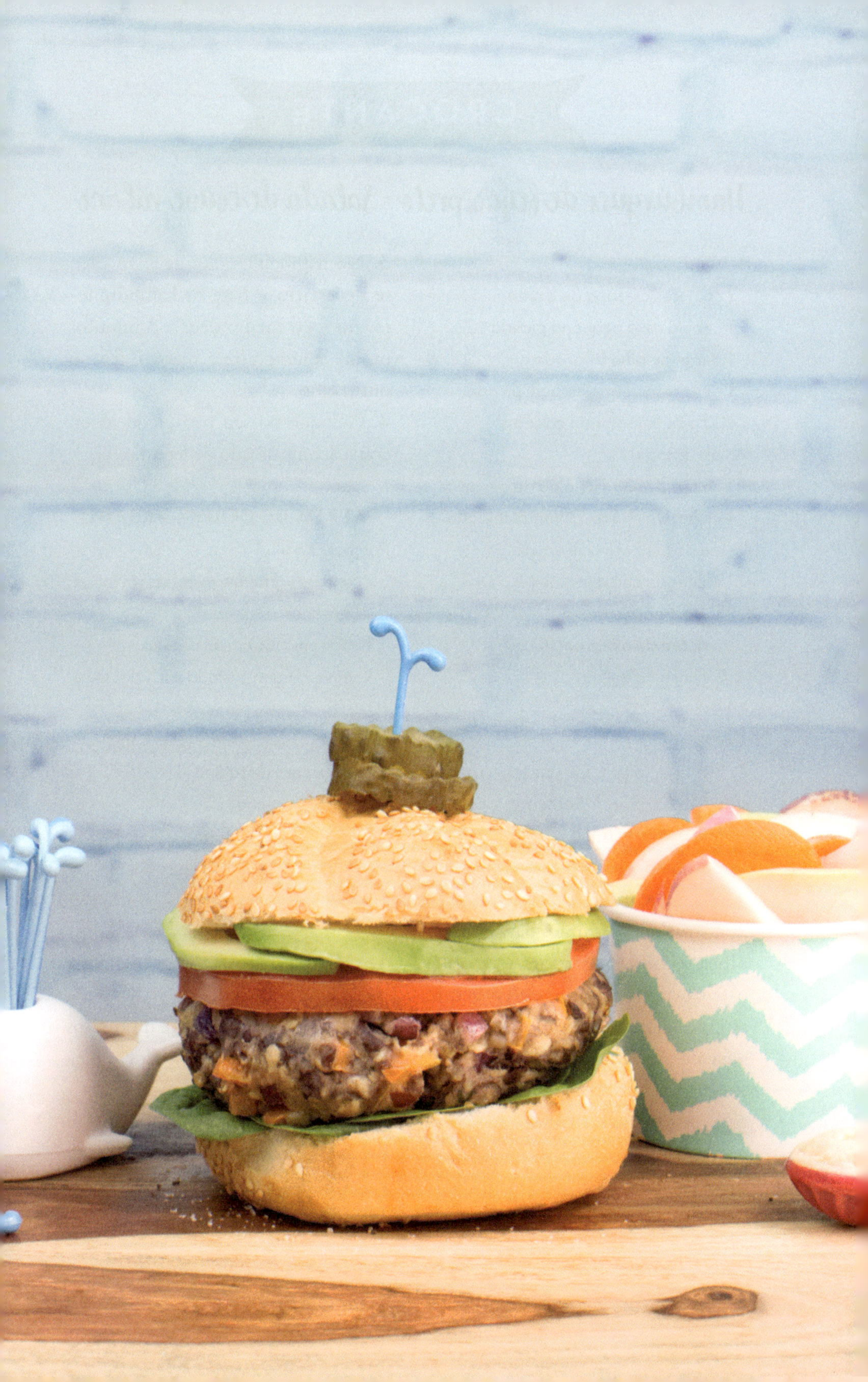

CROCANTE

Hambúrguer de feijão-preto + Salada de couve-rábano

Porções: 4 a 6

2 colheres de sopa de azeite
1 cebola roxa pequena picada
1 dente de alho triturado
1 pimentão vermelho bem picado
400 g de feijão-preto cozido e escorrido
1 colher de sopa de óleo de gergelim
1 colher de chá de pimenta chipotle ou de pimenta chili em pó
1 colher de chá de cominho
Sal e pimenta a gosto
1/2 xícara de aveia em flocos
1/2 xícara de quinoa
1 ovo

1. Em uma frigideira, em fogo médio, aqueça o azeite. Acrescente a cebola, o alho e o pimentão vermelho e cozinhe por 5 a 10 minutos ou até os ingredientes amolecerem.
2. Transfira os legumes para o liquidificador ou processador. Acrescente o feijão-preto, o óleo de gergelim, as especiarias, o sal e o pimentão e bata até misturar bem os ingredientes, mas sem deixar o líquido ficar ralo. Acrescente a aveia, a quinoa e o ovo e bata novamente. Com a mão, molde a massa em formato de hambúrguer.
3. Na frigideira, coloque mais óleo se necessário, e frite os hambúrgueres no fogo médio de 2 a 3 minutos ou até dourar. Vire a massa e frite o outro lado.
4. Coloque no seu pão predileto ou coma acompanhado de legumes!

SALADA DE COUVE-RÁBANO

Porções: 2 a 4

2 cenouras grandes cortadas em fatias bem finas
1 nabo cortado em fatias finas
1 couve-rábano cortada em fatias finas

MOLHO DE TAHINE E LIMÃO

1/4 de xícara de tahine
1 limão espremido
3 a 5 colheres de sopa de água morna
1 a 2 dentes de alho triturados
Sal e pimenta a gosto

1. Coloque todos os vegetais numa tigela e misture bem.
2. Para preparar o molho, misture os ingredientes no liquidificador e bata por 30 segundos.
3. Sirva o molho separadamente ou misture-o aos legumes.

Salada de quinoa

Porções: 6 a 8

1 xícara de quinoa seca, bem lavada
1/2 xícara de pinoli
1/4 de xícara de azeite + adicional para a frigideira
1 colher de sopa de xarope de bordo
1/4 de xícara de suco de limão
1/2 xícara de pimentão vermelho picado
1/2 xícara de cebola roxa picada
1 maço de salsa picada
1 pepino picado
1/2 xícara de cranberry desidratada
Sal marinho e pimenta-do-reino moída

1. Cozinhe a quinoa. Deixe esfriar.
2. Numa frigideira pequena, torre o pinoli com um pouco de azeite em fogo baixo (de 5 a 10 minutos).
3. Numa tigela pequena, misture o azeite, o xarope de bordo, o suco de limão, e sal e pimenta-do-reino a gosto.
4. Em uma tigela grande, misture a quinoa, o pimentão, a cebola, a salsa, o pepino e a cranberry. Cubra com o pinoli e tempere com o molho. Agora é só mandar para dentro e bom apetite!

PARA QUEM CURTE PROTEÍNA: coloque um pouco de camarão ou de atum em lata se quiser acrescentar uma dose de proteína ao seu prato.

Chips de couve

Porções: 1 a 2

3 maços de couve sem o talo
1 ou 2 colheres de sopa de azeite
2 pitadas de sal marinho

1. Preaqueça o forno a 160 °C.
2. Numa assadeira, espalhe a couve. Coloque o azeite numa tigela, mergulhe os dedos no líquido e, de leve, passe-os pela couve. Tempere com sal marinho.
3. Leve ao forno por 7 a 12 minutos ou até dourar. Na metade do tempo, vire a couve. Fique de olho porque as folhas podem queimar rapidamente.

SUPLEMENTOS PARA ESPANTAR O MAU HUMOR

Levedura nutricional + castanha de caju para um toque especial
Pimenta chipotle para conferir aquele gostinho.
Uma mistura de sal e alho ou alho triturado para afugentar os vampiros.

Coma couve, mas não banque a chatona

"Não adianta se entupir de couve e continuar agindo feito uma babaca. Nem todas as verduras do mundo farão de você uma pessoa gentil." - Confúcio

Mentira! Quer dizer, a frase é verdadeira, mas é minha, não do Confúcio.

Sabe aquela expressão "pimenta no olho dos outros é refresco?". Ela não poderia ser mais verdadeira quando se fala de alimentação, à medida que cada vez mais e mais pessoas se conscientizam de suas escolhas alimentares.

Acho que, às vezes, as pessoas que conhecem muito sobre saúde e nutrição podem agir com certo ar de superioridade e achar que existe apenas um caminho: aquele que elas seguem. Por que você acha que existem tantos livros sobre saúde e bem-estar que prometem a cura para todos os problemas e, no entanto, contradizem um ao outro?

Como adepta de um estilo de alimentação humoriano, particularmente não sigo nenhum tipo de dieta ou regime específico para manter uma vida saudável. Meu corpo é meu termômetro: costumo experimentar os alimentos para descobrir o que me faz bem e o que faz mal, e faço isso com certa frequência porque nosso organismo muda com o tempo.

Lembro de certa noite em que postei uma foto do que eu ia jantar: brócolis e pizza congelada. Não é o que como todo dia, mas, às vezes, tudo que uma mulher precisa é de um pedaço de pizza e uma porção de brócolis.

Assim que eu postei a foto, os "vigilantes do prato" saíram da toca e começaram a me crucificar. A primeira coisa que pensei foi: "Mas a pizza é orgânica e sem glúten. Isso não conta?". A segunda coisa que me veio à cabeça foi: "Sou uma falácia? Uma pessoa má?" e, por fim, a última coisa em que pensei: "Dane-se".

Mas foi aí que percebi o valor emocional que a comida tem para nós. Temos crenças profundas em torno dos alimentos e, muitas vezes, quando notamos uma mudança em nós mesmos, nos tornamos os "catequizadores da alimentação", preocupados em pregar o caminho para a salvação saudável. E embora eu admire o entusiasmo e o profundo comprometimento daqueles que têm esse tipo de preocupação, eles muitas vezes acabam trocando o amor pelo medo e acabam constrangendo as pessoas e fazendo-as se sentirem mal em vez de motivadas a buscar o melhor caminho para cada uma.

Então, vamos comer couve, pizza e lembrar de sermos gentis ao longo do percurso. Quando se fala de alimentação, cada um tem o próprio caminho; sejamos gentis, empáticas, boas ouvintes e muito importante: jamais a chatona, combinado?

Salada simples de feijão

Porções: 4 a 6

INGREDIENTES DA SALADA

400 g de grão-de-bico cozido e escorrido
400 g de feijão-vermelho cozido e escorrido
2 cenouras picadas
1/2 cebola picada
1 pimentão vermelho picado

INGREDIENTES DO MOLHO

1/4 de xícara de azeite
8 colheres de sopa de vinagre balsâmico
1/4 de xícara de coentro picado
1 colher de sopa de mel
Cominho a gosto
Sal e pimenta a gosto

1. Para fazer a salada, misture os grãos em uma tigela de tamanho médio.
2. Acrescente a cenoura, a cebola e o pimentão.
3. Para preparar o molho, misture os ingredientes dele numa tigela separada.
4. Regue a salada com o molho e mexa.
5. Consuma imediatamente ou deixe descansar por algumas horas para potencializar o sabor.

PARA QUEM CURTE PROTEÍNA: você pode usar qualquer tipo de feijão na receita, não necessariamente o vermelho.

BEBIDAS

Matcha latte

Porção: 1

250 ml de leite de amêndoas ou de coco
1 colher de chá de matcha em pó
Xarope de bordo ou mel

1. Em uma panela pequena, coloque o leite de amêndoas ou de coco para ferver em fogo baixo.
2. Numa caneca de café, coloque o matcha e adicione o leite aos poucos. Use um *fouet* para misturar o leite e o matcha.
3. Acrescente o xarope de bordo ou o mel na quantidade que desejar para adoçar a bebida.

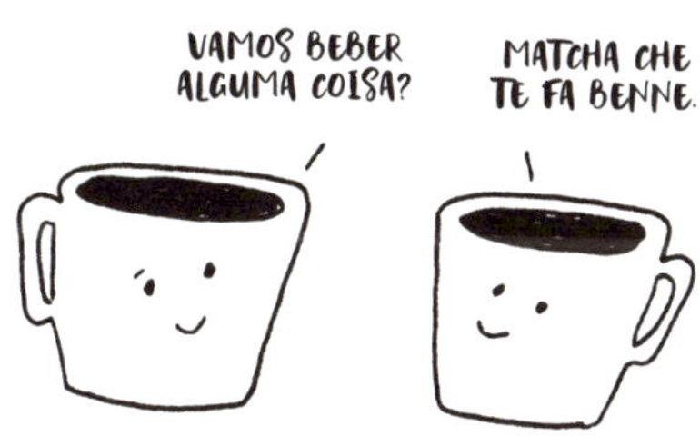

Café relaxa cuca

Porção: 1

250 ml de café quente

1 colher de sopa de manteiga de animal criado solto em pasto ou 1 colher de sopa de óleo de coco

1 colher de chá de cacau em pó

1 colher de chá de xarope de bordo

1/2 colher de chá de cogumelo reishi em pó (opcional)

1. Misture todos os ingredientes no liquidificador e bata até obter uma massa homogênea e espumosa.

2. Beba e liberte seus superpoderes!

Smoothie de frutas vermelhas

Porção: 1

1/4 de xícara de mirtilos congelados

1/4 de xícara de cerejas congeladas

1/2 banana

1 maço de espinafre

1 xícara de leite de amêndoas

1. Bata todos os ingredientes e sirva logo em seguida.

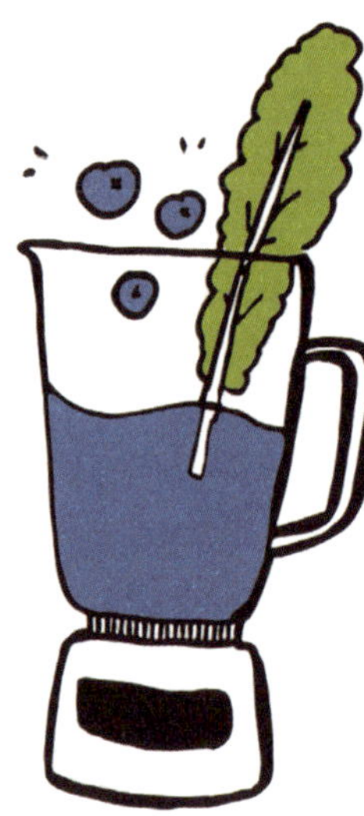

RECEITAS

para quando se sentir

ENRAIVECIDA

e incontrolavelmente

FAMINTA

EMOÇÃO: RAIVA + GULA

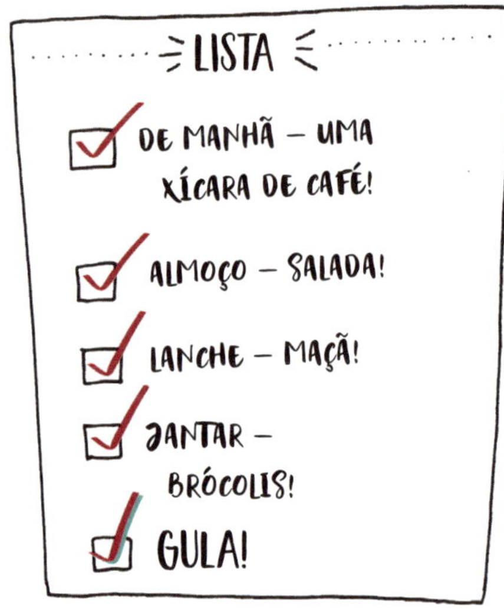

Não se deixe enganar pela raiva seguida de gula. Ela pode atacá-la a qualquer hora do dia ou da noite; no carro, no trabalho, depois de um dia longo de trabalho... quando você menos esperar.

Além do desconforto que pode sentir só de pensar se o seu companheiro ou companheira lavou a roupa (espero, sinceramente, que a resposta seja "sim, sim, sim, lavou a roupa!), a raiva pode afetar desde a escolha do que você vai comer até os seus hormônios.

Quando sentir uma atração praticamente incontrolável por aquela salsicha enlatada ou se você se pegar chorando com um saco de batatinha frita na mão, pode ter certeza de que é o redemoinho da raiva começando a se formar. E você nem quer saber se está comendo algo saudável ou não, ou de onde saiu esse saco de batatinha; só precisa de comida e tem que ser agora.

De acordo com uma pesquisa conduzida pela Harris Poll, mais da metade dos norte-americanos admite ter ataques de raiva seguidos de episódios de gula. Estatisticamente, isso quer dizer que a probabilidade de um norte-americano ter um ataque desses é maior do que a de participar da eleição local ou de abrir uma poupança, o que mostra que há muita, mas muita gente mesmo por aí chorando com um saco de batatinha frita na mão ou descontando a raiva em seus entes queridos.

Embora nem sempre seja diagnosticada, a raiva é um problema que pode até mesmo prejudicar a saúde. Se vez ou outra você se esquece de comer ou se isso se tornou uma rotina na sua vida, a longo prazo pode começar a se sentir agitada, irritada, mal-humorada consigo e com os outros todos os dias.

É importante que esteja preparada, bem alimentada e que use o cantinho do petisco para aliviar qualquer acesso de raiva acompanhado de gula e fornecer ao seu corpo a nutrição apropriada que ele requer.

RAIVA+GULA

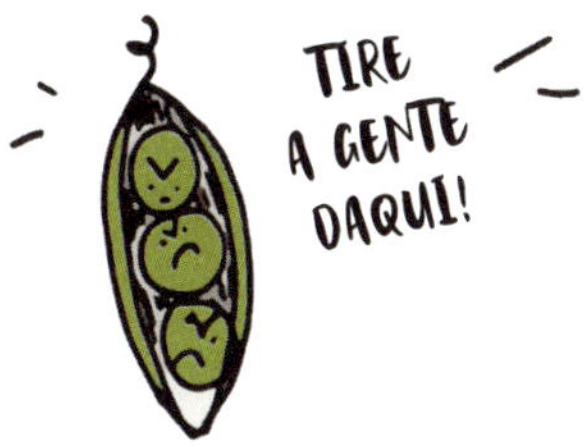

Nesta seção, você vai ver que a maioria das receitas é supersimples porque, quando bate aquela mistura de raiva e gula, a última coisa que você quer é ficar procurando e pesquisando mil ingredientes. Muitas dessas receitas têm grande poder de sustentação, o que significa que elas vão mantê-la saciada por mais tempo e prevenir o temido acesso de raiva que leva à gula.

SINAIS E SINTOMAS DA RAIVA + GULA

- Parece que tem um "monstro do pântano" dentro do seu estômago, ou uma espécie de "Orquestra Sinfônica do Ronco".
- Salivação constante (até objetos como mesas ou mesmo gente (!) lhe dão água na boca).
- Alimentos processados e industrializados a atraem feito ímã.
- Você começa a irritar as pessoas sem nenhum motivo específico. (Ei, fulano! Tô falando com você!)
- Tem picos de irritabilidade.
- Você se debulha em lágrimas sem nenhum motivo aparente (não raramente se pega chorando e com um saco de salgadinho na mão).
- A fome incomoda e tudo a faz pensar em comida.
- Começa a sentir uma dor de cabeça enorme (do mesmo tamanho da porção de batata frita que decide pedir no caixa).
- Sente os músculos fracos (por mais peso que levante na academia).

O QUE (REALMENTE) ESTÁ ACONTECENDO COM O SEU CORPO?

A comida é um misto de carboidratos, proteínas e gorduras. Todos esses elementos são essenciais para manter uma dieta saudável e garantir o bom funcionamento do seu corpo. A partir do momento em que você ingere o alimento, o organismo divide o açúcar simples, que é uma mistura de glicose, aminoácidos e ácidos graxos. A glicose é absorvida pelo estômago e intestino delgado até que, por fim, é liberada na corrente sanguínea para fornecer energia durante o dia todo. Os aminoácidos funcionam como blocos que constroem o "muro da saúde" e ajudam a manter o funcionamento dos órgãos. Eles também ajudam a transportar e armazenar os

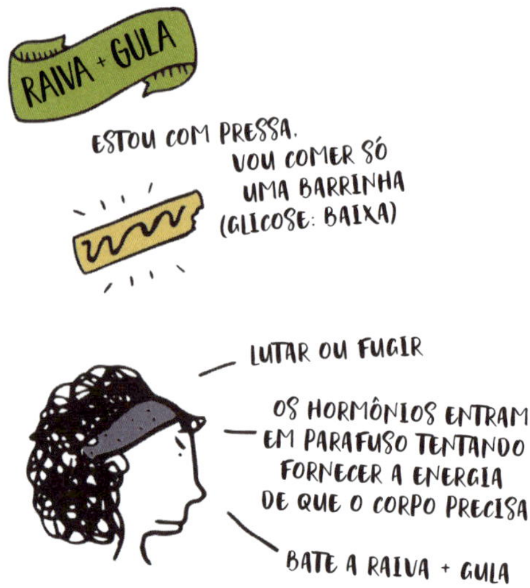
RAIVA + GULA
ESTOU COM PRESSA. VOU COMER SÓ UMA BARRINHA (GLICOSE: BAIXA)
LUTAR OU FUGIR
OS HORMÔNIOS ENTRAM EM PARAFUSO TENTANDO FORNECER A ENERGIA DE QUE O CORPO PRECISA
BATE A RAIVA + GULA

nutrientes pelo corpo. Por fim, os ácidos graxos são fundamentais porque eles não apenas são absorvidos pela corrente sanguínea como também armazenam energia. Então, se o nível de glicose está muito baixo, o corpo vai usar esses ácidos graxos para garantir que você se mantenha energizada e ativa.

Combinados, esses nutrientes passam pela corrente sanguínea e oferecem força vital para todos os órgãos, do cérebro ao coração e ao fígado. O resultado é uma atitude positiva, saudável e tranquila ao longo do dia.

Mas vamos imaginar que, em vez de tomar um café da manhã saudável repleto de carboidratos, proteínas e gorduras, você opte por uma tigela pequena de cereais ou uma barrinha de cereal, ou, ainda, por não comer nada.

Seu corpo fica com pouco ou nenhum subsídio para ativar o modo de "luta ou fuga" e passa a achar que você está em situação de risco de vida ou que pode morrer de fome. Mal sabe ele que você se atrasou porque precisou dar uma olhadinha no Facebook, ou que usou o último ovo que sobrou naquele brownie que preparou na noite anterior, então, bye-bye café da manhã. Como seu corpo não sabe disso, ele quer protegê-la e mantê-la viva o maior tempo possível.

Para isso, seus hormônios entram em parafuso. A adrenalina e o cortisol, ambos liberados pelas glândulas suprarrenais, começam a disparar pelo seu corpo a energia necessária para se manter sem comida. É uma tentativa de compensar os baixos níveis de glicose. Você também pode começar a sentir confusão mental ou a ter picos de raiva porque seu corpo só consegue continuar produzindo esses hormônios por pouco tempo antes de entrar em colapso.

MELHORES ALIMENTOS PARA COMBATER A PERIGOSA COMBINAÇÃO "RAIVA + GULA"

- Abacate;
- Água;
- Alcachofra;
- Amêndoa;
- Banana;
- Cebola;
- Cenoura;
- Chia;
- Chicória;
- Couve-flor;
- Couve-galega;
- Couve-nabo;
- Feijões;
- Maçã;
- Ovo;
- Pera;
- Quinoa.

Por que esses alimentos?

Quando você está com fome, o nível de açúcar no sangue está baixo, e por isso é importante se abastecer com alimentos classificados como carboidratos complexos. São eles que fornecem a dose de açúcar de que seu sangue precisa sem causar picos no organismo.

Fibra: ajuda a diminuir a absorção de açúcar, o que pode ajudar a manter o nível de açúcar no sangue estabilizado ao longo do dia. A fibra também ajuda a manter o bom funcionamento do trato digestivo, o que pode ajudar a eliminar toxinas e a manter o corpo saudável e feliz.

Cromo: esse mineral ajuda o corpo a metabolizar os carboidratos e as gorduras, o que ajuda a controlar os níveis de açúcar no sangue, e evitar que você tenha aquele ataque de fúria com o(a) seu(sua) parceiro(a) porque ele(a) colocou o rolo de papel higiênico do lado errado do gancho (na real, a gente sabe que isso tira qualquer um do sério).

Magnésio: além de ajudar no funcionamento do cérebro, o magnésio também ajuda a estabilizar os níveis de açúcar no sangue. E, como quase 75% dos norte-americanos têm deficiência de magnésio, é importante não deixar de consumir alimentos ricos nessa substância.

OUTROS TIPOS DE ALIMENTOS QUE VOCÊ DEVE INGERIR

Que trazem saciedade: para evitar aquele ataque de raiva que antecede a gula, procure comer alimentos que a manterão satisfeita por mais tempo como gorduras saudáveis (presentes no abacate, nas nozes e em carboidratos saudáveis como a quinoa, proteínas, ovos e tempeh).

Alimentos caseiros: se você belisca o dia inteiro, provavelmente recorre a alimentos processados, salgadinhos e coisas do gênero. Mas, ao contrário desses alimentos, a comida caseira confere ao corpo uma sensação de aquecimento, ajuda no processo de digestão e traz saciedade. Comer algo cozido em vez de beliscar aquele salgadinho pode ajudá-la a se sentir saciada e mais satisfeita.

ALIMENTOS PARA O CÉREBRO

- Use a tabela da hora do petisco na página 85 para ter à mão em casa ou no carro um lanchinho quando bater aquela fome;
- Faça compras sem fome. Coma um lanche antes de ir ao supermercado ou à feira, vá depois do jantar. Quando vai ao supermercado sentindo fome, você não só se sente irritada como acaba gastando horrores com coisas de que mais tarde vai se arrepender de ter comprado;
- Mantenha a cabeça ocupada. Se vai ficar sem comida por um tempo, encontre algo para fazer que a mantenha ocupada e evite o "ataque" à primeira coisa de comer que vir pela frente. Escolha um joguinho legal no celular ou faça palavras cruzadas.

DOCE

Banana amendolate

Porção: 1

1 banana

Manteiga de amendoim

Gotas de chocolate meio amargo

1. Corte a banana em rodelas do tamanho de uma moeda.

2. Pegue uma dessas rodelas e passe uma colher de manteiga de amendoim por cima dela.

3. Polvilhe algumas gotas de chocolate por cima.

4. Coloque uma rodela de banana por cima da que está com manteiga de amendoim e gotas de chocolate. A ideia é que fique parecendo um minissanduíche mesmo.

5. É só se lambuzar!

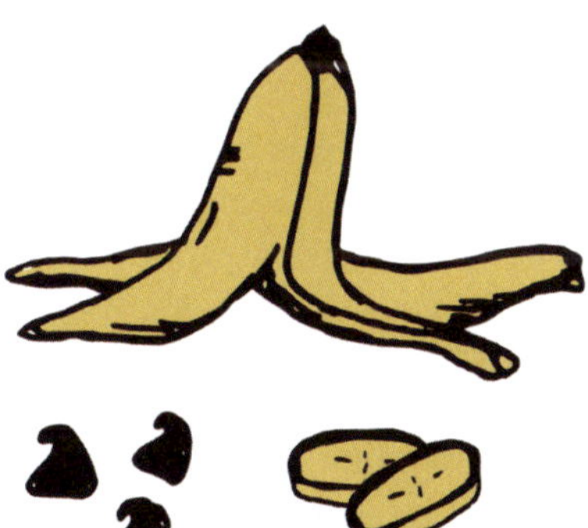

Minimuffins de mirtilo

Porções: 18 a 24

2 xícaras de farinha de amêndoas

1 1/2 colher de chá de fermento

1/2 colher de chá de sal marinho

1/4 de xícara de xarope de bordo

1/4 de xícara de molho de maçã

2 colheres de sopa de óleo de coco

1 colher de chá de extrato de baunilha

1 xícara de mirtilo

1. Preaqueça o forno a 180 °C.

2. Coloque todos os ingredientes (exceto o mirtilo) num processador de alimentos. Misture até ficar homogêneo.

3. Numa tigela grande, coloque a massa e acrescente o mirtilo. Mexa.

4. Unte ou forre forminhas de minimuffins ou use as de silicone (minhas favoritas!) e, com a ajuda de uma colher, despeja a massa nas forminhas, uma a uma.

5. Leve ao forno por 20 a 22 minutos ou até dourar levemente. Retire e deixe esfriar.

6. Aprecie com uma xícara de chá ou um copo de leite de amêndoas!

Delícia gelada de chocolate e chia

Porções: 2

- 1 xícara de leite de amêndoas ou de coco
- 2 colheres de sopa de cacau em pó
- 1/4 de xícara de sementes de chia
- 2 colheres de sopa de xarope de bordo

1. Numa tigela pequena, misture o leite de amêndoas ou de coco com o cacau e mexa até misturar bem.
2. Acrescente as sementes de chia e o xarope de bordo e mexa.
3. Leve à geladeira por 2 a 3 horas para obter uma consistência firme.
4. Lambuze-se!

Biscoito fácil de manteiga de amendoim

Porções: 12 a 14

- 1/2 xícara de manteiga de amendoim cremosa
- 1/8 de xícara de xarope de bordo puro (acrescente mais se quiser um sabor mais doce)
- 1 1/2 xícara de farinha de amêndoas

1. Preaqueça o forno a 180 °C.
2. Misture a manteiga de amendoim e o xarope de bordo em uma tigela média e mexa até obter uma textura cremosa.
3. Acrescente aos poucos a farinha de amêndoas até formar uma massa sólida.
4. Com a mão, enrole a massa, formando bolinhas de 1,5 cm de diâmetro e coloque numa assadeira untada.
5. Leve ao forno por 6 minutos. Em seguida, abra o forno e espete a massa com um garfo para saber se está boa.
6. Asse por mais 4 ou 5 minutos ou até que o fundo do biscoito fique dourado.
7. Deixe esfriar e sirva.

Docinho de tâmara

Porções: 2

- 2 tâmaras
- 1 colher de sopa de queijo de cabra ou de manteiga de amêndoas
- 2 nozes cortadas ao meio

1. Corte cada tâmara ao meio e remova o caroço.
2. Recheie cada metade com queijo de cabra ou manteiga de amêndoas e cubra com uma das metades de uma noz.
3. Bom apetite!

OUTRAS OPÇÕES DE RECHEIO

- Manteiga de amêndoas e gotas de chocolate
- Queijo brie, pistache e romã
- Pistache, manteiga de amêndoas e coco ralado

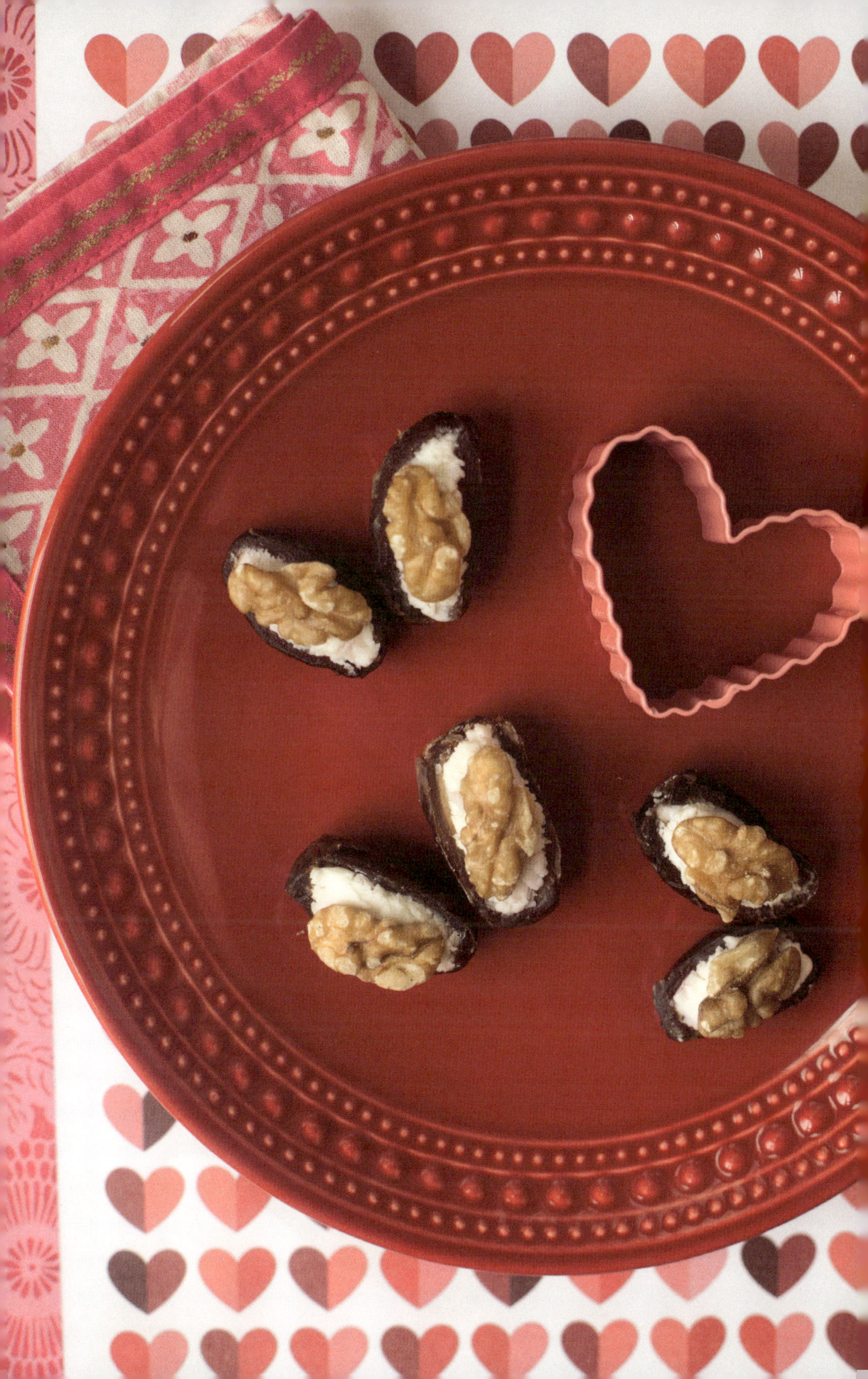

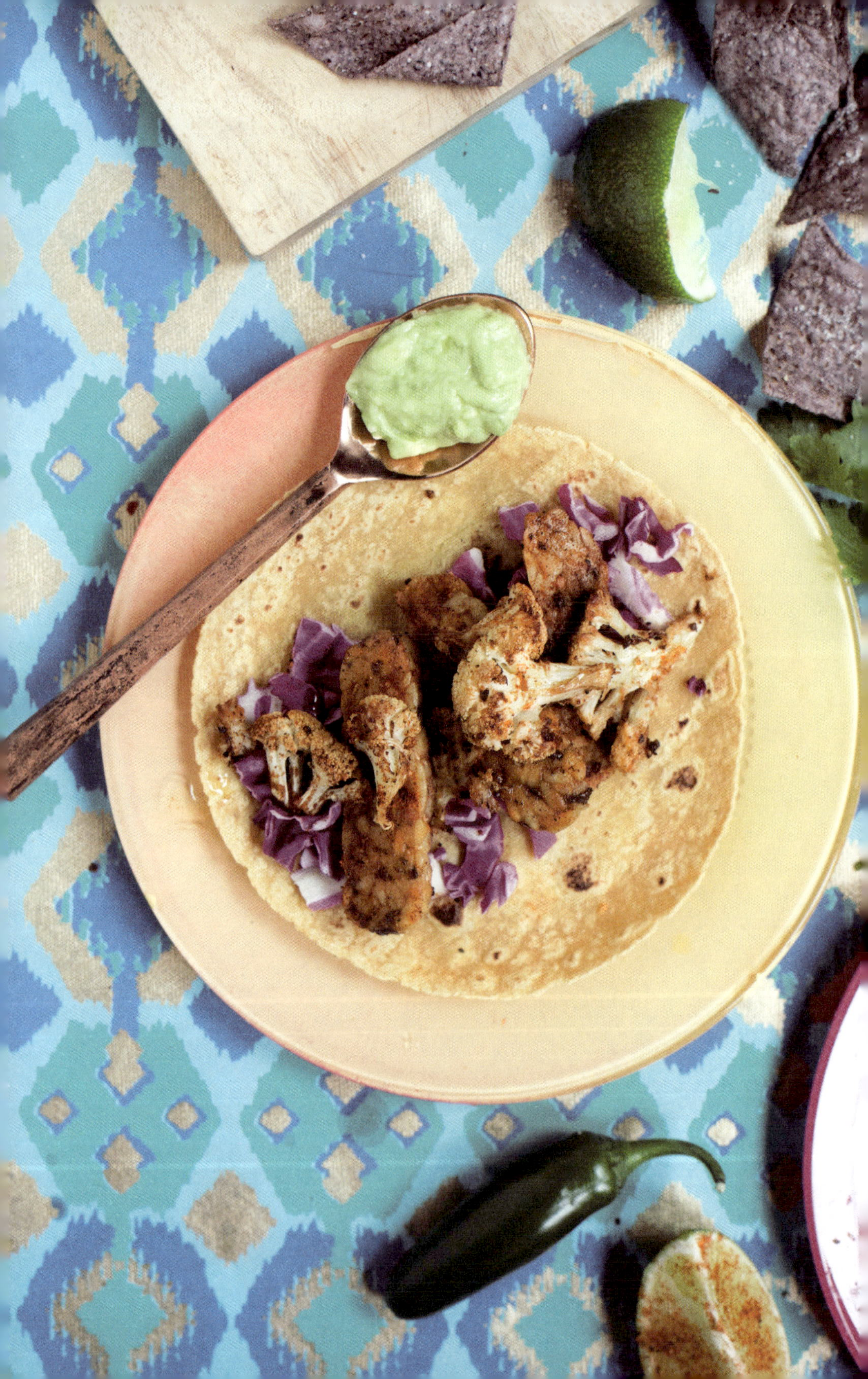

SALGADO

Tempeh + Taco de couve-flor

Porções: 6

INGREDIENTES DO TEMPERO

1 colher de sopa de pimenta chili em pó
1/2 colher de chá de alho em pó
1/4 de colher de chá de cebola em pó
1/8 de colher de chá de pimenta vermelha em flocos (ou mais para deixar o prato picante!)
1 colher de chá de páprica defumada
2 colheres de chá de cominho
2 colheres de chá de sal marinho
1/2 colher de chá de pimenta em pó

INGREDIENTES DO TACO

1 couve-flor
1 pacote de 275 g de tempeh
Azeite
1 repolho roxo, picado bem fininho
6 tortilhas

1. Preaqueça o forno a 180 °C.
2. Misture os ingredientes do tempero em um potinho de vidro e mexa bem.
3. Corte a couve-flor em pedaços pequenos e coloque-a numa tigela grande.
4. Corte o tempeh em tiras ou em cubos médios, o que preferir, e coloque-o na tigela com a couve-flor.
5. Regue a couve-flor e o tempeh com azeite e mexa até misturar bem. Coloque-os no tempero do taco e misture bem.
6. Espalhe a mistura uniformemente numa assadeira e leve ao forno por 25 a 30 minutos ou até obter a textura crocante desejada.
7. Recheie as tortilhas com o repolho, a mistura de couve-flor, o tempeh e qualquer outro tempero de sua preferência!

Dica: sugestões de ingredientes adicionais para o recheio: guacamole, salsinha, queijo, vinagrete etc.

PARA QUEM CURTE PROTEÍNA: se quiser acrescentar uma dose de proteína ao prato, ou se não tiver tempeh em casa, use carne de frango, de boi ou de peixe.

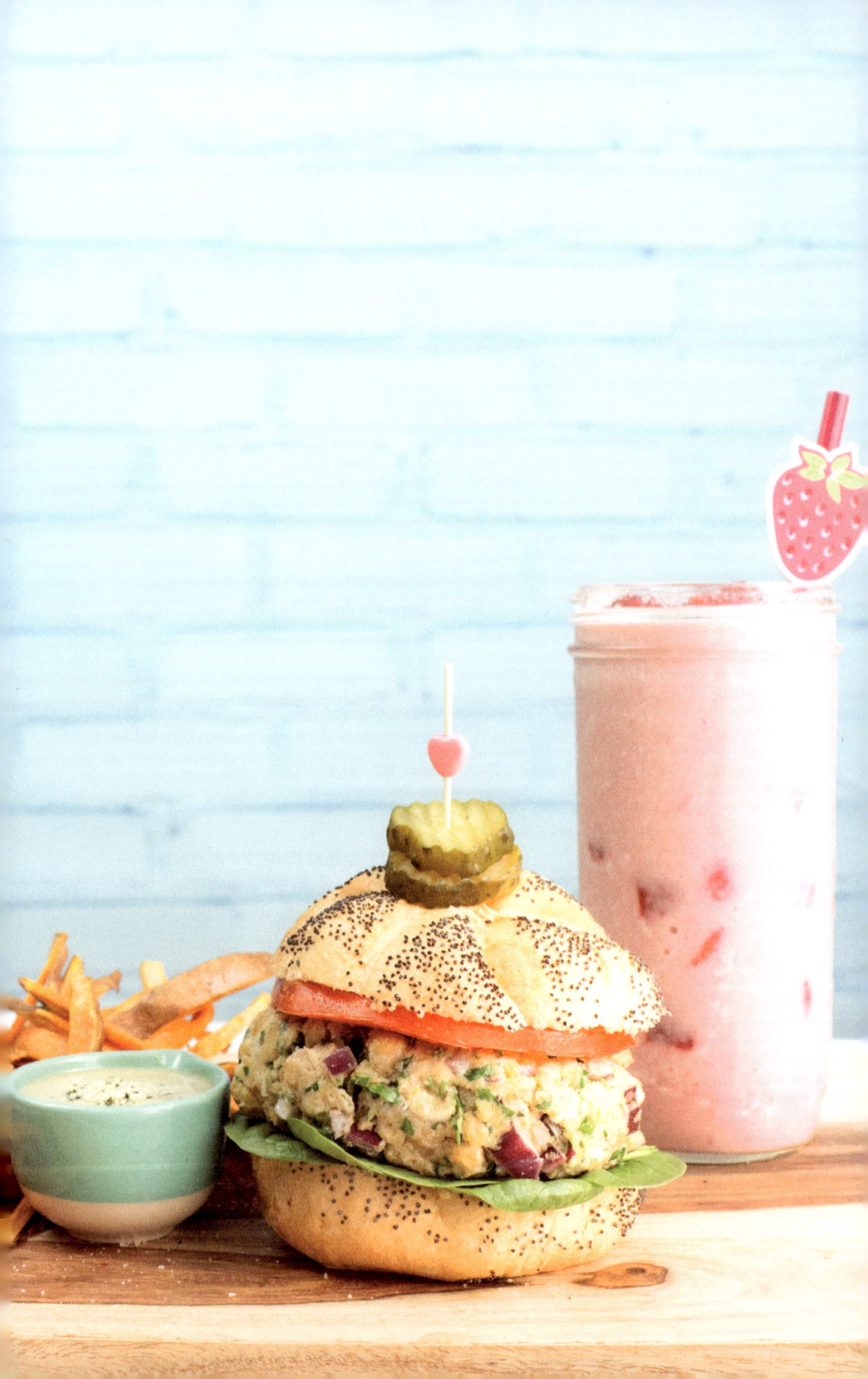

Hambúrguer de couve-flor com batata-doce frita

Porções: 4 a 6

HAMBÚRGUER DE COUVE-FLOR

1 couve-flor
1 1/2 colher de sopa de páprica defumada
2 colheres de chá tempero de alho e sal
1/2 xícara de painço cozido
400 g de grão-de-bico cozido e escorrido
1/2 xícara de queijo parmesão
1/4 de xícara de sementes de chia
1 colher de sopa de curry em pó
1 dente de alho triturado
1 ovo
Sal e pimenta a gosto
Azeite

1. Preaqueça o forno a 180 °C.

2. Corte a couve-flor em pedaços pequenos, misture com o azeite e coloque em uma assadeira. Polvilhe 1 colher de sopa de páprica defumada e 1 colher de chá de tempero de alho e sal por cima. Leve ao forno por 15 a 20 minutos.

3. Num processador de alimentos, coloque o painço, o grão-de-bico, o queijo parmesão, as sementes de chia, o curry em pó, ½ colher de sopa de páprica defumada, 1 colher de sopa de tempero de alho e sal, o alho triturado, o ovo e boa parte da couve-flor cozida no forno, deixando separada apenas ¼ da xícara para usar depois.

4. Bata no processador de alimentos, raspando os lados para garantir uma distribuição uniforme. A mistura deve ficar com pedaços de couve-flor e de grão-de-bico inteiros, então, tome cuidado para não bater demais.

5. Coloque o ¼ de xícara de couve--flor que restou na mistura. Usando as mãos, molde a massa em formato de hambúrgueres.

6. Em uma frigideira grande untada com óleo, frite os hambúrgueres em fogo médio-alto (por 3 a 4 minutos para cada lado) ou até obter a consistência desejada.

7. Sirva com a batata-doce frita e é só saborear!

BATATA-DOCE FRITA

2 a 4 batatas-doces
Azeite
Sal marinho

1. Preaqueça o forno a 180 °C.

2. Lave e seque as batatas-doce. Posicione as batatas-doce deitadas numa superfície e corte-as ao meio na vertical. Continue cortando do mesmo modo, formando tiras pequenas parecidas com batata-frita.

3. Mergulhe os dedos no azeite, passe-os nas batatas-doce e coloque-as numa assadeira. Tempere com o sal marinho.

4. Leve ao forno por 20 minutos ou até obter a textura e consistência desejada.

Quiche de batata

Porções: 6 a 8

- 1 ou 2 batatas cortadas em fatias finas
- 1 colher de sopa de óleo de coco
- 2 colheres de sopa de azeite
- 2 dentes de alho triturados
- 1/2 cebola roxa picada
- 1/2 pimentão vermelho picado
- 1 xícara de couve picada
- 6 ovos orgânicos de galinhas criadas livres de gaiola, levemente batidos
- Sal marinho e pimenta a gosto
- Cheddar cru ou queijo feta para a cobertura (opcional)

1. Preaqueça o forno a 200 °C.

2. Unte a forma de torta com óleo de coco (pouca quantidade) e coloque as batatas fatiadas nela. Reserve.

3. Numa frigideira grande, aqueça o azeite, coloque o alho e uma pitada de sal marinho. Refogue por alguns minutos.

4. Acrescente a cebola, o pimentão e refogue até dourar levemente.

5. Adicione a couve e refogue por 5 a 10 minutos, ou até que ela comece a murchar.

6. Assim que os vegetais estiverem prontos, leve-os à forma. Em seguida, adicione os ovos batidos e mexa. Tempere com o sal marinho e a pimenta a gosto. Se desejar, para um toque especial, cubra com queijo.

7. Leve ao forno por 25 a 30 minutos ou até cozinhar os ovos totalmente. Para verificar o ponto, espete um garfo na metade do tempo: se não houver nenhum resquício de ovo no garfo, significa que está no ponto.

8. Saboreie!

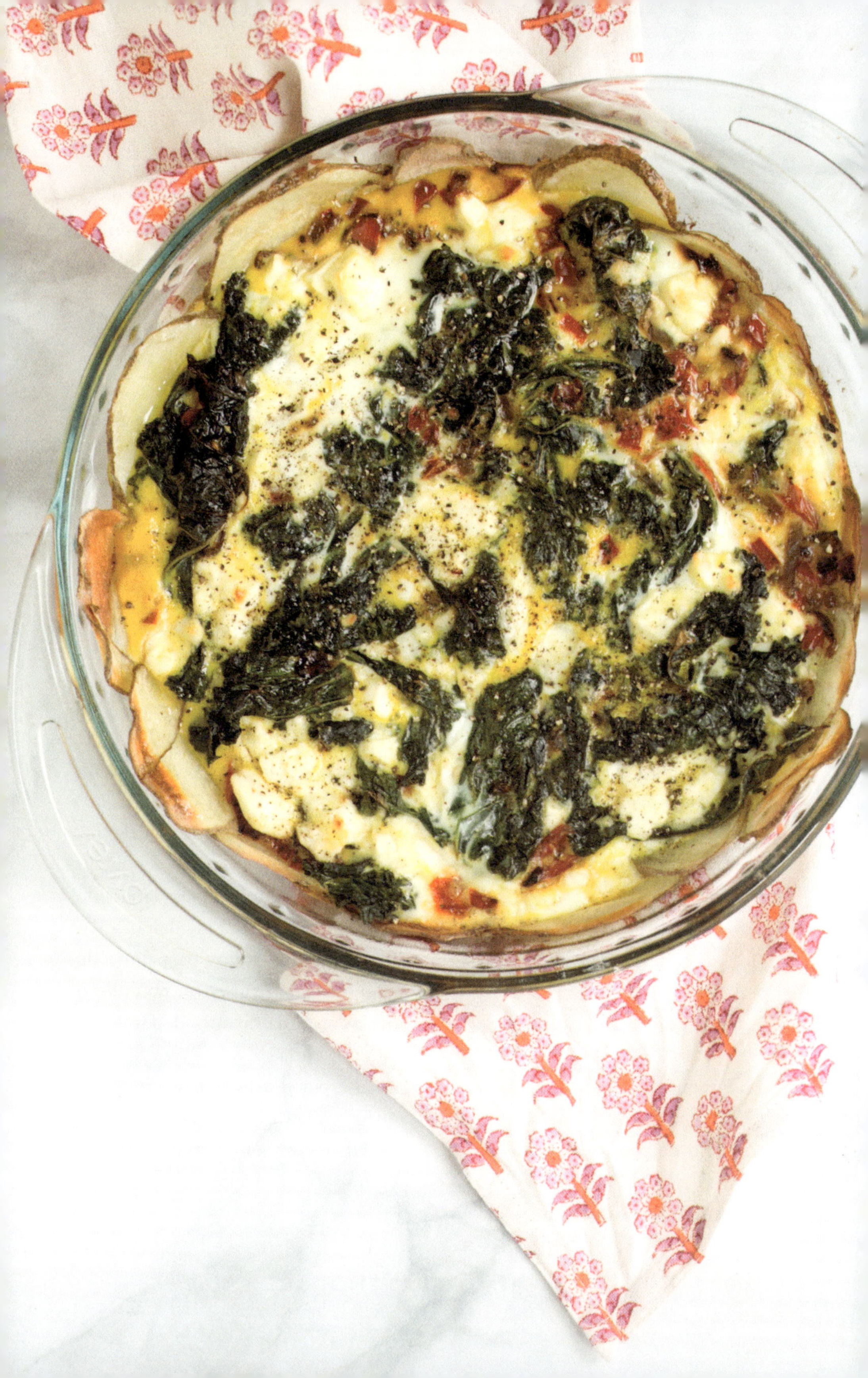

Salada de pera com canela

Porções: 6 a 8

- 1/2 xícara de nozes cortadas ao meio
- 4 a 6 xícaras de rúcula
- 1 pera picada
- 3 colheres de sopa de suco de limão
- 3 colheres de sopa de azeite extravirgem
- 1 colher de chá de canela
- Sal marinho e pimenta-do-reino moída a gosto

1. Em uma panela pequena e seca, leve as nozes a fogo médio, mexendo sempre, até que fiquem ligeiramente torradas.

2. Misture a rúcula e a pera numa tigela de salada e acrescente as nozes torradas.

3. Adicione o suco de limão, o azeite e a canela e tempere a gosto com sal marinho e pimenta. Mexa e sirva em seguida.

CREMOSO

Palitinho de queijo com molho de tomate

Porções: 6

- 1/3 de xícara de farelo de pão sem glúten
- 1 colher de chá de tempero de alho co0m sal
- 1 colher de cebola em pó
- 1 colher de sopa de orégano
- 1 pitada de sal marinho
- 3 palitos de queijo
- 1 ovo
- Molho de tomate

1. Preaqueça o forno a 180 °C.

2. Numa tigela pequena, misture o farelo de pão, o tempero de alho com sal, a cebola em pó, o orégano e o sal marinho e reserve.

3. Coloque o queijo deitado numa superfície e corte-o ao meio na vertical.

4. Bata o ovo numa outra tigela pequena. Mergulhe o palito de queijo e passe-o na mistura do farelo de pão. Coloque numa assadeira.

5. Assim que todos os palitos de queijo tiverem cobertos, polvilhe o que sobrou da mistura de farelo de pão por cima.

6. Asse por 8 a 10 minutos ou até o queijo começar a derreter.

7. Sirva com um molho marinara como acompanhamento.

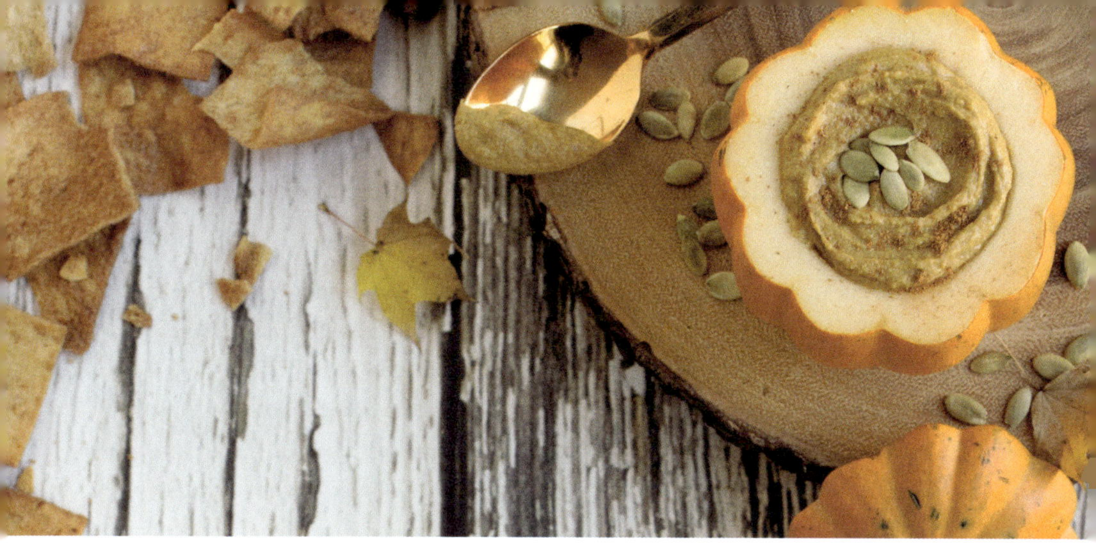

Homus de pumpkin pie

Porções: 4

400 g de grão-de-bico cozido e escorrido

200 g de purê de abóbora

2 colheres de sopa de tahine

4 colheres de sopa de mel não industrializado

1 colher de sopa de *pumpkin pie spice**

$^{1}/_{2}$ colher de sopa de sal marinho

PURÊ DE ABÓBORA (Receita da Bela Gil)

Porções: 4

$^{1}/_{2}$ abóbora cortada em pedaços médios

$^{1}/_{2}$ cebola picada

4 colheres de sopa de azeite

Sal marinho a gosto

1. Cozinhe os pedaços de abóbora por 10 minutos na água ou no vapor.

2. Passe num espremedor de batatas ou amasse-os com um garfo.

3. Refogue a cebola no azeite e acrescente o purê, mexendo bem e cozinhando um pouco mais.

HOMUS

1. Num liquidificador ou processador de alimentos, misture todos os ingredientes e acrescente 1 colher de sopa de água até formar uma massa homogênea e cremosa. Pause vez ou outra para raspar o interior da tigela com uma espátula. Se a massa ficar muito grossa, adicione mais uma colher de sopa de água.

2. Num recipiente bem fechado, leve à geladeira por 2 horas antes de servir.

Dica: Chips de banana e maçã conferem um toque adocicado à receita!

* [N.E.] No Brasil, o tempero pumpkin pie spice não é muito comercializado, mas você pode fazer o seu com os temperos que tem em casa, como indica o link: <https://pt.wikihow.com/Fazer-Pumpkin-Pie-Spice>.

Salsamole

Quem tem tempo de ficar cortando legumes quando se está morrendo de fome?!

Porções: 6 a 8

1 abacate
1 tomate maduro
1/2 cebola picada
1 dente de alho picado
suco de limão
sal e pimenta-do-reino a gosto
Salgadinho de tortilha

1. Descasque o abacate, retire o caroço e corte a fruta em cubos.
2. Coloque todos os outros ingredientes num mixer ou processador e os bata até ficarem bem picadinhos. Misture ao abacate.
3. Tente saborear calmamente o resultado (ou se joga mesmo!).

LANCHIDENTE (substantivo masculino): Um infeliz incidente que acontece quando você, de modo inesperado ou inadvertido, come toda a comida. Muitas vezes, sem se dar conta. De repente, abre a bolsa à procura daquele lanchinho e... já acabou!

"Tive um lanchidente ontem à noite."

Purê de couve-flor assada

Porções: 6 a 8

1 couve-flor picada
400 g de grão-de-bico cozido e escorrido
1/2 cebola grande picada
3 dentes de alho
1 ou 2 colheres de sopa de azeite
Sal marinho e pimenta-do-reino moída
200 g de purê de abóbora[3]
2 colheres de chá de *pumpkin pie spice*
1/4 de xícara de leite de amêndoas, de soja ou de coco
1 colher de sopa de xarope de bordo (opcional)

1. Preaqueça o forno a 180 °C.
2. Numa assadeira grande, coloque a couve-flor, o grão-de-bico, a cebola e o alho. Cubra levemente com o azeite. Acrescente sal e pimenta a gosto. Mexa com as mãos até que todos os ingredientes fiquem bem cobertos com o azeite.
3. Leve ao forno por 20 a 25 minutos ou até a couve-flor ficar dourada e macia.
4. Transfira os legumes e o excesso de azeite da assadeira para um liquidificador ou processador de alimentos. Acrescente o purê de abóbora, o *pumpkin pie spice*, o leite de amêndoas, de

3 Verifique sugestão de receita para o purê na página 211. (N.T.)

soja ou de coco e o xarope de bordo, se for usá-lo. Bata em alta velocidade até formar uma massa homogênea.

5. Sirva imediatamente ou transfira o purê para uma forma e aqueça de 5 a 10 minutos antes de servir.

CROCANTE

Bolinho vegetariano

Porções: 18 a 24

2 xícaras de quinoa ou farinha de trigo espelta
1 pitada de sal marinho
2 ovos batidos
1 xícara de legumes ralados ou picadinhos (o que você quiser/tiver na geladeira)
1/2 xícara de salsa picada
1 xícara de leite de soja ou de arroz

1. Preaqueça o forno a 160 °C.
2. Numa tigela, misture a farinha e o sal marinho.
3. Abra um círculo na massa e, dentro dele, acrescente os ovos, os legumes e a salsa.
4. Misture devagar, acrescentando o leite aos poucos. A massa deve ficar granulosa, portanto, cuidado para não misturar demais!
5. Com uma colher, coloque uma porção da massa numa forminha de muffin que esteja levemente untada com óleo.
6. Leve ao forno por 12 a 15 minutos.
7. Retire, deixe esfriar por 10 minutos, depois sirva.

Copepino

Porções: 16

2 pepinos
200 g de homus
Queijo feta

1. Corte os pepinos em rodelas grandes e espessas, com cerca de 5 cm.
2. Com a ajuda de uma colher de chá, retire algumas sementes do vegetal até que forme um copinho.
3. Encha o seu "copepino" com homus e cubra com queijo feta.
4. Bom apetite!

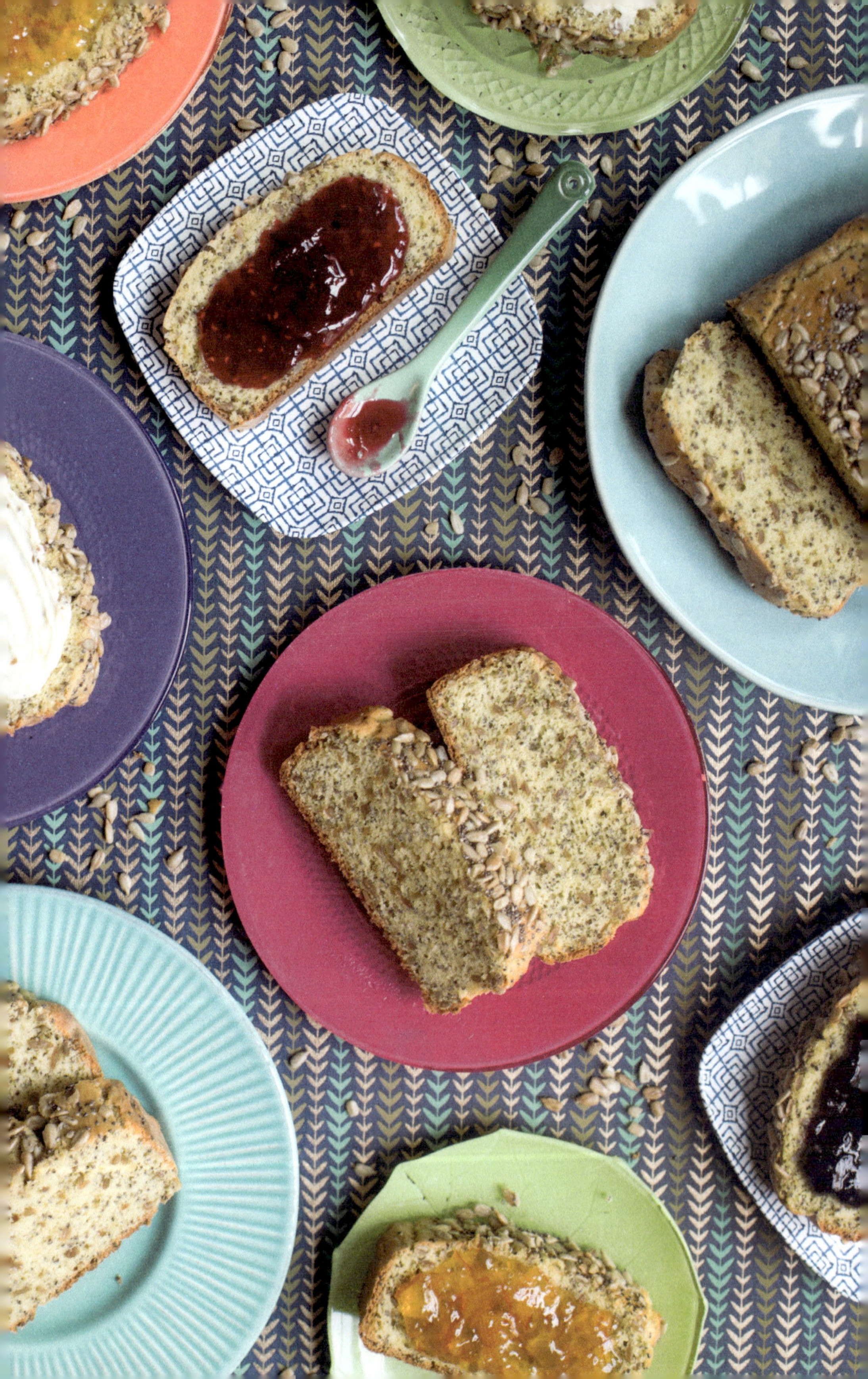

Pão de chia e amêndoas

Porções: 8 a 10

2 xícaras de farinha de amêndoas
$^1/_4$ de xícara de sementes de chia
2 colheres de chá de fermento em pó
$^1/_2$ colher de chá de sal marinho
$^1/_4$ de xícara de óleo de coco
5 ovos
2 colheres de sopa de xarope de bordo
$^1/_2$ xícara de sementes de girassol

1. Preaqueça o forno a 180 °C.
2. Numa tigela pequena ou no processador de alimentos, misture a farinha de amêndoas, as sementes de chia, o fermento e o sal marinho.
3. Adicione o óleo de coco, os ovos, o xarope de bordo e misture ou bata até ficar homogêneo.
4. Acrescente à mistura as sementes de girassol.
5. Transfira a massa para uma forma de pão coberta com papel-manteiga ou untada com óleo de coco. Se tiver mais algumas sementes de girassol, polvilhe-as por cima da massa para que fique ainda mais crocante.
6. Leve ao forno por 35 a 40 minutos ou até a massa dourar.
7. Deixe esfriar por 10 minutos. Se tiver a fim de um sabor mais doce, sirva com uma geleia de framboesa ou, se preferir mais salgado, com abacate e sal marinho.

Enroladinho superpoderoso

Porções: 1

1 tortilha sem glúten (ou 1 folha de couve!)
2 colheres de sopa de homus
1 punhado de espinafre
$^1/_2$ xícara de pimentão, cenoura, pepino e/ou cogumelo, todos fatiados ou picados
1 colher de sopa de cranberry desidratada

1. Coloque a tortilha (ou a folha de couve) numa superfície limpa. Espalhe os homus sobre ela. Com o espinafre, cubra o homus.
2. Coloque os legumes no centro e polvilhe com a cranberry. Enrole a tortilha e pronto. É só saborear seu enroladinho!

PARA QUEM CURTE PROTEÍNA: se quiser um enroladinho mais substancial, acrescente frango, carne, peixe ou tempeh grelhado.

Salada grega

Porção: 1

INGREDIENTES DA SALADA

2 talos de alface romana, cortada em fatias finas
6 tomates cereja cortados ao meio

$^1/_4$ de pepino, cortado em rodelas, e as rodelas cortadas ao meio
$^1/_4$ de xícara de chips de pão pita esmagados
Azeitonas (opcional)
Queijo feta (opcional)

INGREDIENTES DO MOLHO

Suco de $^1/_2$ limão
2 colheres de sopa de azeite
1 colher de sopa de sumagre
Sal e pimenta a gosto

1. Numa tigela média, misture os ingredientes da salada.
2. Numa tigela pequena, coloque os ingredientes do molho.
3. Acrescente o molho aos ingredientes da salada, mexa e sirva.

PARA QUEM CURTE PROTEÍNA: acrescente filé de salmão, camarão, tofu ou tempeh grelhados se quiser uma dose extra de proteína para se manter mais saciada ao longo do dia.

BEBIDAS

Shake de amendoim e amêndoa

Porção: 1

1 banana congelada
4 a 6 morangos
2 colheres de sopa de manteiga de amendoim
$^3/_4$ de xícara de leite de amêndoas

Bata todos os ingredientes e depois é só se servir!

Smoothie energizante

Porção: 1

$^1/_2$ pera
$^1/_2$ banana
$^1/_2$ xícara de leite de amêndoas
1 colher de sopa de canela
1 punhado de gelo

Bata todos os ingredientes e refresque-se!

Declarado o fim das ovelhinhas pulando a cerca!

Quando estiver com dificuldade para pegar no sono, inspire pelo nariz contando até 3 e solte o ar pela boca contando até 4. Repita o movimento várias vezes, ele vai ajudá-la a pegar no sono em pouco tempo. E *bye-bye*, ovelhinhas!

RECEITAS para quando estiver ENTEDIADA

EMOÇÃO: *tédio*

Já teve aquela semana maluca em que não via a hora de o domingo chegar porque era o dia em que poderia dormir até enjoar e não fazer absolutamente nada? E aí o tão sonhado domingo chega, bate um tédio e, sem nem se dar conta, de repente você se vê mastigando uma coisa qualquer que pegou no armário e, por mais que coma, nunca fica satisfeita?

Muitas vezes, quando bate o tédio, orbitamos em torno da comida porque ela nos traz a sensação de realização. Explico: às vezes, comer é uma grandiosa vitória para mim, especialmente quando tenho a sensação de que não fiz nada além de morgar o dia inteiro (valeu, pipoca, por me fazer sentir uma verdadeira vencedora hoje!).

A combinação tédio + comida pode ser sintoma de procrastinação ou de falta de inspiração, especialmente para as pessoas que estão acostumadas a serem produtivas, criativas e funcionais.

Nesta seção, você vai encontrar receitas que inspiram, bem como dicas do que fazer naqueles momentos em que se sentir entediada.

SINAIS E SINTOMAS DE QUE VOCÊ ESTÁ COMENDO POR TÉDIO

- Não está com fome, mas se pega pensando: "Ah, eu mereço";
- Procrastina e enrola para fazer o que precisa, e, quando percebe, está pensando: "Ah, que será que tem pra comer no armário?", só para se distrair ainda mais;
- Adia todos os compromissos/afazeres possíveis e substitui cada um deles por um biscoito;
- Até as sobras de três dias atrás lhe dão água na boca.

O QUE REALMENTE ESTÁ ACONTECENDO COM O SEU CORPO?

O tédio é um reflexo do que está se passando nos seus neurotransmissores, tal como a dopamina. Então, quando você "assalta" o armário à procura de algo para comer, o que está tentando fazer na realidade é "despertar" os neurotransmissores para que eles lhe tragam energia, disposição e motivação. A comida evoca certo nível de felicidade, e é capaz de trazer alegria e prazer. Então, quando entediamos, sentimos que um pacote de batata frita ou um chocolate vai, de algum modo, trazer a sensação de felicidade que procuramos, ou a dose de entusiasmo que precisamos para "encarar" o dia.

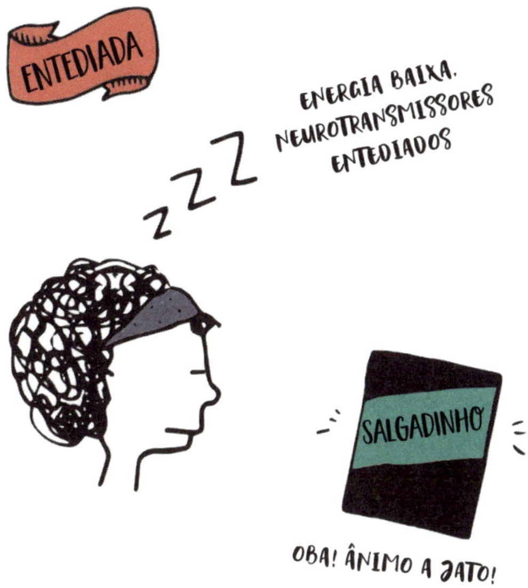

Lembro de alguns dias em que a coisa mais interessante que me aconteceu foi comer um brownie delicioso que comprei numa padaria nova perto de casa, ou quando preparei uma broinha que ficou igualzinha uma pizza.

Para combater essa fome impulsiva que resulta do tédio, é muito importante não deixar de consumir alimentos que ajudam a promover o bem-estar, a melhorar a concentração e a disposição em vez de deixá-la letárgica e sem ânimo. Além disso, faça do ato de cozinhar uma fonte de inspiração que espanta o tédio e estimula a criatividade.

MELHORES ALIMENTOS PARA COMBATER O TÉDIO

- Abobrinha;
- Alga marinha;
- Berinjela;
- Espinafre;
- Grão-de-bico;
- Jicama;
- Maçã;
- Milho;
- Noz-pecã;
- Pepino;
- Picles;
- Salmão;
- Sementes de abóbora;
- Tâmara;
- Tangerina;
- Tomate.

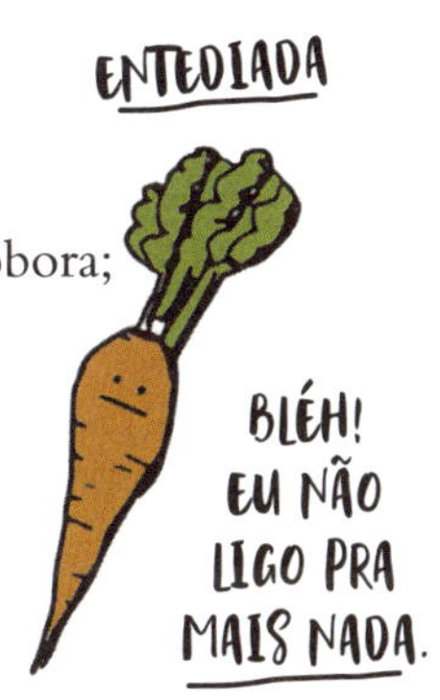

Por que esses alimentos?

Quando se sentir entediada, é importante se abastecer com alimentos que trarão bem-estar, motivação, inspiração e disposição para fazer qualquer coisa (menos assaltar o armário ou a geladeira).

Ômega 3: esses ácidos graxos ajudam a fortalecer as membranas das células cerebrais e a renovar a função delas, o que ajuda a manter o bom funcionamento da memória e aprimorar a capacidade de criatividade.

Ferro: se está se sentindo entediada, desmotivada ou mesmo fraca, talvez esteja com o nível de ferro no sangue baixo. A deficiência desse elemento pode deixá-la letárgica, indisposta e desanimada para cumprir qualquer tarefa.

OUTROS TIPOS DE ALIMENTOS QUE VOCÊ DEVE CONSUMIR

Gorduras saudáveis: ingira alimentos que podem ajudar a aumentar a função cerebral, como os que contêm gorduras saudáveis, eles são uma ótima forma de acabar com a confusão mental e recuperar a capacidade de raciocínio e movimento.

Alimentos calmantes: o motivo da procrastinação muitas vezes é que você está tão cheia de coisas para que não sente disposição para fazer absolutamente nada. Se acrescentar alimentos naturais e calmantes na sua dieta, vai sentir melhora na capacidade de concentração e menos sobrecarregada.

ALIMENTOS PARA O CÉREBRO

- Mexa-se! Tenha um baldinho de itens e apetrechos que possam distraí-la nos momentos de tédio. Talvez as sugestões da página 122 sejam uma ótima pedida pra você!
- Pinte as unhas. Escolha a cor que combina com o seu humor!
- Cancele a assinatura de e-mails que não tenham mais nenhuma utilidade. Isso ajuda a liberar espaço e permite que chegue conteúdo novo e interessante.
- Envie um bilhete escrito à mão para um amigo. Como esse tipo de coisa é cada vez mais rara, um bilhetinho com um "Oi!" pode animar o dia de alguém e o seu também!
- Ouça um podcast ou assista a um tutorial para manter o seu cérebro ocupado e ainda aprender algo novo.

DOCE

Tortinhas de chocolate com amêndoas

Porções: 4

INGREDIENTES CROCANTES

$^{3}/_{4}$ de xícara de amêndoas cruas

12 a 15 tâmaras sem caroço

$^{1}/_{4}$ de xícara de sementes de chia

$^{1}/_{2}$ colher de chá de extrato de baunilha

INGREDIENTES DO RECHEIO

$^{1}/_{3}$ de xícara de xarope de bordo

$^{1}/_{3}$ de xícara de cacau em pó

$^{1}/_{4}$ de xícara de coco ralado

$^{1}/_{3}$ de xícara de óleo de coco

4 colheres de sopa de manteiga de amêndoas

OPÇÕES DE COBERTURA

Coco ralado

Nibs de cacau

Gotas de chocolate

1. Para fazer a massa, misture as amêndoas, as tâmaras, as sementes de chia e o extrato de baunilha no processador de alimentos e mexa até formar uma massa. Divida-a em quatro partes (formando bolas). De maneira uniforme, coloque cada uma em uma forminha de torta, tomando o cuidado de espalhar bem, e leve à geladeira enquanto prepara o recheio.

2. Para fazer o recheio, misture o xarope de bordo, o cacau, o coco ralado e o óleo de coco. Use o liquidificador para garantir que a mistura fique cremosa e macia.

3. Com cuidado, despeje o recheio o suficiente apenas para cobrir o fundo da massa e use a colher para espalhá-lo pelas laterais. Reserve o que sobrar do recheio. Leve as forminhas agora com o recheio à geladeira por 10 ou 15 minutos ou até o chocolate endurecer.

4. Acrescente uma colher de sopa de manteiga de amêndoa em cada uma das tortinhas e espalhe uniformemente. Cubra cada uma delas com o recheio que sobrou e polvilhe com a cobertura escolhida.

5. Leve à geladeira por mais 30 minutos antes de servir.

Fudge de manteiga de nozes

Porções: 12

$^{1}/_{2}$ xícara de manteiga de amêndoas, de amendoim ou de girassol

2 colheres de sopa de xarope de bordo

3 colheres de sopa de óleo de coco

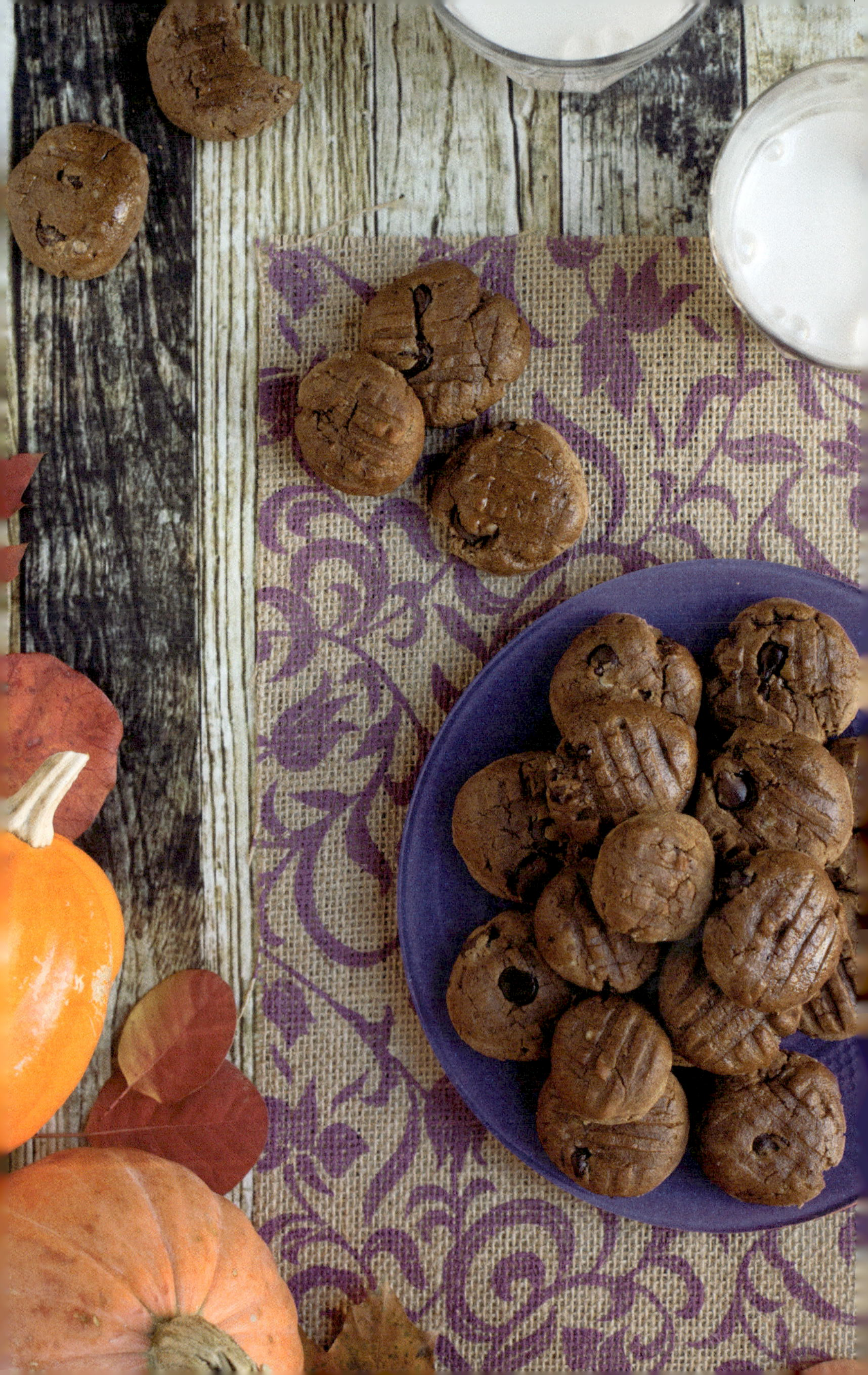

1. Misture todos os ingredientes num liquidificador pequeno e bata até ficar homogêneo.
2. Despeje em forminhas ou espalhe numa forma de vidro plana.
3. Leve ao refrigerador por 15 minutos e bom apetite!

Biscoito de pumpkin pie spice

Porções: 22 a 25

- $^1/_2$ xícara de purê de abóbora (não adicione nenhum tempero ao purê)
- $^1/_3$ de xícara de xarope de bordo
- $^1/_4$ de xícara de óleo de coco derretido
- $^1/_2$ colher de sopa de extrato de baunilha
- 1 xícara de farinha (eu prefiro sem glúten, mas você escolhe a que quiser)
- $^1/_2$ colher de chá de bicarbonato de sódio
- $^1/_2$ colher de chá de fermento em pó
- 1 pitada de sal
- 1 $^1/_2$ colher de sopa de *pumpkin pie spice*
- Gotas de chocolate (opcional)

1. Preaqueça o forno a 180 °C.
2. Numa tigela grande, misture o purê de abóbora, o xarope de bordo, o óleo de coco e o extrato de baunilha.
3. Numa tigela pequena, misture a farinha, o bicarbonato de sódio, o fermento, o sal e o *pumpkin pie spice*.
4. Aos poucos, acrescente a mistura seca à molhada. Se necessário, use um mixer.
5. Adicione algumas gotas de chocolate se quiser.
6. Enrole a massa formando círculos do tamanho de uma moeda de 1 real, e coloque-os numa assadeira forrada com papel-manteiga. Com a ajuda de um garfo, pressione cada uma das bolinhas até ficarem planas.
7. Leve ao forno por 10 minutos.

Minimuffins de cenoura

Porções: 18 a 24

- $^1/_3$ de xícara de óleo de coco derretido
- $^1/_3$ de xícara de purê de maçã
- $^1/_3$ de xícara de xarope de bordo
- 2 ovos
- $^1/_2$ colher de sopa de canela
- $^1/_2$ colher de sopa de extrato de baunilha
- 1 colher de chá de bicarbonato de sódio
- $^1/_2$ colher de chá de fermento em pó
- 1 pitada de sal marinho
- $^1/_2$ xícara de cenoura ralada
- 1 $^1/_4$ xícara de farinha de amêndoas

1. Preaqueça o forno a 180 °C.
2. Em uma tigela grande, misture o óleo de coco, o purê de maçã, o xarope de bordo, os ovos, a canela,

o extrato de baunilha, o bicarbonato de sódio, o fermento em pó e o sal marinho. Mexa até obter uma massa homogênea.

3. Adicione a cenoura ralada e misture bem.

4. Aos poucos, acrescente a farinha de amêndoas.

5. Unte levemente as forminhas de minimuffin (ou outro modelo de forminha que tiver) e despeje a massa.

6. Leve ao forno por 12 a 15 minutos ou até dourar.

Observação: Ralar a cenoura conta como exercício para o braço. Quem disse que você precisa puxar peso?

SALGADO

Ovo + Tacos de batata

Porções: 2

- 1 batata descascada e cortada em cubos pequenos
- Azeite
- Sal marinho a gosto
- Pimenta a gosto
- 3 ovos
- 1/2 colher de sopa de manteiga
- 1/4 de xícara de feijão-preto cozido e escorrido
- 2 tortilhas

1. Preaqueça o forno a 180 °C.

2. Numa tigela pequena, coloque a batata cortada, regue com azeite, polvilhe o sal marinho e mexa. Transfira a batata para uma assadeira e leve ao forno por 15 a 20 minutos ou até obter a textura desejada.

3. Bata os ovos e tempere com o sal e a pimenta.

4. Em uma frigideira média, aqueça a manteiga em fogo médio e acrescente os ovos. Com uma colher de pau ou uma espátula, misture os ovos mexendo-os continuamente na frigideira até começarem a cozinhar. Assim que os ovos estiverem cozidos, retire-os da frigideira e reserve.

5. Na mesma panela, aqueça o feijão-preto por alguns minutos.

6. Coloque os ovos de volta na panela, desligue o fogo e cubra.

7. Retire a batata do forno e coloque-a junto à mistura do feijão-preto com o ovo. Mexa bem.

8. Cubra as tortilhas com a mistura do ovo e da batata e acrescente seus ingredientes prediletos. Salsa, molho pico de gallo ou molho picante conferem um sabor extra e muito especial à receita.

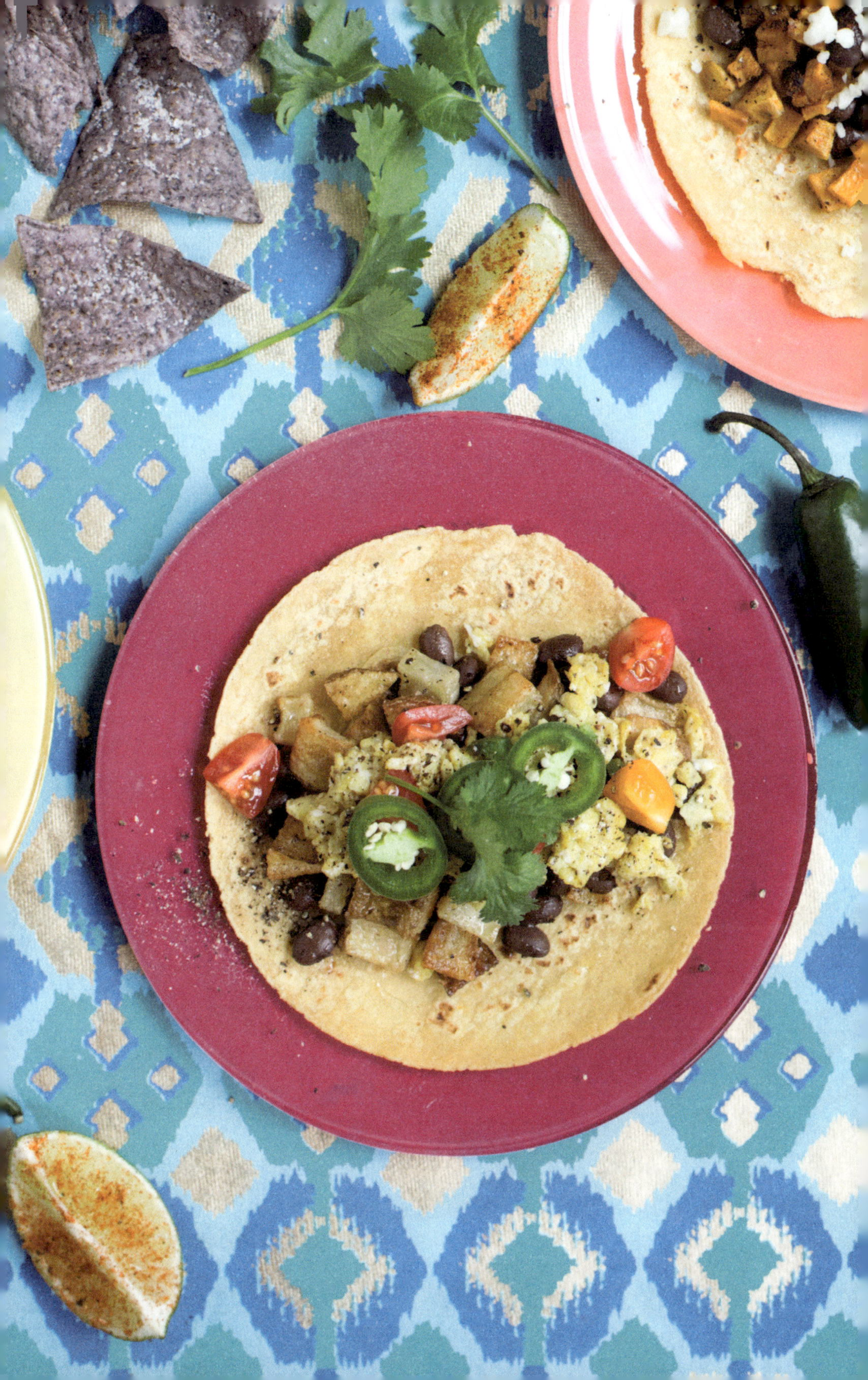

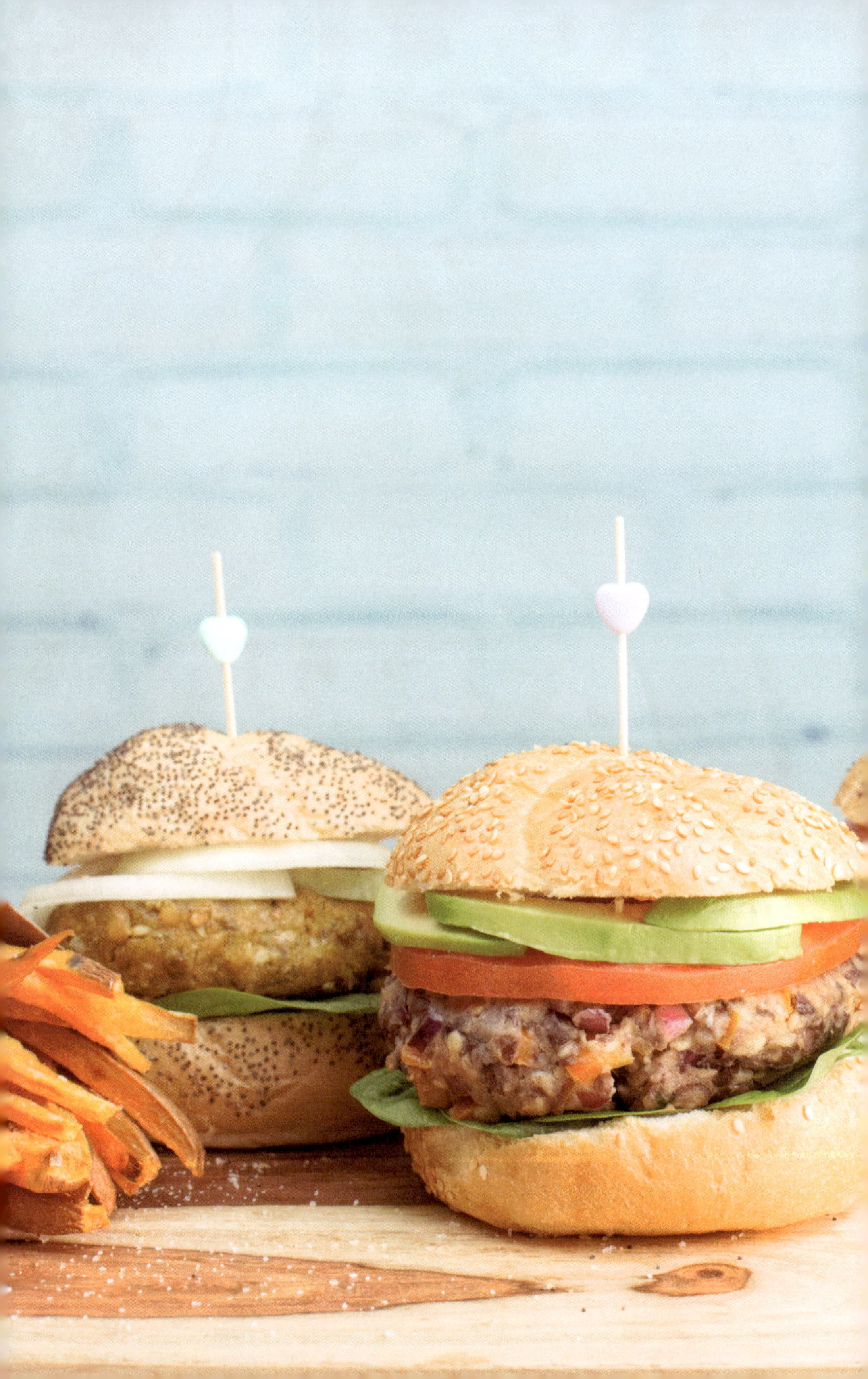

Hambúrguer de falafel

Porções: 4 a 6

400 g de grão-de-bico cozido e escorrido
2 colheres de sopa de tahine
2 colheres de sopa de farinha sem glúten (ou farinha de amêndoas)
2 dentes de alho triturados
1 cebola roxa pequena picada
1 maço de salsinha picada bem fininho
1 colher de chá de coentro em pó
1 colher de chá de cominho
1 colher de chá de tempero de alho e sal
1/2 colher de chá de cebola em pó
Sal e pimenta a gosto
Azeite

1. Num processador de alimentos, misture todos os ingredientes e bata delicadamente até formar uma massa grossa, atentando para raspar as laterais se necessário. Não triture demais, pois você pode transformar a massa numa pasta e diluir a cebola e o grão-de-bico.
2. Pegue a massa e, com as mãos, molde hambúrgueres.
3. Numa frigideira grande untada com azeite, frite os hambúrgueres em fogo médio-alto por 3 ou 4 minutos de cada lado ou até obter a textura desejada.
4. Num pão de hambúrguer, sirva com uma camada de verduras, ou, se não quiser o pão, coma com o seu acompanhamento favorito (que pode ser mais de um)!

Batata frita com zaatar

Porções: 4 a 6

2 a 4 batatas-doces
1 a 2 colheres de sopa de zaatar
Sal marinho
Azeite

1. Preaqueça o forno a 180 °C.
2. Lave e seque as batatas-doces. Posicione-as numa superfície, na horizontal, e corte ao meio na vertical. Em seguida, corte-as em tiras. Pegue cada uma dessas tiras e corte-as ao meio. O objetivo é cortar no formato semelhante ao da batata frita.
3. Mergulhe os dedos no azeite, passe-os pela batata-doce e coloque-a numa assadeira. Tempere com o zaatar e o sal marinho.
4. Leve ao forno por 20 minutos ou até atingir o ponto da sua preferência.

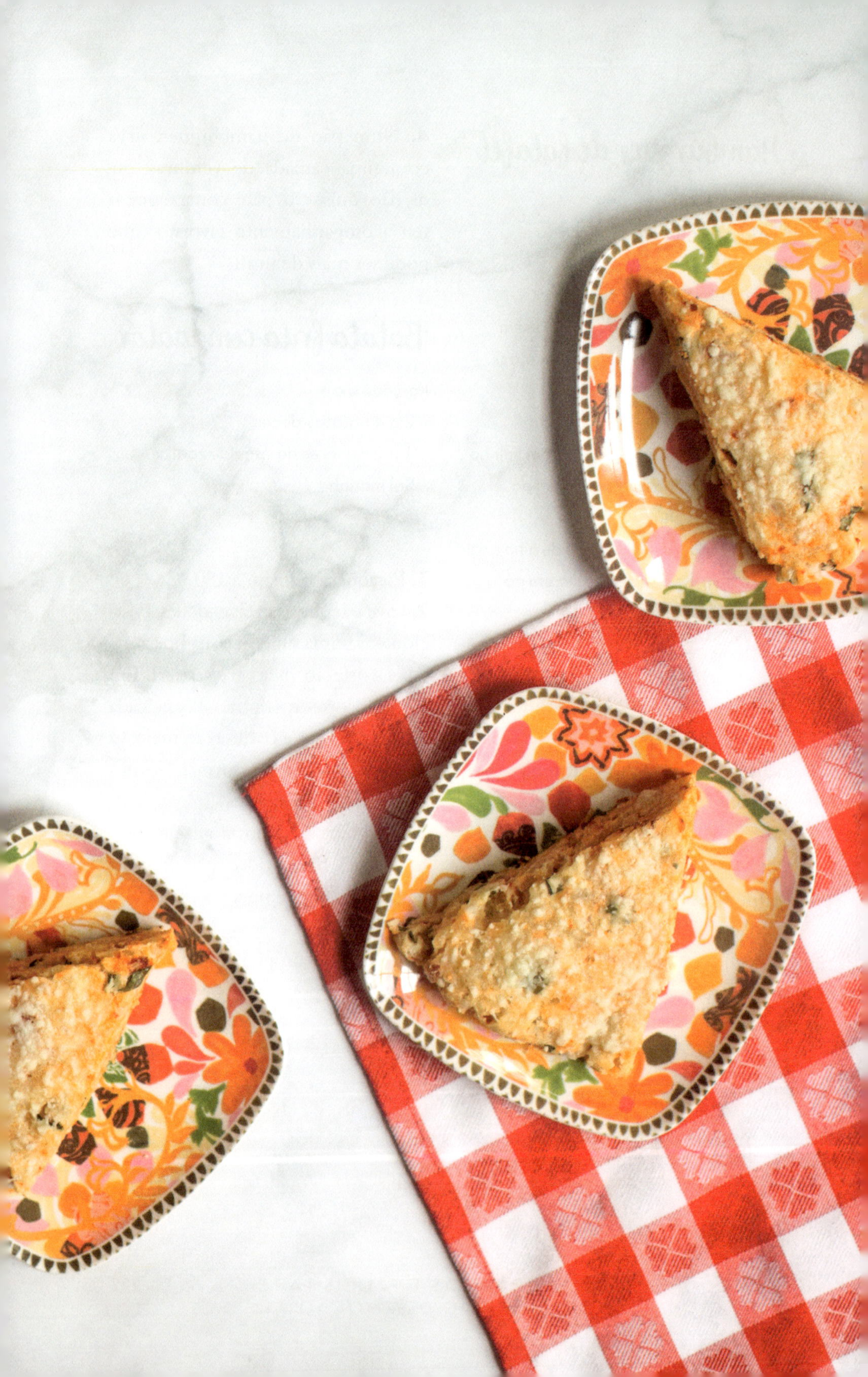

Pãezinhos de pizza

Porções: 8

- 2 xícaras de farinha sem glúten ou integral peneirada
- 1 colher de sopa de fermento em pó
- 1 colher de sopa de alho em pó
- 1/4 de colher de chá de sal marinho
- 1/2 xícara de manteiga em tablete, cortada em pedaços
- 3/4 de xícara de queijo Asiago, ralado em tiras bem finas
- 1/2 xícara de tomates secos ralados
- 10 folhas de manjericão picadas
- 2 ovos grandes
- 1/2 xícara + 3 colheres de sopa de iogurte grego

1. Preaqueça o forno a 230 °C.

2. Numa tigela grande, misture a farinha, o fermento, o alho em pó e o sal. Acrescente os pedaços de manteiga e mexa para que dissolvam e fiquem parecendo migalhas de pão.

3. Adicione ½ xícara de queijo, o tomate seco e o manjericão.

4. Separe a clara da gema de um ovo e reserve a clara. Bata um ovo inteiro mais a gema restante. Acrescente o iogurte e bata juntos.

5. Aos poucos, misture todos os ingredientes líquidos aos secos até formar uma massa circular. Pode ser que precise usar as mãos para formar essa bola.

6. Devagar, polvilhe a farinha numa forma coberta por papel-manteiga. Molde a massa para formar um círculo com aproximadamente 1 cm de espessura. Corte-o em 8 fatias, semelhantes às de uma pizza.

7. Coloque cada uma das fatias na assadeira, deixando um espaço de aproximadamente 5 cm entre elas. Bata a clara de ovo que você reservou até que fique espumosa e, com um pincel, passe-a no topo das fatias. Polvilhe com o que restou do queijo Asiago.

8. Leve ao forno por 10 a 12 minutos ou até dourar. Retire, deixe esfriar e sirva!

PARA QUEM CURTE PROTEÍNA: se você come carne e está sem tomate seco em casa, pode substituí-lo por pepperoni.

Broinha de cheddar e jalapenho

Porções: 8

2 xícaras de farinha sem glúten ou integral peneirada
1 colher de sopa de fermento em pó
1 colher de sopa de alho em pó
1/4 de colher de chá de sal marinho
1/2 xícara de manteiga cortada em cubos
3/4 de xícara de queijo cheddar fresco ralado ou picado
2 jalapenhos, cortadas bem fininho
2 ovos grandes
1/2 xícara + 2 colheres de sopa de iogurte grego

1. Preaqueça o forno a 230 °C.

2. Numa tigela grande, misture a farinha, o fermento, o alho em pó e o sal. Acrescente os pedaços de manteiga e mexa para que dissolvam e fiquem parecendo migalhas de pão.

3. Acrescente ½ xícara do queijo e as jalapenhos.

4. Separe a clara da gema de um ovo e reserve a clara. Bata um ovo inteiro mais a gema restante. Acrescente o iogurte e bata juntos.

5. Aos poucos, misture todos os ingredientes líquidos aos secos até formar uma massa circular. Pode ser que precise usar as mãos para formar essa bola.

6. Devagar, polvilhe a farinha numa forma coberta com papel-manteiga. Molde a massa para formar um círculo com aproximadamente 1 cm de espessura. Corte-o em 8 fatias, semelhantes às de uma pizza.

7. Coloque cada uma das fatias na assadeira, deixando um espaço de aproximadamente 5 cm entre elas. Bata a clara de ovo que você reservou até que fique espumosa e, com um pincel, passe-a no topo das fatias. Polvilhe com o que restou do queijo cheddar.

8. Leve ao forno por 10 a 12 minutos ou até dourar. Retire, deixe esfriar e sirva!

CREMOSO

Macarrão de abobrinha

Porções: 4

2 abobrinhas pequenas a médias
Azeite
1 cebola pequena picada
3 dentes de alho triturados
700 g de molho de tomate
Queijo parmesão
Manjericão

1. Use um fatiador para cortar a abobrinha em formato espiral, semelhante ao de espaguete.
2. Numa frigideira grande, aqueça o azeite em fogo médio e misture a cebola. Refogue por 5 a 6 minutos.
3. Acrescente o alho e misture por aproximadamente 1 minuto ou até sentir o cheirinho do tempero.
4. Adicione o "espaguete de abobrinha" e misture por aproximadamente 5 minutos ou até ficar totalmente coberto e levemente cozido. Tenha cuidado para não cozinhar demais a abobrinha, pois ela pode amolecer muito.
5. Adicione a quantidade desejada de molho de tomate e mexa até começar a ferver.
6. Polvilhe queijo, manjericão e sirva!

Biscoito com farinha de amêndoas

Porções: 8 a 12

2 xícaras de farinha de amêndoas
1/4 de colher de chá de bicarbonato de sódio
1/4 de colher de chá de fermento em pó
1 pitada de sal marinho
1/4 de xícara de óleo de coco derretido
2 ovos
2 colheres de sopa de xarope de bordo
1/2 colher de chá de vinagre de maçã

1. Preaqueça o forno a 180 °C.
2. Numa tigela grande, misture todos os ingredientes secos.
3. Acrescente os ingredientes líquidos e misture bem até a massa formar uma bola.
4. Numa assadeira forrada com papel-manteiga, coloque as bolas da massa (que devem ter o tamanho de uma bola de sorvete) uma a uma, deixando um espaço de aproximadamente 5 cm entre elas.
5. Leve ao forno por 15 a 17 minutos ou até dourar levemente.

Macarrão com amendoim e abacaxi

Porções: 4

MOLHO

1 1/2 colher de sopa de azeite
1/2 colher de sopa de óleo de gergelim
4 dentes de alho triturados
1 1/2 colher de sopa de molho de soja
1 colher de sopa de vinagre de arroz
2 colheres de chá de gengibre ralado
1 xícara de manteiga de amendoim
Pouco mais de meia lata de abacaxi em calda e cortado em cubos (aproximadamente 500 g)
2 colheres de sopa de molho de pimenta

MACARRÃO E VEGETAIS

- 200 g de macarrão integral - sobá ou linguine também são ótimas opções!
- Ervilha-torta
- Rabanete
- Pimentão vermelho
- Pepino
- Cenoura

OPÇÕES DE GUARNIÇÃO

- Amendoins picados
- Coentro picado
- Cebolinha picada
- Jalapenhos picadas
- Suco de limão
- Sementes de gergelim

1. Em uma panela média, em fogo baixo, misture o azeite, o óleo de gergelim e o alho. Aqueça por 2 a 3 minutos ou até sentir o cheirinho do tempero.

2. Acrescente o molho de soja, o vinagre de arroz, o gengibre, a manteiga de amendoim, a calda do abacaxi da lata e o molho de pimenta.

3. Bata o abacaxi no liquidificador até ficar homogêneo e coloque-o no molho. Misture bem até obter uma mistura consistente. Ferva em fogo baixo por 10 a 15 minutos, mexendo de vez em quando.

4. Prepare o macarrão conforme instruções da embalagem.

5. Inclua quantos legumes quiser. Corte-os à julienne ou pique bem fininho.

6. Lave o macarrão na água fria e misture o molho e os vegetais até ficar homogêneo. Sirva imediatamente ou deixe esfriar por 30 minutos.

7. Cubra com amendoins, coentro, cebolinha, jalapenhos, suco de limão, sementes de gergelim e/ou outras guarnições de sua preferência.

Torta de legumes

Porções: 4

2 batatas descascadas e cortadas em cubos
1 cebola pequena picada
2 cenouras pequenas, picadas em cubinhos
Azeite
4 dentes de alho triturados
225 g de shimeji-preto ou shiitake, picados em fatias bem pequenas
1 folha de louro
1 colher de chá de alho granulado
2 a 3 colheres de sopa de farinha (eu prefiro a sem glúten, mas você pode escolher a que quiser)
2 xícaras de caldo de legumes
1 xícara de ervilha congelada
Sal e pimenta a gosto
Páprica

1. Mergulhe as batatas numa tigela com água.
2. Numa panela média e em fogo médio, refogue a cebola e a cenoura com o azeite por 5 a 6 minutos, ou até a cebola ficar translúcida.
3. Acrescente o alho triturado, o cogumelo, a folha de louro e o alho granulado e cozinhe por aproximadamente 10 minutos, em fogo médio. Não se esqueça de mexer bem.
4. Escoe a água das batatas.
5. Misture a farinha aos legumes refogados e misture até dissolver.
6. Adicione a batata e cozinhe por 4 a 5 minutos.
7. Acrescente o caldo de legumes, misture bem e deixe ferver por 15 minutos. Mexa de vez em quando.
8. Coloque as ervilhas e cozinhe por mais 10 a 15 minutos ou até que a batata fique cozida. Retire a folha de louro da panela.
9. Sirva com os Biscoitos com farinha de amêndoas e tempere com páprica.

Sopa de batata-doce cremosa

Porções: 4

1 cebola pequena picada
Azeite
2 dentes de alho triturados
1 batata-doce grande, descascada e cortada em cubos
1 colher de sopa de curry amarelo
1/4 de colher de chá de pimenta vermelha em flocos
1 pitada de pimenta caiena
350 ml de leite de coco
Sal e pimenta a gosto
Sementes de cânhamo

1. Numa frigideira média ou grande, refogue a cebola com o azeite em fogo médio, por mais ou menos 5 minutos, ou até ficar macia.

2. Acrescente o alho e refogue por mais 1 minuto ou até começar a sentir o cheirinho do tempero.

3. Adicione a batata-doce e mexa por mais ou menos 10 minutos.

4. Acrescente o curry, os flocos de pimenta vermelha, a pimenta caiena, o leite de coco, o sal e a pimenta. Misture bem e deixe ferver em fogo baixo por aproximadamente 15 minutos.

5. Assim que as batatas estiverem macias, transfira a mistura para o liquidificador e bata até ficar homogêneo e cremoso.

6. Sirva e polvilhe com as sementes de cânhamo!

CROCANTE

Salmão com zaatar

Porções: 18 a 24

350 g de salmão em lata
1/2 cebola roxa picada
1/2 pimentão vermelho picado
1/2 xícara de farinha de amêndoas
1 colher de sopa de zaatar
Sal e pimenta a gosto
2 ovos

1. Escorra a água do salmão e coloque-o numa tigela média.

2. Acrescente à tigela a cebola roxa e o pimentão vermelho.

3. Adicione a farinha de amêndoas, o zaatar, o sal e a pimenta na mesma tigela. Mexa com as mãos até misturar de maneira uniforme todos os temperos.

4. Adicione os ovos e misture com as mãos até que a massa forme uma bola.

5. Ainda com as mãos, molde bolinhas menores da massa e coloque-as numa forminha de muffin untada ou use forminhas de silicone.

Minipizza de abobrinha

Porções: 10 a 12

1 abobrinha
Molho de tomate
Queijo muçarela

1. Corte a abobrinha em rodelas da espessura de uma moeda de 50 centavos.

2. Cubra com o molho e o queijo.

3. Saboreie crua ou assada. Se preferir assada, leve ao forno à temperatura de 180 °C, por 10 ou 15 minutos.

4. Coma. Até-lamber-os-beiços.

PARA QUEM CURTE PROTEÍNA: se quiser um toque de carne à sua minipizza, pique um pouco de calabresa e cubra as rodelas de abobrinha.

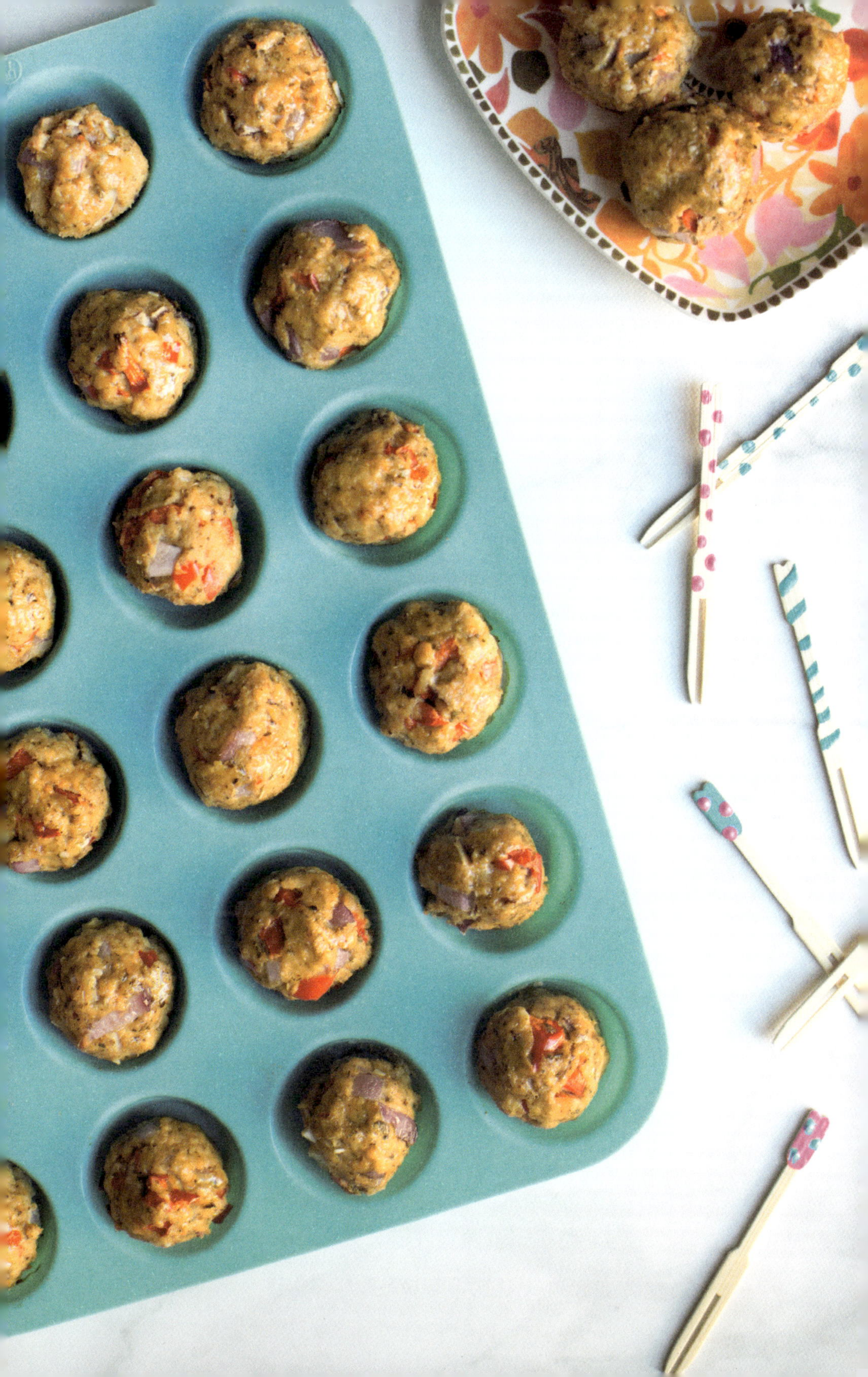

Biscoito de queijo com alecrim

Porções: 25 a 30

1 xícara de farinha de amêndoas
1 xícara de queijo parmesão
2 colheres de sopa de alecrim
1 pitada de sal
1/2 colher de chá de fermento em pó
1 ovo
1 colher de sopa de azeite

1. Preaqueça o forno a 180 °C.
2. Em uma tigela grande ou num processador de alimentos, misture a farinha de amêndoas, o queijo parmesão, o alecrim, o sal e o fermento.
3. Acrescente o ovo e o azeite e misture bem. Use as mãos para formar uma bola grande de massa.
4. Pegue um pedaço da massa do tamanho de uma colher de chá e, com as mãos, enrole uma bolinha. Com cuidado, pressione-a para formar um círculo e coloque-a numa assadeira forrada com papel-manteiga. Repita o mesmo procedimento com o restante da massa.
5. Leve ao forno por 12 a 14 minutos ou até a parte de cima dos biscoitos começar a dourar.

Delícia crocante de maçã e canela

Parece um biscoito de canela… só que não. Esta receita é para aqueles momentos em que bate a vontade de comer uma coisa crocante e que exija pouquíssimo esforço. E, se olharmos por esse lado, podemos sim chamá-la de "biscoito de canela".

Porções: 8

1 maçã
1/2 a 1 colher de sopa de manteiga amendoim ou de amêndoas
1 punhado de nozes
Canela em pó a gosto

1. Fatie a maçã.
2. Acrescente um pouco de manteiga de amendoim ou de amêndoas a cada fatia, cubra com as nozes e polvilhe com a quantidade de canela que quiser.
3. Saboreie com um copo do seu leite favorito. Ou não. Você pode comer puro mesmo.

Grão-de-bico crocante

Porções: 2

1 colher de sopa de azeite
400 g de grão-de-bico escorrido e escorrido
Sal marinho e pimenta a gosto

1. Preaqueça o forno a 180 °C.
2. Pegue uma assadeira e unte-a levemente com azeite.
3. Passe o grão-de-bico no azeite até cobri-lo.
4. Tempere com sal e pimenta a gosto.
5. Leve ao forno por aproximadamente 25 minutos ou até o grão-de-bico ficar dourado e crocante, mas sem exagero.

OPÇÕES DE SABORES

A depender do seu estado de humor, escolha um dos ingredientes a seguir:

Alecrim
Endro
Açúcar e canela

BEBIDAS

Milk-shake de morango

Porção: 1

1 banana congelada
1/2 xícara de morango
1/2 xícara de leite de amêndoas

Bata todos os ingredientes e seja feliz!

Gemadinha vegana

Porção: 1

1 banana
2 tâmaras sem caroço
1 colher de chá de canela
1 xícara de leite de amêndoas

Bata todos os ingredientes e divirta-se!

Smoothie espanta-tédio

Porção: 1

1 xícara de espinafre
1 talo de couve sem o caule
1/2 xícara de frutas vermelhas congeladas
1 colher de sopa de manteiga de amêndoas
1 colher de chá de espirulina em pó
1 xícara de leite vegetal de nozes

Bata todos os ingredientes e seja feliz!

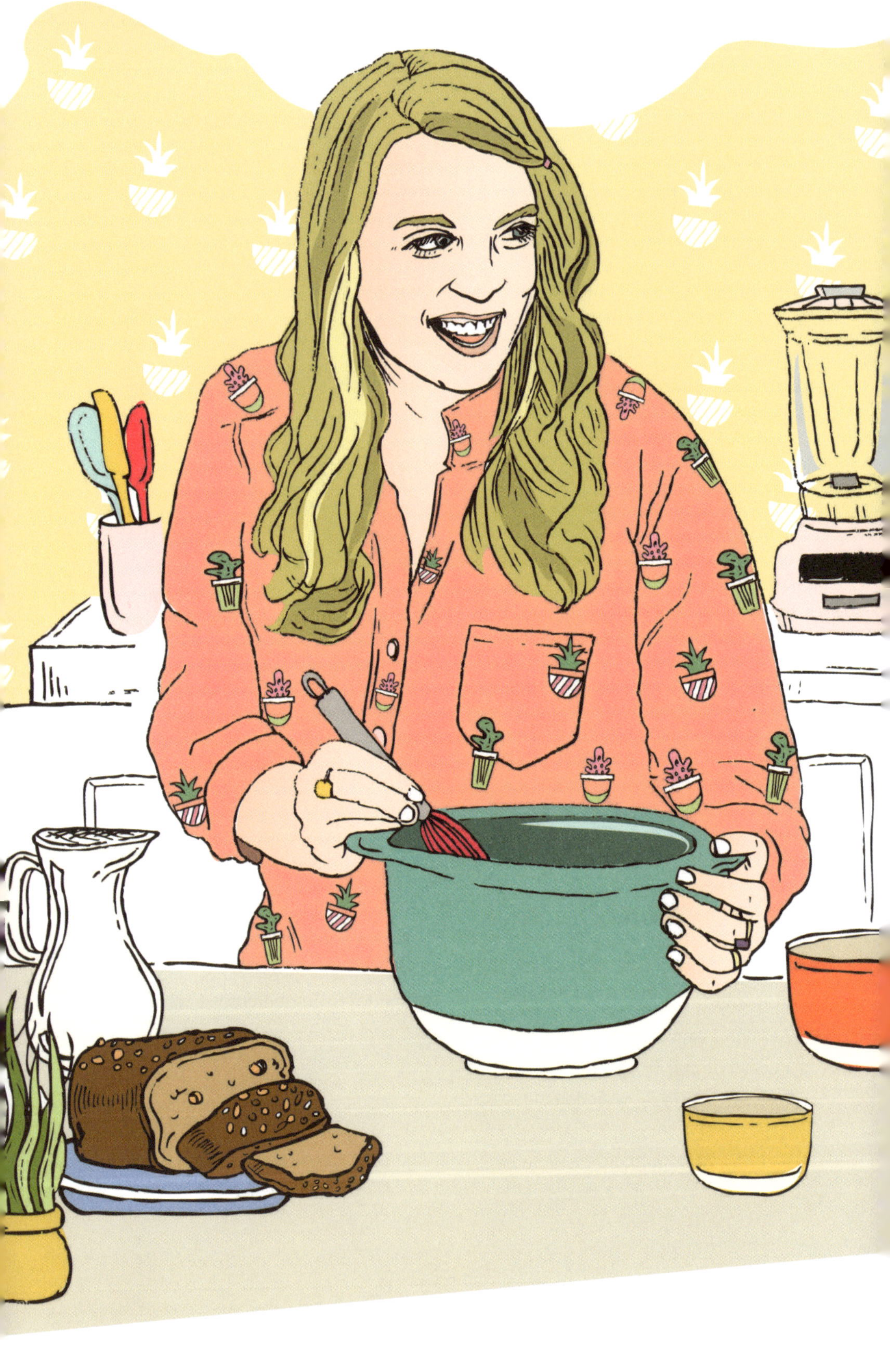

GRATIDÃO

Eric: Obrigada por ser o agente mais solidário e divertido que uma autora pode querer. Você acreditou nas minhas ideias, me motivou ao longo de todo o caminho e respondeu a minhas infinitas mensagens de texto.

Laura: Desde a primeira vez em que nos encontramos, você acreditou no livro e em mim. Foi uma honra poder contar com as suas ideias e o seu apoio para transformar estas páginas no melhor livro possível. Além disso, formamos a única dupla autora-editora que conheço a ter enfrentado uma tempestade para tomar sorvete vegano.

Amanda: Obrigada por me incentivar a escrever este livro pelas vias tradicionais. Não fosse por nossas conversas altas horas da noite, tenho certeza de que estas páginas jamais teriam existido. Você é a mina!

Quelcy: Agradeço por ter acrescentado vida e estilo às minhas receitas. Fico muito feliz por ter contado com o seu olhar criativo e divertido neste projeto, o que o tornou muito melhor. Minha gratidão também pelos cachorros.

Kate: No momento em que vi suas referências musicais dos anos 1990 em uma das ilustrações do livro, tive certeza de que tinha de ser você. Obrigada pelo carinho e pelos trocadilhos criativos que fizeram de fato os meus devaneios mais profundos ganharem vida visualmente.

Sarah: Obrigada pelas inúmeras sessões de fotos, pelas sessões de dança e pela sua incrível capacidade de capturar exatamente quem eu sou.

Derek: Meu amor. Obrigada pelo apoio infindável e pelas dicas e truques culinários. Também agradeço por ser o melhor degustador de todos e por não sossegar até que cada uma das receitas ficasse perfeita.

Conselho criativo: Ei, lembra aquela vez em que convidei todos vocês para escutar as minhas piadas sem graça e minhas ideias malucas? Obrigada por me ajudarem a refinar o livro e transformá-lo neste projeto lindo.

Equipe fodástica: Eu não poderia ter tido uma equipe de agentes melhor. Obrigada por toda a ajuda, pelas conversas estimulantes, bate-papos e piadas que compartilhamos! Vocês são incríveis!

Este livro foi impresso
pela Gráfica Eskenazi
em papel offset 90 g/m²
em maio de 2019.